진단학 도표해

診斷學圖表解

주편저

최 훈, 최 전

편집위원

박성훈

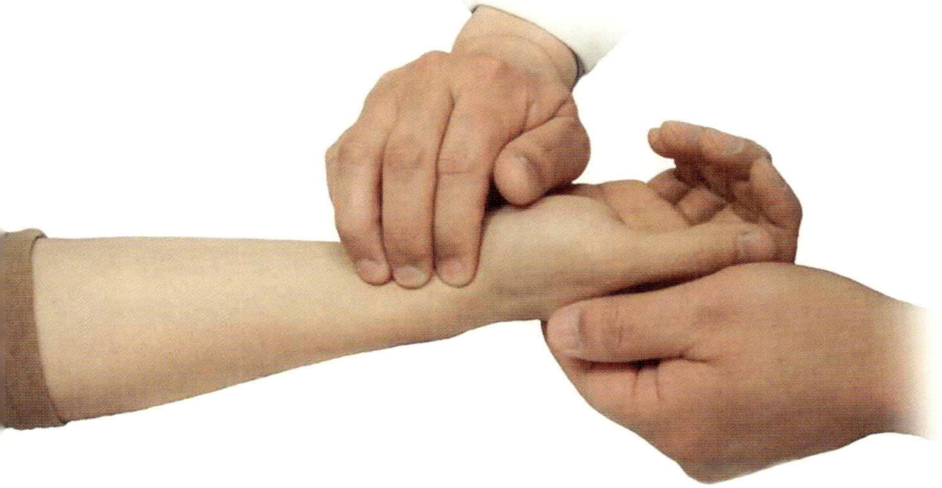

집문당

진단학 도표해

2010년 3월 15일 1판 1쇄
2017년 9월 5일 2판 1쇄

주편저 | 최훈 · 최전
발행인 | 임동규
발행처 | **집문당**
등 록 | 1971. 3. 23. 제300-2012-69호
영업부 | 10881 경기도 파주시 광인사길 85
(02)743-3192~3 팩스(02)742-4657
전자우편 | sale@jipmoon.co.kr
편집부 | 03134 서울시 종로구 돈화문로 82 집문당빌딩 5층
(02)743-3096~7 팩스(02)743-0227
전자우편 | edit@jipmoon.co.kr
홈페이지 | www.jipmoon.co.kr

편 집 | 남시중
디자인 | 임용우

ISBN 978-89-303-1769-6 94510
978-89-303-1460-2(세트)

가격 25,000원

이 도서의 국립중앙도서관 출판시도서목록(CIP)은 e-CIP홈페이지(http://www.nl.go.kr/ecip)와
국가자료공동목록시스템(http://www.nl.go.kr/kolisnet)에서 이용하실 수 있습니다.
(CIP제어번호: CIP2017021087)

주 편 저

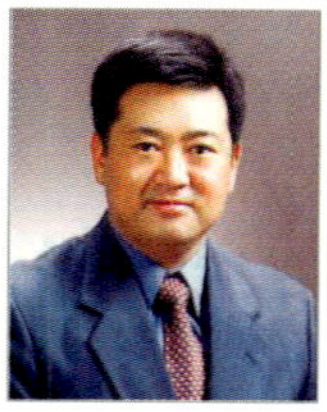

최훈(崔勛)

❀ 학력

1980. 8－1985. 7　中國 黑龍江中醫藥大學 學士
1986. 8－1989. 7　中國 南京中醫藥大學 大學院(鍼灸學 專攻) (中)醫學 碩士
1992. 8－1995. 7　中國 北京中醫藥大學 大學院(方劑學 專攻) (中)醫學 博士
1998. 3－2001. 2　한국 경희대학교 한의과대학 대학원(병리학 전공) 한의학 박사

❀ 경력

1985. 8－1986. 7　中國 黑龍江哈爾濱民族醫院 中醫師
1989. 8－1992. 7　中國 黑龍江中醫藥大學 鍼灸學院 專任講師
1995. 8－1997. 11　中國 北京中醫藥大學 基礎醫學院 副敎授
2005. 12－2009. 12　世界中醫藥聯合會中藥專業委員會 副會長
2013. 12~2017. 11　世界中醫藥聯合會中藥專業委員會 副會長
2001. 4－현재까지　한국 우석대학교 한약학과 부교수
2003. 3－2005. 2　한국 우석대학교 한약학과 학과장, 대학원 주임교수
2009. 7－2011. 7　한국 보건의료인국가시험원 한약사시험출제위원회 위원

❀ 주요저서

≪鍼灸眼科學≫(共著), ≪實用中醫臨床學≫(共著), ≪內經病理學≫(譯書), ≪方劑學 문제집≫(主編著), ≪本草學문제집≫(主編著), 中國少數民族醫藥概論≫(共著), ≪神奇藥草野罌粟≫(主編著), ≪常用韓藥材眞僞鑑別≫(主編著)－학술원 선정 우수학술도서, ≪방제학 도표해≫(主編著), ≪東醫病理學 圖表解≫(主編著), ≪東醫生理病理學 圖表解≫(主編著), ≪동의학 기초이론 도표해≫(主編著)

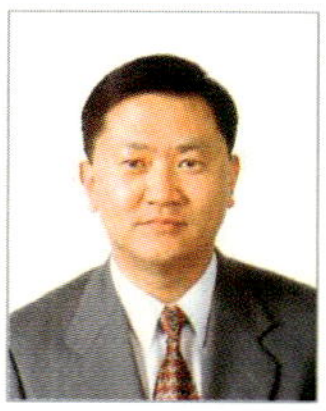

최전(崔箭)

❀ 학력

中國 (中)藥學博士

❀ 경력

中國 少數民族傳統醫學硏究院 院長
中國 敎育部 創新Team(IRT0871) 責任者
中國 敎育部 重點實驗室 主任
中國 國家科學技術獎 評審專門家

❀ 수상

中國 敎育部 寶鋼狀
中國 少數民族優秀個人(稱號)
中國 北京市優秀敎師(稱號)

❀ 특허

中國 蒙藥野罌粟抗腹瀉有效提取物及其制備方法
中國 蒙藥阿給止血有效成分的炮制工藝

편집위원

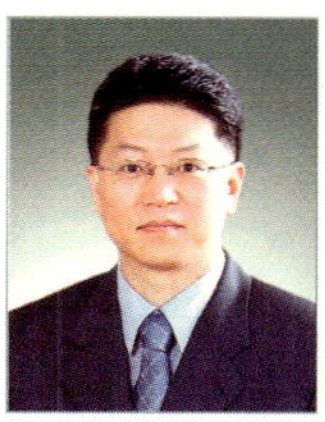

박성훈

❀ 우석대학교 한약학과 및 대학원, 한약학 박사
부산대학교 해양과학과 졸업
부경대학교 지구물리학 석사
미국 UC Berkeley 지구물리학 박사과정 수료
❀ 부산 보람한약국 운영
❀ ≪동의학 기초이론 도표해≫(主編著), ≪東醫生理病理學 圖表解≫(편집위원)

序 言

대학 강단에서 診斷學을 가르쳐 온 지도 벌써 10年이란 세월이 흘렀다. 시간을 돌이켜 보니 그간 많은 우수한 학생들이 함께하였고, 지금은 각자 자신의 분야에서 中心的인 役割을 하는 것을 보며 큰 보람과 즐거움을 느낀다. 그러나 강단에서 診斷學강의를 할 때마다 마주하게 되는 몇 가지 고민으로 많이 당혹스러웠다. 그것은 현재 나와 있는 東醫學서적에서 언급하는 내용의 소속이 통일되어 있지 않고(예를 들어, 辨證의 경우 東醫病理學과 東醫診斷學에 모두 언급되어 있음), 脈診學과 舌診學은 각자 독립적인 서적이 있으며, 또한 診斷의 내용이 모두 언급된 서적이라 하더라도 그 깊이가 너무 얕다. 무엇보다 診斷學은 東醫學 基礎理論과 臨床 各科와의 중개자 역할을 하기 때문에 어떻게 하면 基本내용을 조금이라도 쉽고 體系的으로 학생들에게 내용을 전달할 수 있을까하는 많은 고민을 하고 연구를 하게 되었다.

그리하여 10年間의 강의 경험과 研究 結果를 정리하고 편집하여 산재되어 있는 내용을 한 권에 담았다. 중요한 사항과 필수적으로 파악해야 할 내용을 자세하고 명료하게 설명하는 診斷學으로 구성하고자 圖表解형식의 診斷學을 出刊하게 되었다. 그간의 자료를 收集하고 分類, 정리하는 데 있어서 연구실의 우수한 학생들이 학기 중은 물론 방학기간에도 밤낮 없이 강의실과 연구실을 종횡무진하며 공동으로 초안을 마련하였다. 그런 각고의 노력 끝에 많은 사람들의 땀과 노력의 '결정체'로 새로운 형태의 診斷學 참고서를 完成하게 되었다.

수천 년의 역사를 가진 東醫學傳統理論을 완벽히 깨닫고 완전무결한 診斷學 理論書를 만든다는 것은 불가능한 일이라고 생각한다. 하여 본 편저자 역시 한의학을 접한 지 30여 년이 되지만 知識과 깨달음의 限界로 인하여 內容에 부족한 부분이 많으리라 사료된다. 이 책에는 다른 東醫學 理論書에 언급되어 있는 내용, 즉 六經辨證, 經絡辨證, 衛氣營血辨證 및 四象醫學體質辨證에 관한 내용은 생략하였다. 이는 앞으로 지속적인 修正・補完을 통하여 完成시켜 나갈 것을 약속하며 診斷學을 전공하는 동료, 선후배님들의 많은 조언과 충고를 부탁하는 바이다. 또한 이 책이 診斷學을 공부하는 후학들에게 微力하나마 도움이 된다면 감사할 따름이다.

이 책을 출판하기까지 함께 고생한 편집위원과 도움을 준 우혜숙, 강상명을 비롯한 연구실 출신 제자들에게 진심으로 감사를 표하는 바이다.

2010년 2월 8일
編著者 代表
최 훈

목 차

제 3 장 辨 證

일러두기

1. 본서는 진단학의 중요한 사항과 필수적으로 파악해야 할 내용을 간략하고 정리된 표현과 다양한 사진 및 도표를 이용하여 독자들이 한눈에 쉽게 이해 할 수 있도록 하였다.
2. 정리와 요점 차원에서 만든 도표이므로 단순 명료해야 하기에 가능한 한 한자 그대로 사용하였다. 풀어서 쓰게 되면 오히려 더욱 복잡한 느낌이 들기 때문에 東醫學에서 흔히 쓰는 전문용어 및 표현 중심으로 사용하였다. 때문에 한자 표기가 많아진 것을 양해 바란다.
3. 본문의 배열은 가능한 한 하나의 쪽 내에 하나의 의미 덩어리가 포함되도록 배치하였다. 이 때문에 공란이 많은 쪽이 생겨나기도 하는데 이는 가독성을 높여 독자들의 이해도를 높이기 위한 편집의 일환으로 여겨주길 바란다.
4. 제2장 '四診'에서 사용된 도표를 이해하는 방법은 제시된 症狀(분홍색 테두리)에 대하여 發病機理를 밝힌 다음 그 症狀이 속하는 證候(녹색 테두리)를 辨別하였다.
5. 제3장 '辨證'에서 사용된 표를 이해하는 방법은 먼저 제시된 證候의 대표 症狀들을 열거하고 그에 대한 發病機理를 밝혔다. 그리고 이해를 돕기 위해 정상 生理상황에서의 상태를 언급하였다.
6. 본문의 도표에서 사용된 '⊕'의 의미는 제시된 症狀과 더불어 나타날 수 있는 症狀 즉 兼症을 표시하기 위함이다.

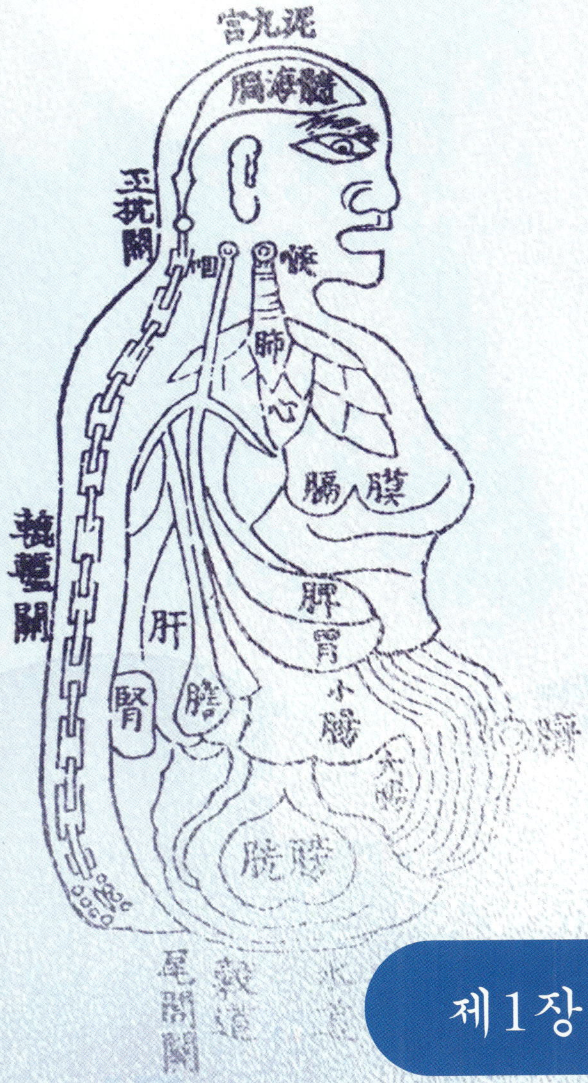

제1장 緖 論

제 1 장 緖 論

제1절 診斷學의 槪念

診斷學은 東醫學 基礎理論과 臨床 各科와의 중개자 역할을 한다. 즉 診斷學은 東醫生理學과 東醫病理學의 이론을 바탕으로 임상 辨證의 근거를 제공하고, 또한 임상 治療 시 정확한 處方을 가능하게 한다. 診斷學은 陰陽五行을 根本으로 하고, 臟腑・經絡・氣・血・津液理論을 基礎로 하여, 四診・八綱을 綱領으로 삼아, 六淫・七情 病理에 根據하여 疾病을 전면적으로 分析・歸納하고 疾病의 本質을 파악하여 臨床治療에 확실한 근거를 제공해 준다.

제2절 診斷學의 內容

診斷學은 크게 四診, 八綱, 辨證의 세 부분으로 구성되어 있다. 이들은 서로 연관되어 맞물려 있고 四診, 八綱, 辨證의 순서로 점차적으로 심화되어 診斷學의 3대 조성부분이 된다. 四診 중에서 脈診과 舌診은 診斷방법의 60~70%의 비중을 차지하며, 八綱辨證은 東醫學辨證의 基本綱領이다. 辨證論治는 東醫學 이론체계[1]의 주요특징 중의 하나로서 辨證求因[2], 審因論治[3]를 의미하며 또한 東醫診斷의 기본원칙이 된다.

1) 東醫學 이론체계 : 整體觀念과 辨證論治라는 두 가지 기본적인 특징을 가진다.
2) 辨證求因 : 각종 病因의 특성에 따라 發病의 유형(病機)이 다르므로, 病人의 症狀을 관찰・분석하여 發病原因과 發病機理를 찾아내는 것을 말한다.
3) 審因論治 : 찾아낸 發病原因과 發病機理에 대응하는 적절한 치료 원칙을 제시하는 것을 말한다.

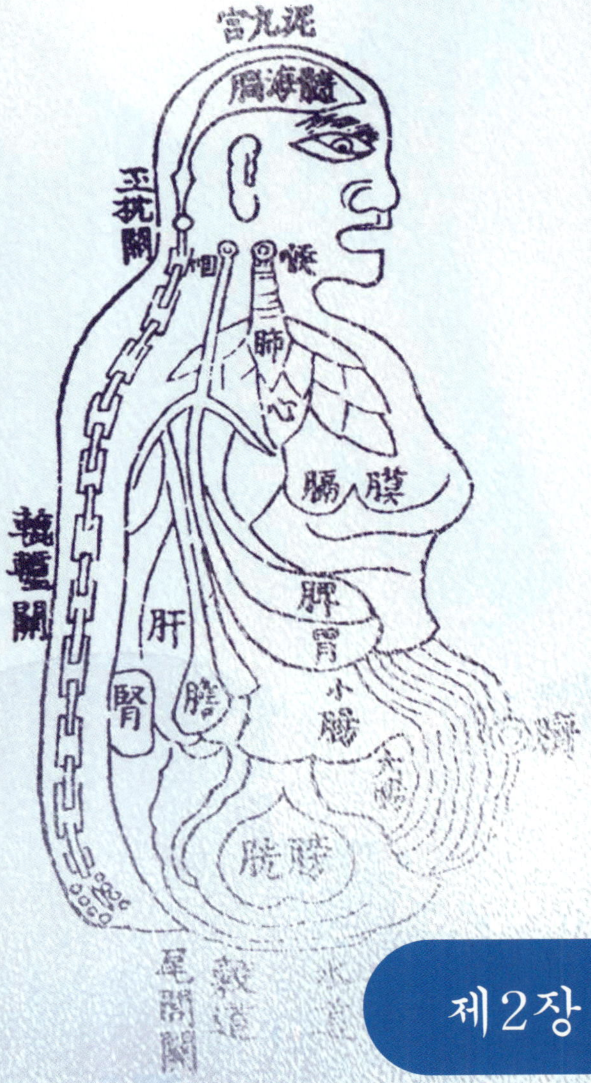

제2장 四 診

제2장 四 診

제1절 總 論

1. 四診의 槪要

1) 四診의 의미

≪醫宗金鑑·四診心法要訣≫에서는 四診의 방법을 "望以目察, 聞以耳占, 問以言審, 切以指參"이라고 하였다. 그 의미를 살펴보면 '望'은 눈으로 살핀다는 것이고, '聞'은 귀로 듣는다는 것이며, '問'은 말로 물어보는 것이고, '切'은 손으로 짚는다는 것이다.

2) 四診의 주요내용

(1) 問診

醫者가 患者 자신 또는 그의 保護者에게 疾病에 관한 여러 가지 정황을 물어보아 疾病을 診察하는 방법이다.

예 一般情況, 主訴(주증상), 現病歷(현재병력), 旣往歷(과거병력), 生活史, 家族歷(가족병력) 등

(2) 望診

醫者의 視覺을 이용하여 患者의 精神狀態 및 外部狀態와 排出物의 色·質·量의 변화를 관찰하여 疾病을 診察하는 방법이다.

예 정신상태, 面色, 形體, 動態, 舌像, 分泌物과 排泄物의 色·質·量 등

(3) 聞診

醫者의 聽覺과 嗅覺을 이용하여 患者의 음성 및 기타 소리와 病體의 臭味(체취), 口氣(입냄새) 등의 냄새로부터 疾病을 診察하는 방법이다.

예 言語, 呼吸, 咳嗽, 嘔吐, 呃逆, 噯氣 등의 소리 변화
　臭味(체취), 口氣(입냄새), 分泌物과 排泄物 등의 냄새 변화

(4) 切診

醫者의 觸覺을 이용하여 患者의 體表를 만지거나 눌러보고, 脈像을 확인하여 疾病을 診察하는 방법이다.

예 手足의 溫涼, 腹診 등
　脈像의 浮沈遲數 등

이상의 四診을 통하여 얻은 정보를 종합적으로 分析해야만 病情에 대한 전체적인 理解가 이루어지고 疾病에 대한 정확한 診斷이 내려지게 된다.

제2절 問 診

1. 問診의 개념

醫者가 患者 자신 또는 그의 保護者에게 疾病에 관한 여러 가지 정황을 물어보아 疾病을 診察하는 방법이다. 患者로부터는 질병에 관한 직접적인 정보를, 그리고 보호자로부터는 간접적인 정보를 얻을 수 있다.

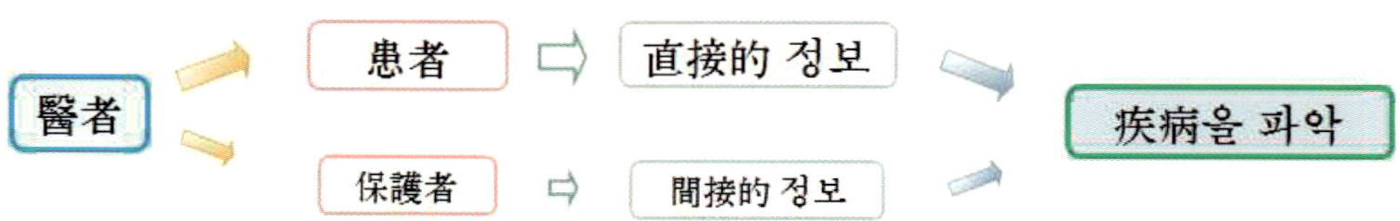

2. 問診의 필요성

① 患者 자신의 신체에 대한 특수 정보 및 외부로 드러나지 않는 自覺症狀에 대한 정보(부위, 통증 등)를 患者에게 직접 물어볼 필요가 있다.

예 여자의 陰部瘙痒, 등(背)의 腫瘍 등
心悸, 眩暈 등

② 內傷七情과 같은 情緖的인 病因에 대한 정보 역시 患者에게 직접 물어볼 필요가 있다.

예 食欲不振, 腹脹滿 등의 증상은 외부 스트레스로 인한 肝氣鬱結로 발생 가능

이처럼 患者에게 직접 물어서 診察하는 問診의 방법은 매우 중요하다. 이는 평소의 건강상태를 가장 잘 아는 사람은 바로 患者 자신이기 때문이다.

3. 問診 시 주의사항

① 항상 성실하고 친절한 자세로 問診에 임해야 患者로부터 신뢰감을 얻을 수 있다.

예 미소 띤 얼굴로 부드러운 말투를 사용

② 오직 患者의 상태에 근거하여 객관적인 자세로 問診에 임해야지 醫者 자신의 짐작에 근거하여 주관적으로 환자를 유도해서는 안된다.

예 두통이 있으시지 않으신가요? (×)
어디가 편찮으세요? (○)

③ 정신적 자극을 줄 수 있는 말을 삼가야 한다.

예 도대체 어쩌다가 이런 병이 생겼습니까? (×)

④ 전문적인 의학용어를 배제하고 가능한 알기 쉬운 표현을 사용해서 정확하게 의사소통을 해야 한다.

예 惡寒입니까, 畏寒입니까? (×)
옷을 많이 입거나 이불을 덮고 있으면 덜 추우신가요? (○)

4. 問診의 일반적인 내용

1) 一般情況

姓 名	기본 사항
年齡	각 年齡 단계별 生理・心理的 특성을 고려[1]
性別	男女에 따른 多發 疾病을 예측
婚姻與否	혼인 시기, 자녀 수, 낙태 경험 등으로 元氣를 판단
職業	직업의 특성을 통해 疾病 情況을 판단
現住所	居住地의 특성 및 地方病을 통해 疾病 情況을 판단

2) 主訴

主訴는 곧 主症狀을 말하는 것으로 患者가 가장 고통스럽게 느끼는 症狀 및 發病 기간을 파악한다. 主訴를 이해하는 것은 疾病의 주된 문제점과 病位의 所在를 파악하기 위해서 필요하다.

예 頭痛 二日

3) 現病歷(현재병력)

發病 당시의 情況 및 疾病의 발전 과정에서 어떠한 치료를 받았고 그에 따른 경과가 어떠했으며, 그 결과 현재의 症狀이 어떻게 나타나고 있는가를 파악한다.

4) 旣往歷(과거병력)

과거의 건강상태와 앓았던 疾病, 外傷의 유무, 수술치료 여부를 파악한다. 이처럼 과거의 病歷史를 살피는 것은 현재의 疾病의 診斷에 참고가 될 수 있기 때문이다.

5) 生活史

患者의 생활습관(흡연, 음주, 커피, 매운 음식 등의 嗜好, 睡眠 등)을 파악한다.

1) 예 소아의 생리특징은 '稚陰稚陽, 純陽之體'이고, 노인의 생리특징은 '氣陰陽虛'이다.

6) 家族歷(가족병력)

患者의 부모・형제・자매・자녀들의 건강상태와 이들이 과거에 어떤 疾病을 앓은 적이 있는가를 파악한다. 家族歷의 問診은 특히 유전성질환을 진단하는데 도움이 된다.

5. 現症狀에 대한 問診

疾病에 대한 현재의 症狀을 알아보는 구체적인 방법으로는 가장 자주 쓰는 10여 가지 질문 내용이 있다. 張景岳의 〈十問篇〉을 後代人들이 改修・補充하여 만든 〈十問歌〉에 따르면 現症狀의 問診은 "寒熱 → 汗 → 頭身 → 便 → 飮食 → 胸腹 → 耳 → 渴 → 旣往歷 → 病因"의 순서를 따른다. 여기에 婦科症狀(經, 帶, 産 등) 또는 小兒科症狀(天花, 痲疹 등) 등을 가미해서 물어본다. 그러나 이것은 간략하면서도 내용이 충실하여 참고할 가치는 있으나, 실제적인 問診에 있어서는 患者의 구체적인 病情에 근거하여 보다 중요시되는 면으로 질문을 해야 한다. 이와 관련된 구체적인 내용은 다음과 같다.

十問歌		
"一問寒熱二問汗, 三問頭身四問便, 五問飮食六胸腹, 七聾八渴俱當辨, 九問舊病十問因, 再兼服藥參機變, 婦女尤必問經期, 遲速閉崩皆可見. 再添片語告兒科, 天花痲疹全占驗"	寒熱 → 汗 → 頭身 → 便 → 飮食 → 胸腹 → 耳 → 渴 → 旣往歷 → 病因	婦女 : 經, 帶, 産 小兒 : 天花, 痲疹

1) 寒熱

寒熱에 대한 問診은 患者가 惡寒(或 畏寒) 및 發熱의 느낌을 가지고 있는가 하는 것을 물어보는 것이다. 寒熱은 질병과정중에서 흔히 볼 수 있는 症狀으로서 疾病의 表裏를 결정하는 중요한 근거가 되므로 問診의 중요한 일부분이 된다.

(1) 寒熱의 槪念

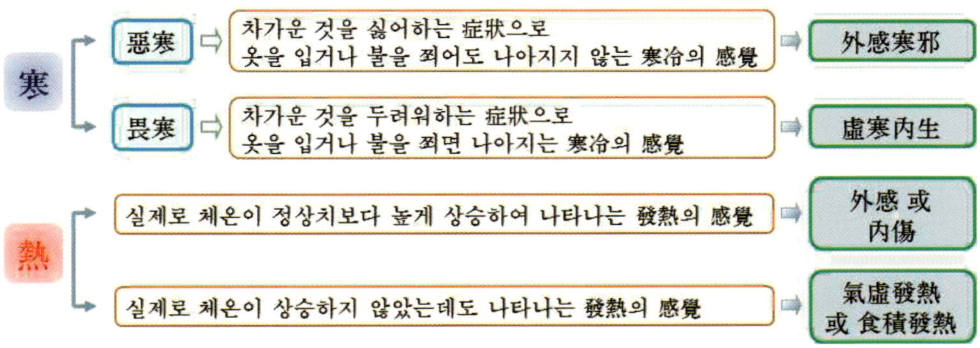

(2) 寒熱症狀

임상에서 흔히 볼 수 있는 寒熱症狀에는 惡寒發熱, 但寒不熱, 但熱不寒, 그리고 寒熱往來의 4가지가 있다.

① 惡寒發熱

患者가 寒冷의 感覺(惡寒)과 체온의 상승으로 인한 發熱의 感覺을 동시에 느끼는 症狀으로서 外感表證에서 나타난다.

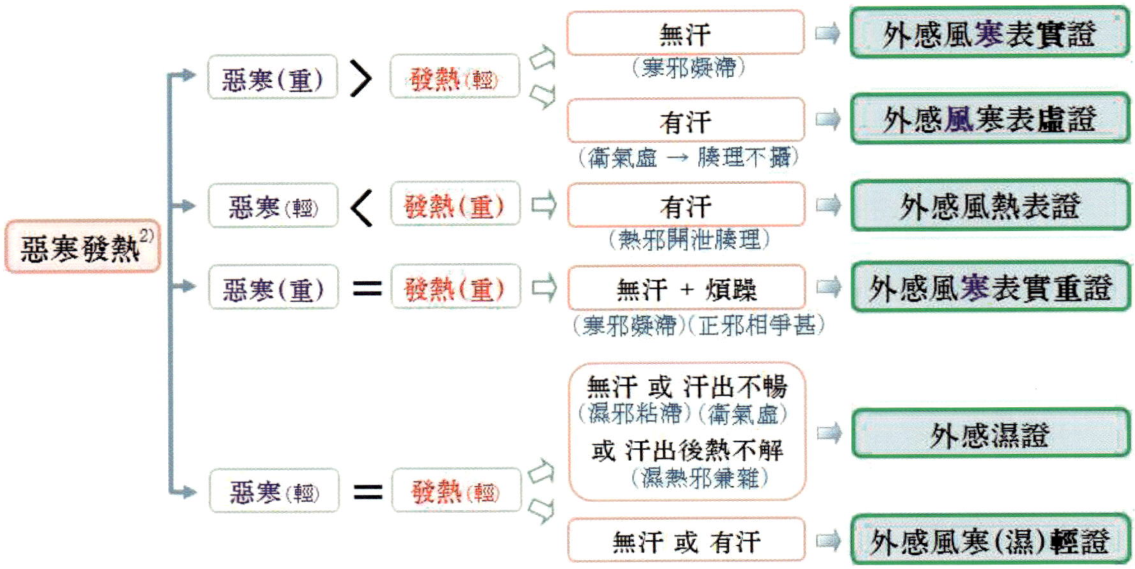

② 但寒不熱

患者가 寒冷의 感覺(畏寒)만 느끼고 發熱의 感覺은 없는 症狀으로서 裏寒證에서 나타난다.

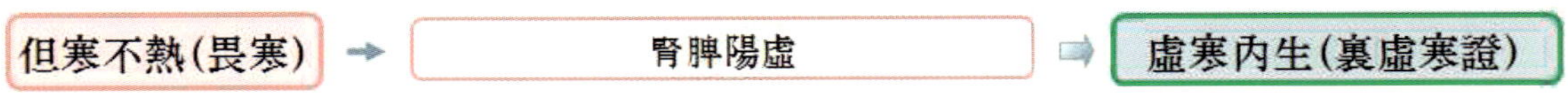

참고

脾肺氣虛나 腎脾陽虛한 상태에서 강한 外感寒邪에 직접적으로 中焦가 감수되면 外感으로 인한 發熱증상이 수반된다.

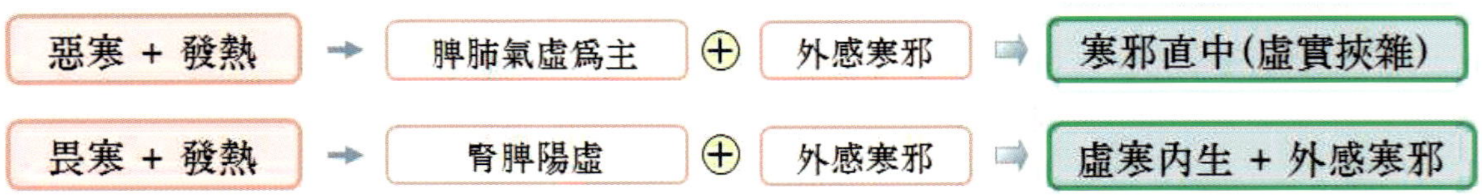

2) 惡寒과 發熱이 동시에 출현하면 外感表證으로 辨證할 수 있다.

③ 但熱不寒

患者가 發熱의 感覺만 느끼고 寒冷의 感覺은 없는 症狀으로서 裏熱證에서 나타난다. 發熱의 輕重, 時間, 특징에 따라 壯熱, 潮熱, 그리고 低熱로 나눈다.

但熱不寒
- 壯熱: 高熱(體溫이 39℃ 이상임)이 남
  - 內火熾盛
- 低熱: 輕微한 發熱(體溫이 38℃를 넘지 않음)이 남
  - 陰虛低熱 ⇨ 陰不足으로 陰不制陽해서 나타남
  - 氣虛低熱 ⇨ 脾氣虛 → 脾不升清 → 水穀精微不達四末 → 鬱久化熱
- 潮熱: 潮水처럼 일정한 시각에 發熱하거나 熱이 심해짐
  - 陽明潮熱 ⇨ 陽明經의 氣가 旺盛해지는 오후 3~5시에 甚
  - 濕溫潮熱 ⇨ 人體의 陽氣가 점차 衰退하는 午後에 甚 + 頭身困重
  - 陰虛潮熱 ⇨ 해가 질 무렵에 甚

④ 寒熱往來

惡寒과 發熱이 交代로 나타나는 症狀으로서 半表半裏證의 표현이며 보통 少陽病과 瘧疾에서 나타난다.

寒熱往來
- 惡寒과 發熱의 交代發作에 規律이 없음 ⇨ 少陽證
  - ⊕ 口苦, 咽乾, 目眩, 胸脇苦滿
- 寒戰과 壯熱의 交代發作에 規律이 있음 (하루에 한 번 또는 2~3일에 한 번 일정시각에 발작) ⇨ 瘧疾病
  - ⊕ 頭痛劇烈, 口渴, 多汗

2) 汗

汗은 陽氣(衛氣)가 津液을 蒸化시켜 형성된 것으로 皮膚를 滋潤하는 작용을 하며 玄府(汗孔)를 통하여 體外로 排出된 津液의 代謝産物이다(≪素問・經脈別論≫ "腠理發泄, 汗出溱溱是謂津").

정상적인 汗出이 失調되는 것은 外邪가 침입하여 발생하거나 또는 신체 내부의 陰陽 조화가 무

너져서 발생한다. 따라서 汗出의 異常狀態에 대한 問診을 통해서 外邪의 性質과 人體陰陽의 盛衰를 알 수 있다.

① 無汗

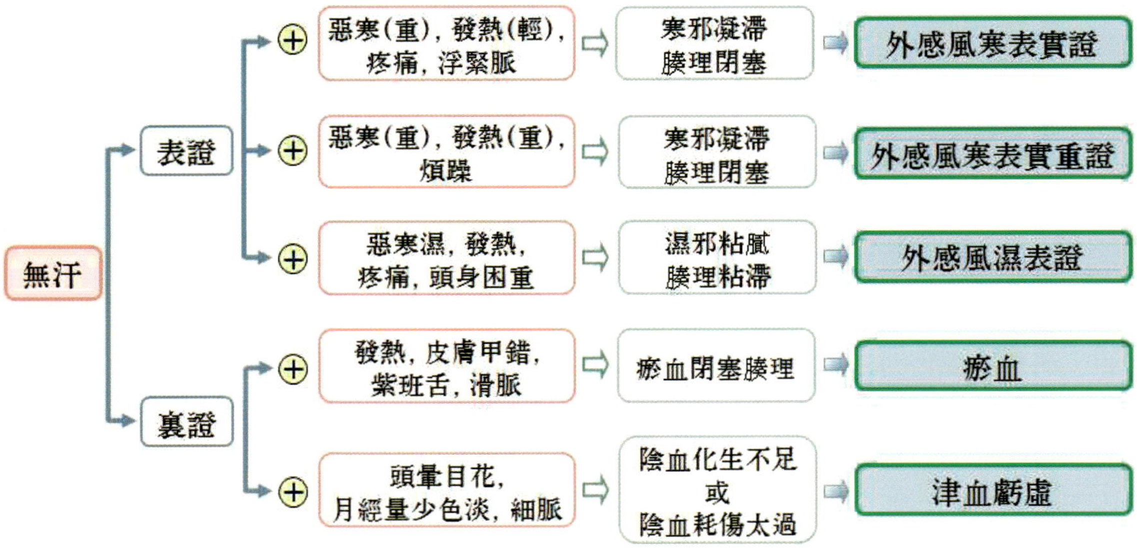

② 汗出

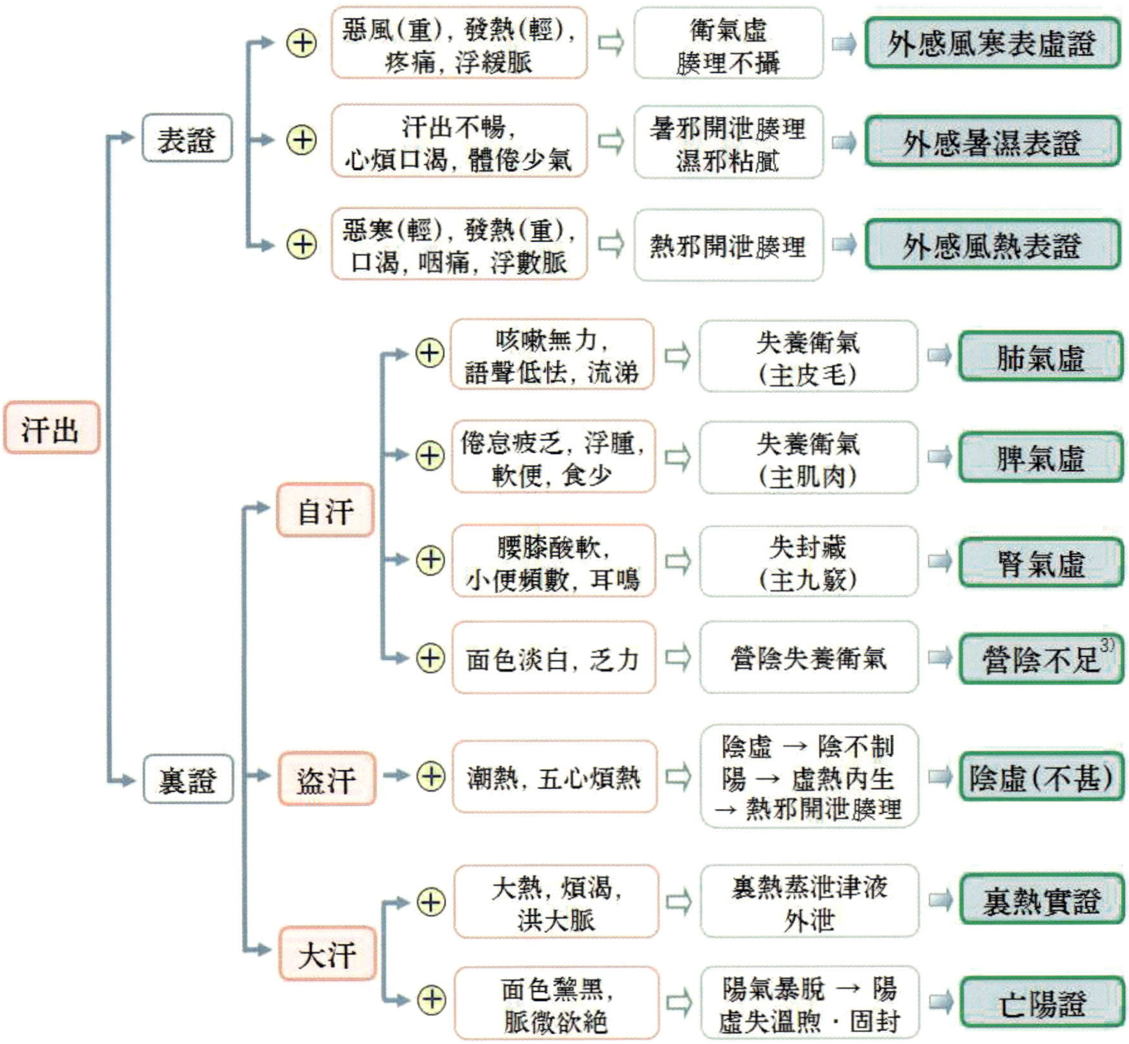

3) 營血은 衛氣의 물질기초이므로 營陰이 부족하게 되면 衛氣가 虛해져서 失固攝汗孔하므로 汗出이 발생하게 된다.

③ 局部汗出

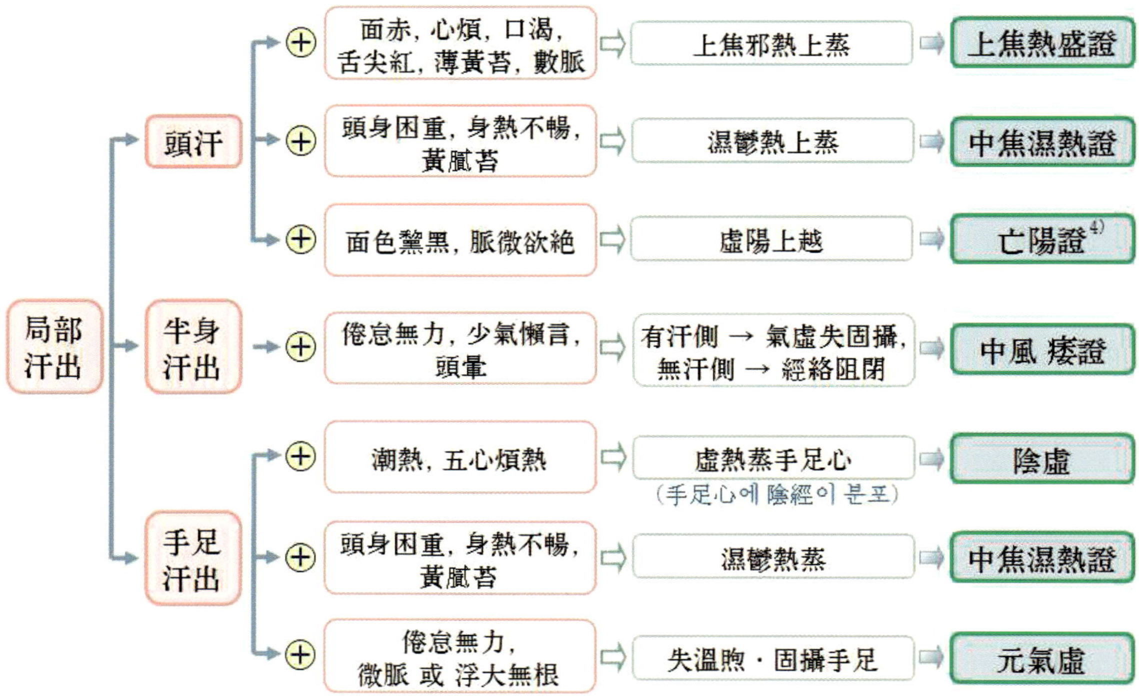

4) 亡陽重證의 경우 虛寒內生으로 인하여 오히려 無汗증상이 나타나게 된다.

3) 頭身

(1) 頭部

① 頭痛

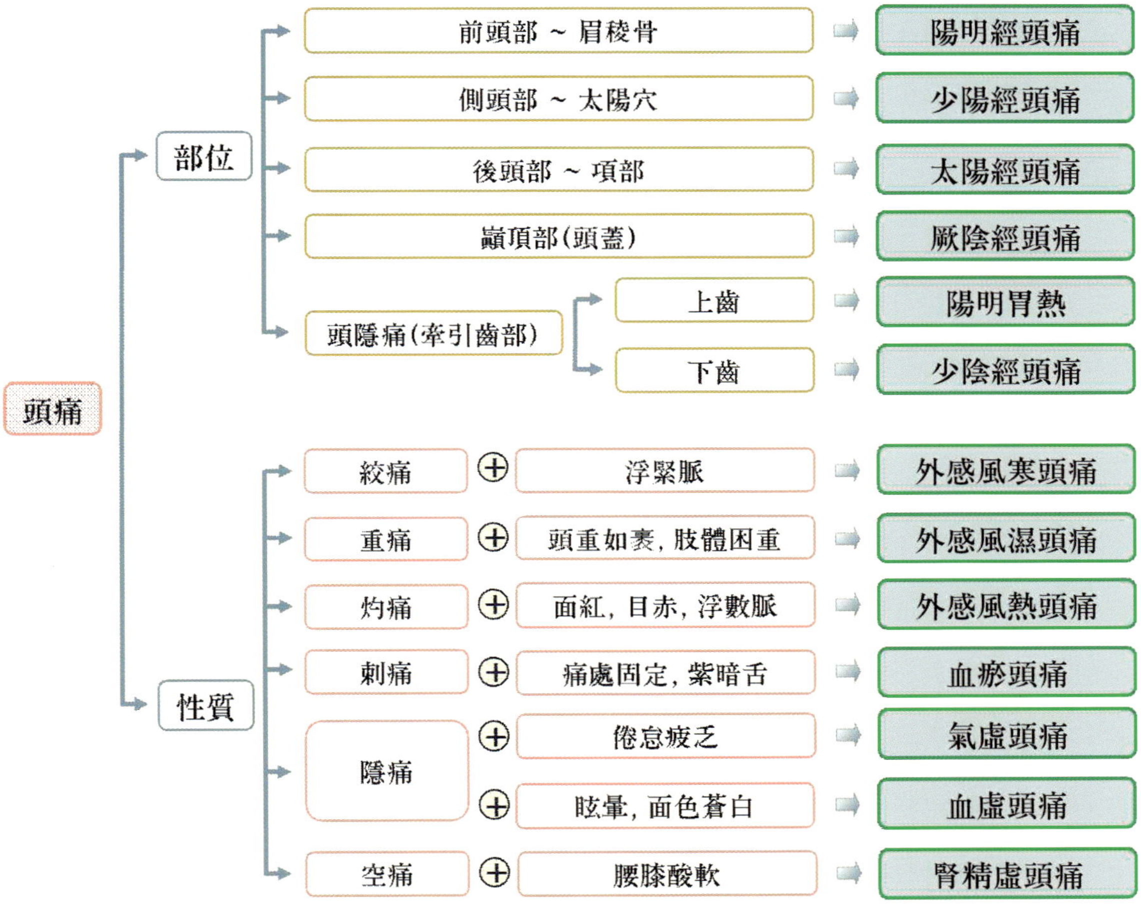
頭痛
部位
前頭部 ~ 眉稜骨
陽明經頭痛
側頭部 ~ 太陽穴
少陽經頭痛
後頭部 ~ 項部
太陽經頭痛
巓頂部(頭蓋)
厥陰經頭痛
頭隱痛(牽引齒部)
上齒
陽明胃熱
下齒
少陰經頭痛
性質
絞痛
浮緊脈
外感風寒頭痛
重痛
頭重如裹, 肢體困重
外感風濕頭痛
灼痛
面紅, 目赤, 浮數脈
外感風熱頭痛
刺痛
痛處固定, 紫暗舌
血瘀頭痛
隱痛
倦怠疲乏
氣虛頭痛
眩暈, 面色蒼白
血虛頭痛
空痛
腰膝酸軟
腎精虛頭痛

② 頭暈

頭暈은 患者가 頭部의 眩暈感(현기증이나 어지럼증)을 느끼는 症狀으로서, 症狀이 가벼울 경우에는 눈을 감고 안정을 취하면 眩暈感이 그치지만 症狀이 심할 경우에는 자신이나 사물이 빙빙 도는 듯 한 느낌이 들어서 똑바로 서 있을 수가 없으며 이와 함께 惡心·嘔吐를 동반하기도 한다.

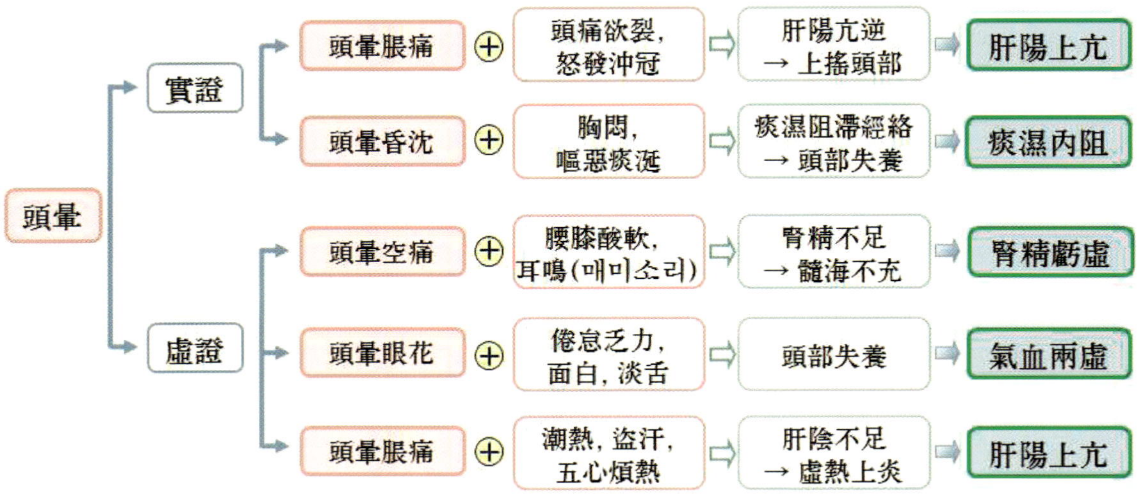

(2) 全身

① 身痛

身痛은 頭身, 四肢, 腰背 등 全身이 두루 아픈 症狀으로 全身痛 또는 周身疼痛이라고도 한다.

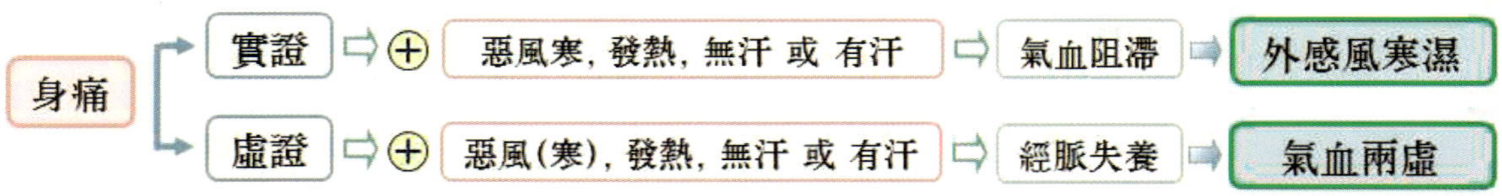

② 身重

身重은 신체가 무겁게(頭身困重) 느껴지는 症狀으로 濕邪와의 관계가 매우 밀접하다.

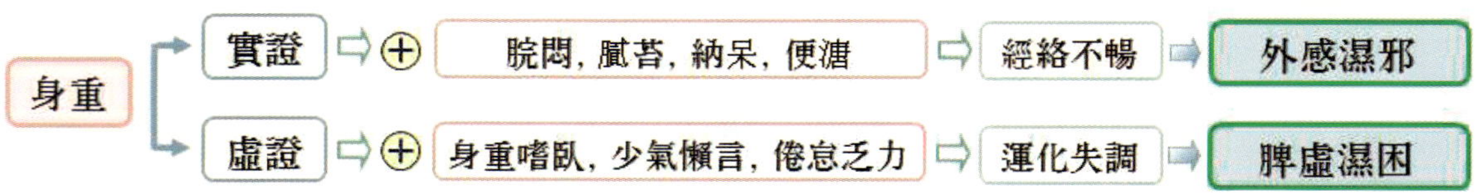

③ 四肢痛

四肢痛은 四肢關節部를 비롯하여 四肢의 肌肉, 筋脈 등의 疼痛症狀을 말한다.

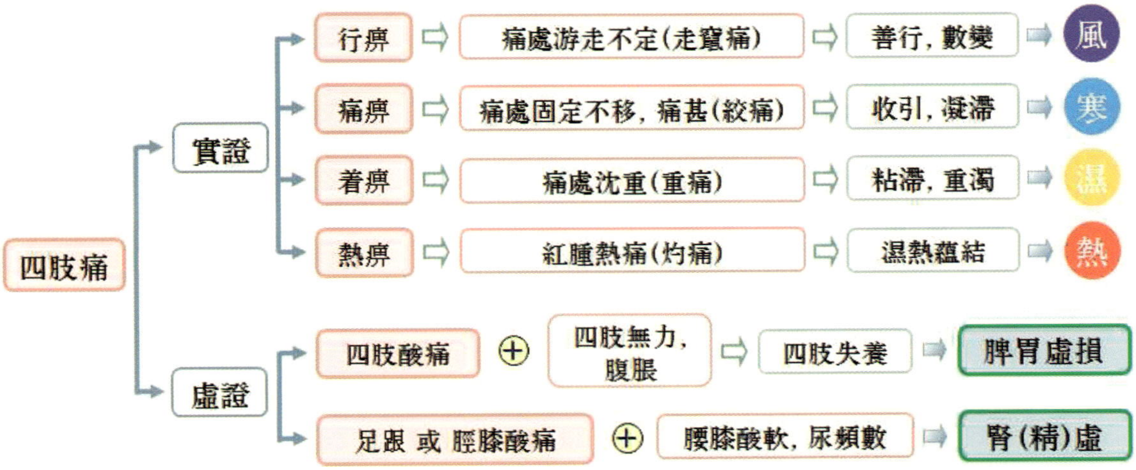

④ 腰痛

腰痛은 허리의 疼痛症狀으로 요추 중앙이나 양쪽 부위의 통증을 포함한다.

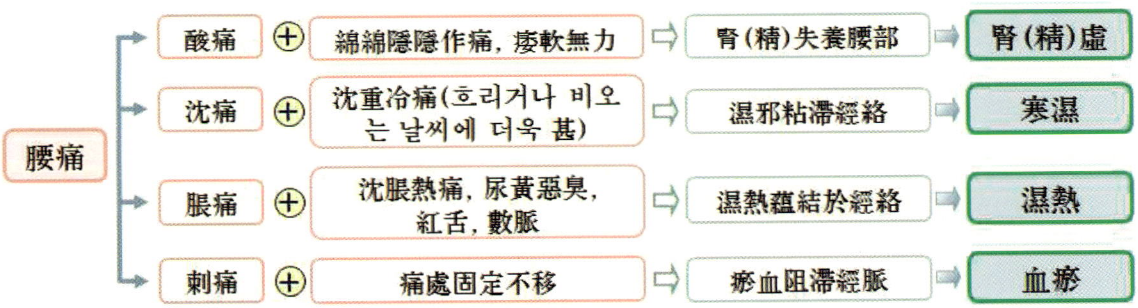

4) 二便

(1) 大便

관련臟腑	肺 — 大腸	脾 — 胃	腎
生理	肺與大腸相表裏, 大腸主傳道糟粕	脾主升淸, 胃主降濁	腎主諸竅

정상적 大便	
回數	1회 / 1일
色	황금색 또는 노란색
質	건조하거나 무르지 않고 적당히 촉촉하며 일정한 형태를 가지고 있음

① 形態異常

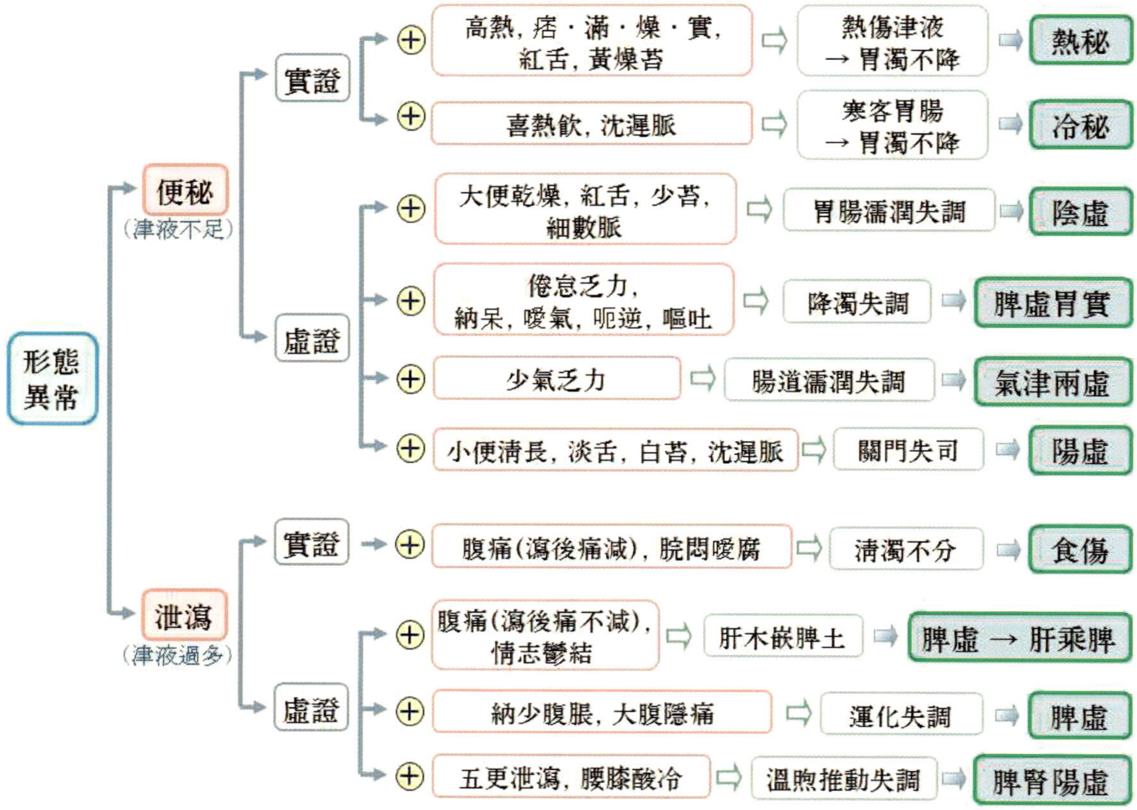

② 便質異常

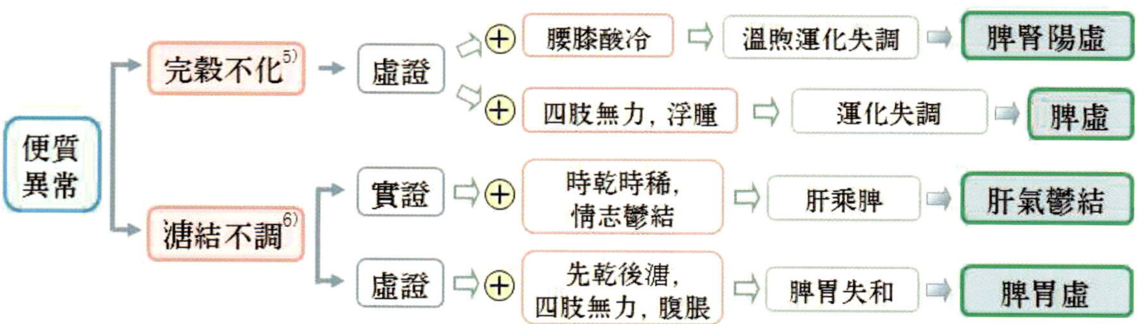

5) 비교적 많은 양의 不化된 飮食을 포함한다.

6) 溏結不調에는 두 가지 경우가 있다. 첫째, 대변의 질이 어떤 때는 건조하게 어떤 때는 묽게 나오는 경우로 이런 증상은 불규칙적으로 나타난다. 둘째, 排便 시 처음에는 건조하고 딱딱한 변이 나오다 이어서 묽은 변이 나오는 경우이다.

③ 感覺異常

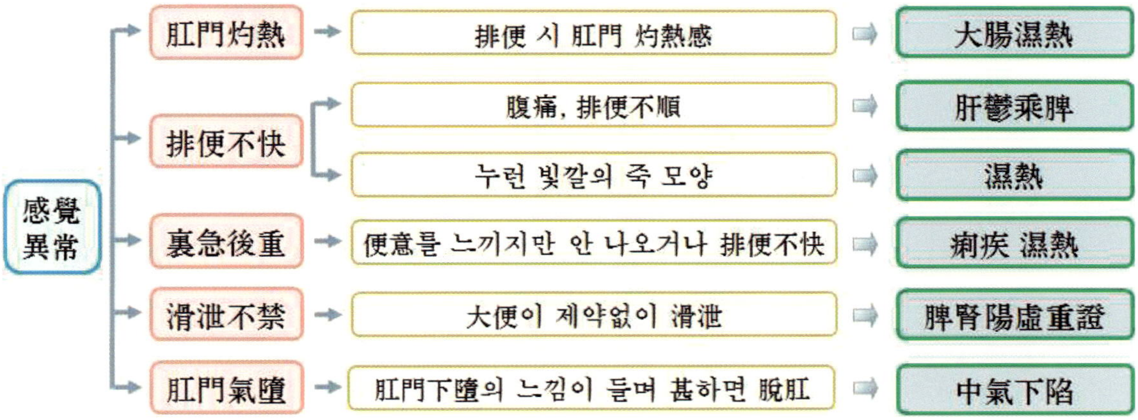

(2) 小便

小便은 津液代謝의 노폐물로서 肺·脾·腎의 津液代謝활동과 직접적으로 관계가 있으며, 心과는 간접적으로 연관됨7)			
관련臟腑	**肺**	**脾**	**腎**
生理	肺主肅降 通調水道	運化水濕	腎主水 下輸膀胱

정상적 小便		
回數	3~6회/1일. 주간 3~5회, 야간 0~1회	飮食量, 溫度, 發汗, 年齡 등에 따라 달라질 수 있음
量	1~1.8L/1일	
色	無色	

① 尿量

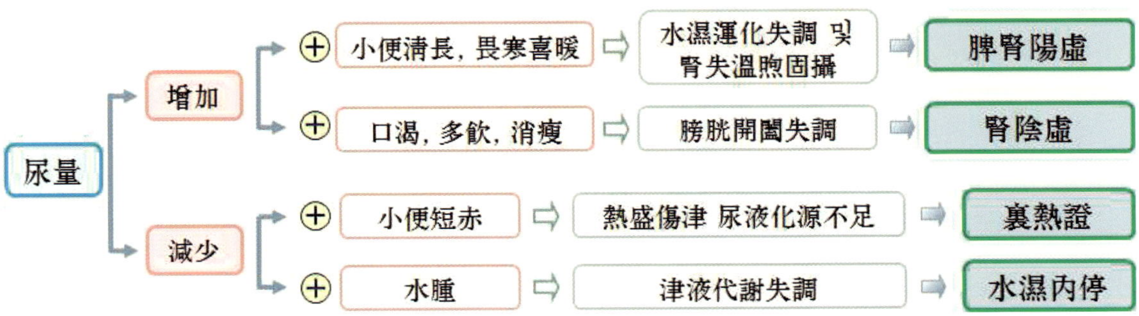

7) 小便은 心의 기능 활동과 간접적으로 관계가 있다. 心과 小腸은 表裏關係이고, 小腸은 泌別淸濁, 前滲膀胱을 主한다.

② 回數

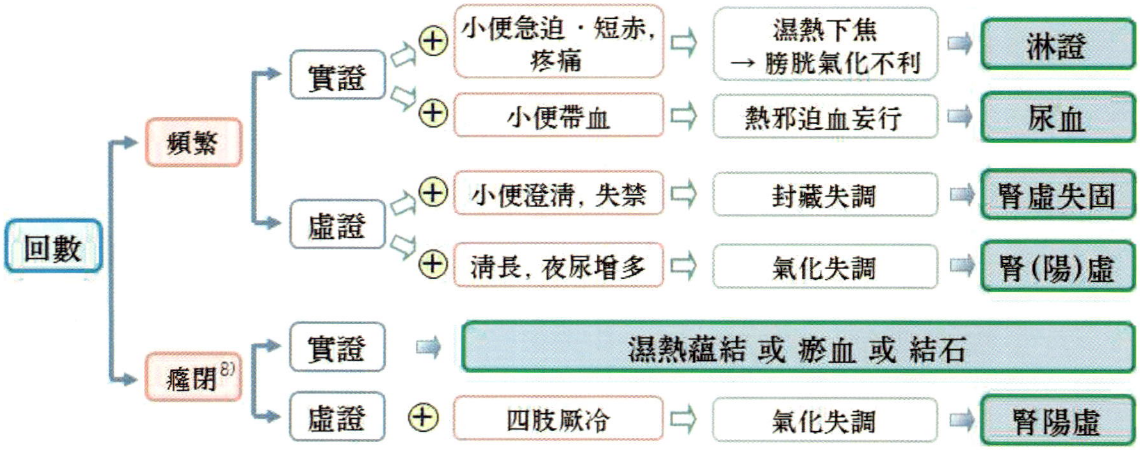

③ 感覺異常

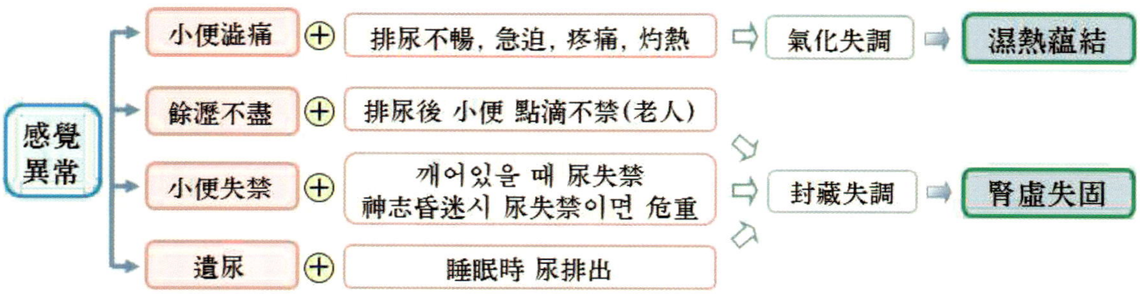

5) 飮食・口味

(1) 飮食

① 食欲減退

食欲減退는 不欲食, 納少, 納呆를 모두 포함하는 것으로, 이는 患者가 음식물을 먹고자 하는 생각을 가지지 않을 뿐만 아니라 심하면 음식물을 혐오하기도 하는 症狀을 말한다.

8) 癃은 滴出, 閉는 不通을 의미한다.

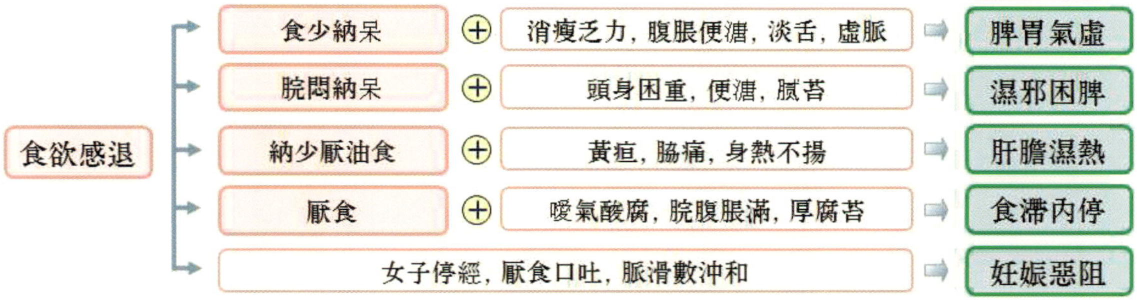

② 多食易飢

多食易飢는 患者의 食欲이 지나치게 왕성하여 음식을 자주 먹어도 쉽게 배고픔을 느끼는 症狀을 말한다.

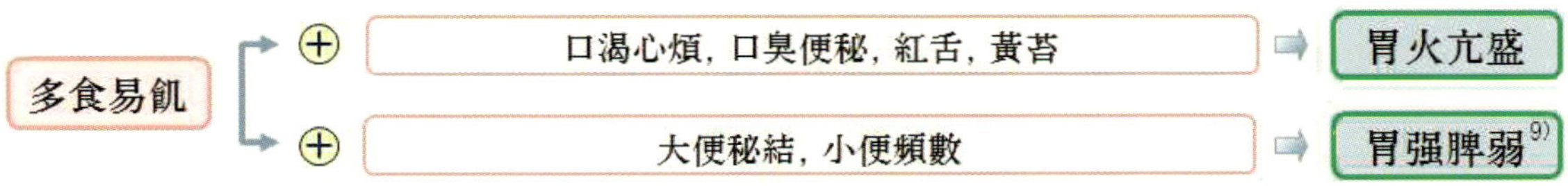

③ 飢不欲食

배고픔을 느끼기는 하지만 음식에 대한 생각이 없거나 있어도 조금 밖에 먹지 못하는 症狀을 말한다.

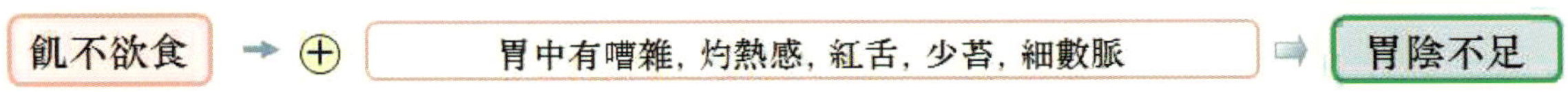

④ 偏嗜食物

患者가 특정한 음식물이나 이물을 嗜食하는 것을 말한다.

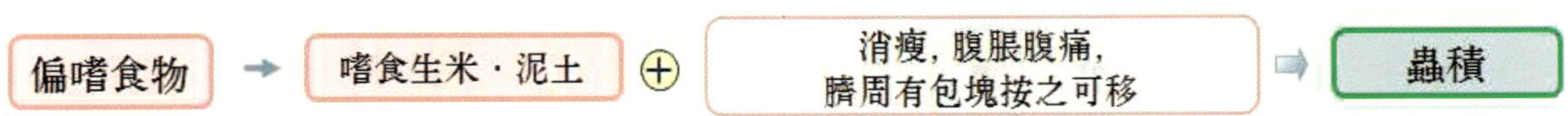
偏嗜食物
嗜食生米 · 泥土
消瘦, 腹脹腹痛,
臍周有包塊按之可移
蟲積

참고

結婚한 여자에게 있어서 月經이 그치고 惡心症狀이 나타나면서 진한 五味를 좋아하게 되고 脈이 滑數沖和한 경우는 妊娠에 의한 것으로서 생리적인 반응이다.

9) 脾와 胃는 서로 表裏관계에 있으며 脾主運化 · 胃主腐熟, 脾主升清 · 胃主降濁처럼 脾와 胃는 서로 相對動態平衡을 유지하고 있다. 脾가 弱하면 運化 · 升淸의 失調가 발생하고 胃의 腐熟 · 降濁에도 영향을 주게 된다. 따라서 水穀이 胃腸에 積하게 되고 積久化熱하여 津液을 손상시키게 된다. 또한 小腸은 泌別淸濁을 主하는데 小腸이 (津)液을 脾로 轉輸하지 못하면 前滲膀胱하여 소변량이 증가하게 된다.

(2) 口味

口味는 患者가 입안에서 느끼는 異常味覺을 의미한다. 脾는 口로 開竅하고, 다른 臟腑들의 氣도 역시 經脈을 따라 위로 올라가 口에 이르므로, 입안의 異常味覺은 脾胃機能의 失調상태와 기타 臟腑의 病變을 반영한다.

口淡無味	食少納呆	胃腐熱失調	脾胃氣虛
口甛 或 粘膩	多食易飢, 口乾欲飮	濁氣上泛於口	脾胃濕熱
口中泛酸	腹痛泄瀉, 情志鬱結	肝木嵌脾土	脾虛肝實
	胸脇滿痛, 易怒	肝熱之氣上蒸於口	肝熱
口中酸餿	噯氣酸腐, 納呆惡食	食停胃中 濁氣上泛	食積
口苦	寒熱往來, 胸脇苦滿	膽熱上蒸	少陽病
	易怒, 目赤, 頭暈	膽液上泛於口	肝膽熱
口鹹	腰膝酸軟, 倦怠, 細脈	鹹爲腎之味 腎液上泛	腎虛

6) 胸・脇・脘・腹部疼痛

참고 | 疼痛의 종류

疼痛의 성질에 따라 아래와 같이 분류할 수 있다.

疼痛의 종류	특징	원인
絞痛	痛如刀絞(칼로 자르듯 極烈함)	外感寒邪 或 有形實邪阻閉
重痛	痛有沈重感(묵직하고 지끈거림 수반)	濕盛
灼痛	痛有灼熱感而喜冷惡熱	熱證
刺痛	痛如針刺(침으로 찌르는 듯함)	血瘀 或 外傷
脹痛	疼痛而脹(脹滿感 수반)	氣滯
隱痛	疼痛可忍 但綿綿不休	虛證
空痛	痛有空虛之感	腎精虛
冷痛	痛有冷感而喜暖	外感寒邪 或 陽虛
引痛	어느 한쪽에서 끌어 당기는 듯함	經脈失養 或 肝病
走竄痛	痛處游走不定	氣滯 或 風濕痺證
固定痛	痛處固定不移	血瘀 或 寒濕痺證

(1) 胸部疼痛

病證	證型	症狀	病機	診斷
胸痛	虛證	⊕ 隱痛, 胸悶不舒, 心悸	推動無力 → 氣血運行遲滯	心氣虛
		⊕ 胸痛脹悶, 畏寒, 四肢淸冷	陽虛 → 虛寒內生	心陽虛
		⊕ 隱痛, 心悸, 失眠, 結代脈	推動無力 → 氣血運行遲滯	氣陰兩虛
		⊕ 潮熱盜汗, 咳痰帶血	陰虛化燥生熱 → 虛火灼傷肺絡	肺陰虛
	實證	⊕ 刺痛(突然發作, 遇寒加重)	寒喀經脈 凝滯氣血 → 血脈瘀阻	瘀血
		⊕ 隱痛, 咳吐黃痰膿血	熱毒鬱肺 → 氣血瘀結 → 肉腐成膿	肺癰
		⊕ 咳嗽, 痰多淸稀	胸陽不振 → 痰飮瘀阻	痰飮內停
		⊕ 胸背徹痛, 面色靑灰	心脈閉塞不通	瘀血
		⊕ 壯熱面赤, 喘促鼻煽	邪熱壅肺 → 肺失宣肅	肺熱熾盛

(2) 脇部疼痛

病證	證型	症狀	病機	診斷
脇痛	虛證	⊕ 隱痛, 兩目乾澁, 腰膝痠軟	肝陰不足 → 疏泄失調	肝(腎)陰虛
	實證	⊕ 胸脇苦滿, 寒熱往來, 目眩	少陽經氣不利	少陽病
		⊕ 脹痛, 咳嗽, 氣短喘促	水飮停留脇間 → 氣機不暢	痰飮(懸飮)
		⊕ 脹痛, 善太息, 抑鬱, 易怒	肝失疏泄 (疏泄不及)	肝氣鬱結
		⊕ 灼痛, 面紅, 目赤, 耳鳴	肝火灼經絡·血脈	肝火上炎
		⊕ 黃疸, 陰囊濕疹, 婦女黃帶	肝膽濕熱蘊結	肝膽濕熱
		⊕ 刺痛(痛有定處), 紫暗舌	血瘀阻滯經絡	瘀血

(3) 胃脘部疼痛

病證	分類	症狀	病機	證型
胃脘痛	虛證	隱隱作痛, 口乾脣燥, 大便乾燥	胃失濡養 脈絡拘急不舒	胃陰虛
		隱隱作痛, 喜溫喜按, 泛吐淸水	陽虛虛寒內生 → 失溫煦	脾胃虛寒
	實證	胃脘脹滿攻衝作痛, 胸悶痞塞	肝氣鬱結 → 橫乘脾胃	肝氣犯胃
		冷痛劇甚得溫痛減, 惡寒	寒邪直中	寒邪犯胃
		胃脘脹滿痞悶, 按之不痛, 嘔吐	痰飮阻塞氣機	痰飮
		脹滿疼痛, 拒接, 噯腐酸臭	積滯內停 → 氣機阻滯	飮食積滯
		刺痛, 吐血便黑	瘀血阻塞經脈 → 不通則痛	血瘀

(4) 腹部疼痛

腹部는 그 범위가 넓기 때문에 일반적으로 다음과 같이 細分한다. 大腹은 胃脘部 아래에서 배꼽(臍) 위까지의 부위를 말하며 脾胃와 밀접한 관련이 있다. 小腹은 배꼽 아래부터 恥骨聯合 위까지의 부위를 말하며 大腸·小腸·腎·膀胱·胞宮과 관련이 있다. 少腹은 小腹 양측부위를 말하며 足厥陰肝經이 지나가는 부위이다.

腹痛

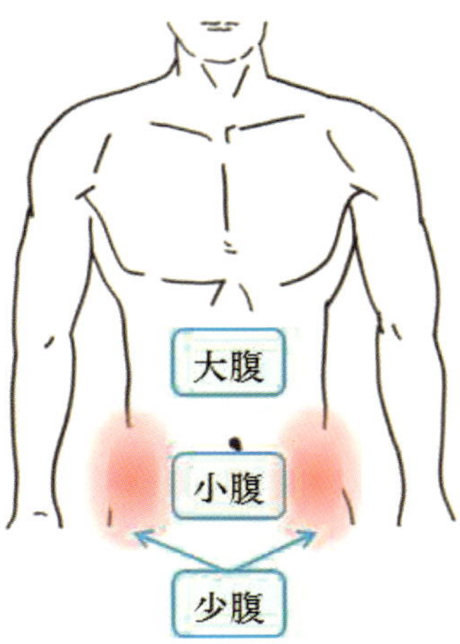

部位	症狀	證型
大腹痛	膿血便, 裏急後重	痢疾 濕熱
	拒按, 大便秘結	陽明腑實
	喜溫喜按, 便溏	脾胃虛寒
小腹痛	小便不利	癃閉
	小便自利, 發狂	蓄血
少腹冷痛	陰部牽引感	寒滯肝脈
右少腹痛	다리를 굽히면 통증	맹장염
繞臍痛	包塊가 移動	蟲積

7) 耳·目

(1) 耳

① 耳鳴

耳鳴은 귀에서 소리가 나는 症狀이다.

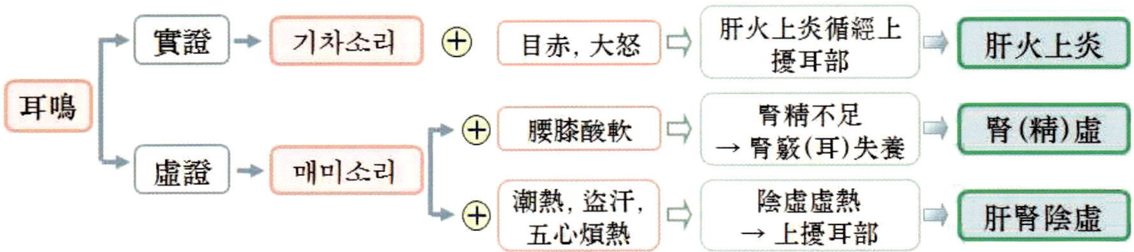

② 耳聾

耳聾은 청력감퇴를 의미하며 심한 경우 청력을 상실하여 전혀 들을 수 없는 경우도 있다.

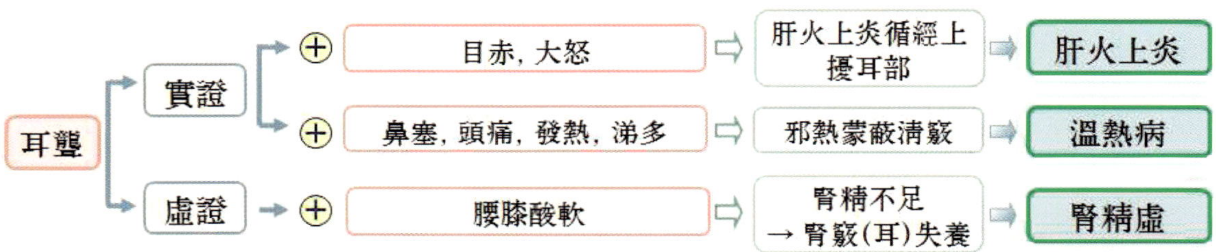

(2) 目

① 目痛

目痛은 눈에 나타나는 痛症을 말하는데 한쪽 눈의 통증이나 양쪽 눈의 통증 모두 말한다.

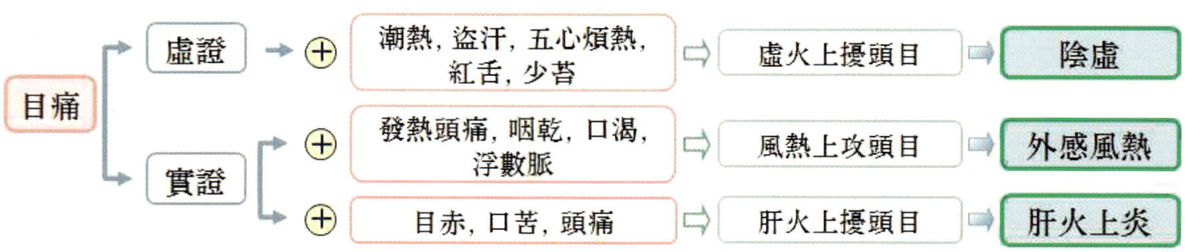

② 目眩

目眩은 배에 탑승해 항해하면서 사물을 볼 때, 사물이 출렁이는 것처럼 보여서 어지럼을 느끼게 되는 증상으로, 눈을 감아도 어지럼증이 나타난다.

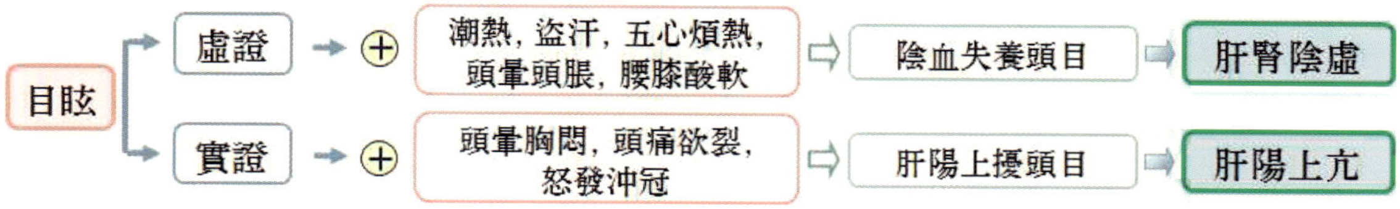

③ 目昏

目昏은 사물이 선명하지 않게 보이는 것으로 시력감퇴 症狀을 말한다.

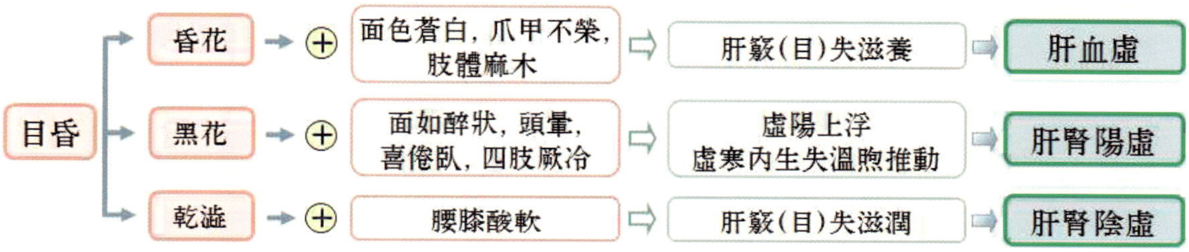

8) 口渴・飮水

口渴은 물을 마시고 싶은 욕구를 말하며 飮水는 물을 얼마나 많이 자주 마시는지를 따지는 것이다. 口渴의 여부와 飮水의 多少는 체내 津液의 盈虧와 輸布상황 등과 밀접한 관련이 있다.

① 口不渴

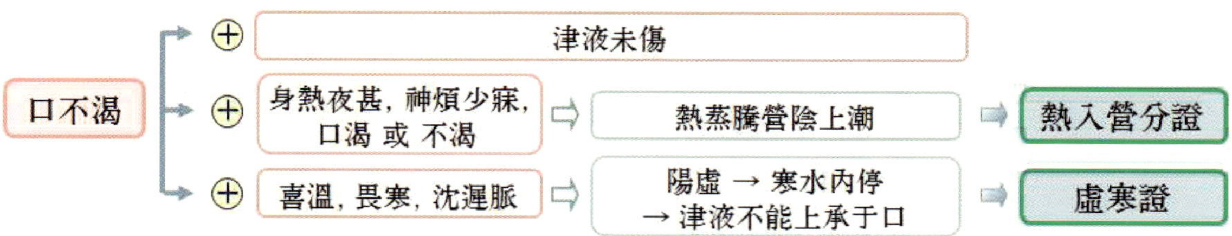

② 口渴多飮

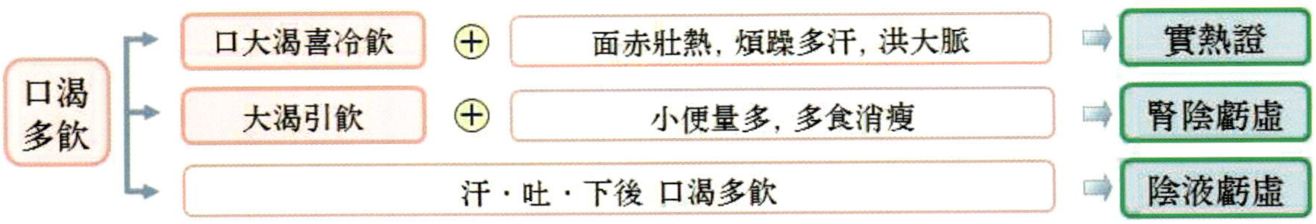

③ 渴不多飮

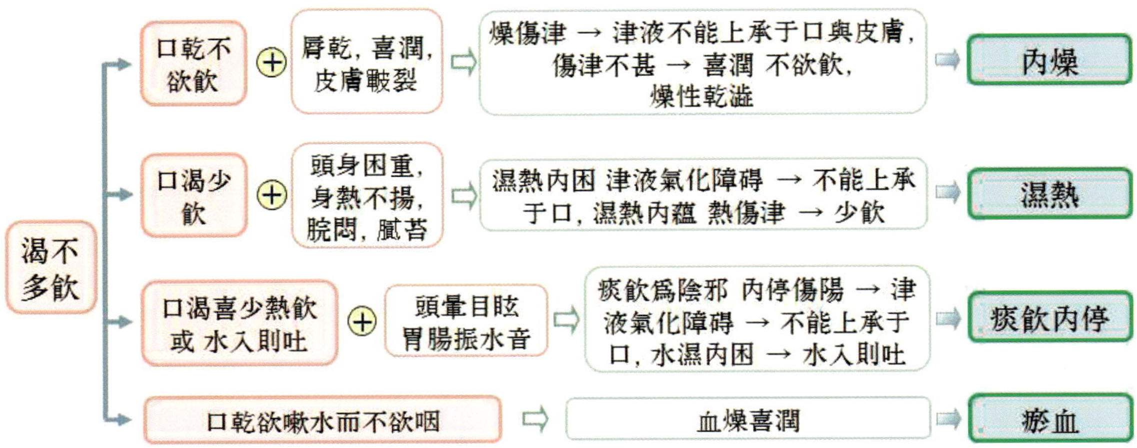

9) 睡眠

≪靈樞・口問篇≫에서 "陽氣盡, 陰氣盛, 則目瞑; 陰氣盡而陽氣盛, 則寤矣"라고 한 바와 같이 睡眠은 人體의 陰陽盛衰와 매우 밀접한 관련이 있다. 陽은 動을 主하고 陰은 靜을 主한다. 낮에는 陽이 盛하고 陰이 다하여 깨어 있게 되고, 밤에는 陰이 盛하고 陽이 다하여 잠을 자게 된다. 그러나 人體 內 陰陽間의 消長・轉化관계를 상실함으로써 陽盛陰虛하게 되면 陽不入陰하여 失眠하게 되고, 陰盛陽盡하게 되면 陰主靜이므로 嗜眠하게 된다.

① 失眠

失眠은 정상적인 수면 장애를 의미하며 不眠, 不寐, 不得眠이라고도 한다.

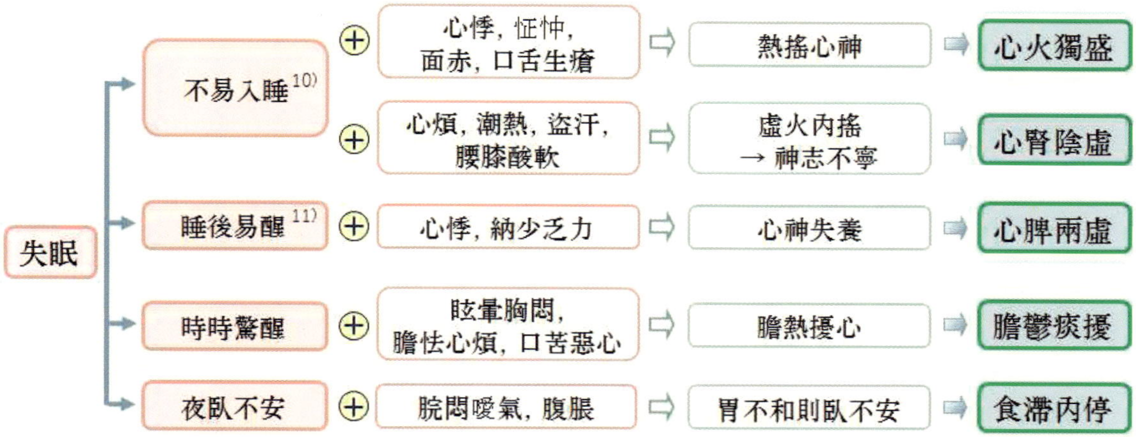

② 嗜眠

嗜眠은 失眠과 달리 잠이 지나치게 많은 것을 의미하며, 밤은 물론 낮 시간에도 시도 때도 없이 항상 졸리는 증상으로 多眠, 多寐라고도 한다.

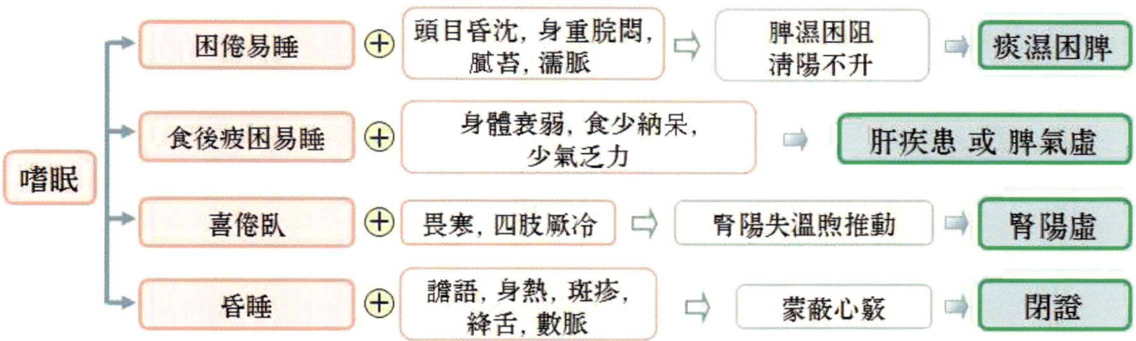

10) 婦女

(1) 月經

月經은 成熟한 婦女에게서 나타나는 特有의 生理現象으로 ≪素問·上古天眞論≫에서는 "女子, 二七而天癸至, 任脈通, 太衝脈盛, 月事以時下"라고 하였다. 이는 '여자는 14세가 되면 天癸[12)]에 이르러 任脈이 통하고 太衝脈이 왕성해져서 월경을 하기 시작한다'는 뜻이다.

10) 쉽게 잠들지 못하는 것이다.
11) 잠에서 깬 후 다시 잠들기 힘든 것이다.
12) 天癸란 腎精(인간의 生長壯老死를 주관하는 물질)의 盛衰정도를 나타내는 標識을 말한다.

정상적 月經	
初經年齡	14세 전후
絶經年齡	49세 전후
週期	28일 전후
持續期間	3~5일
色, 質, 量	紅色, 血塊가 없음, 적당량(50~100㎖)

① 月經不調

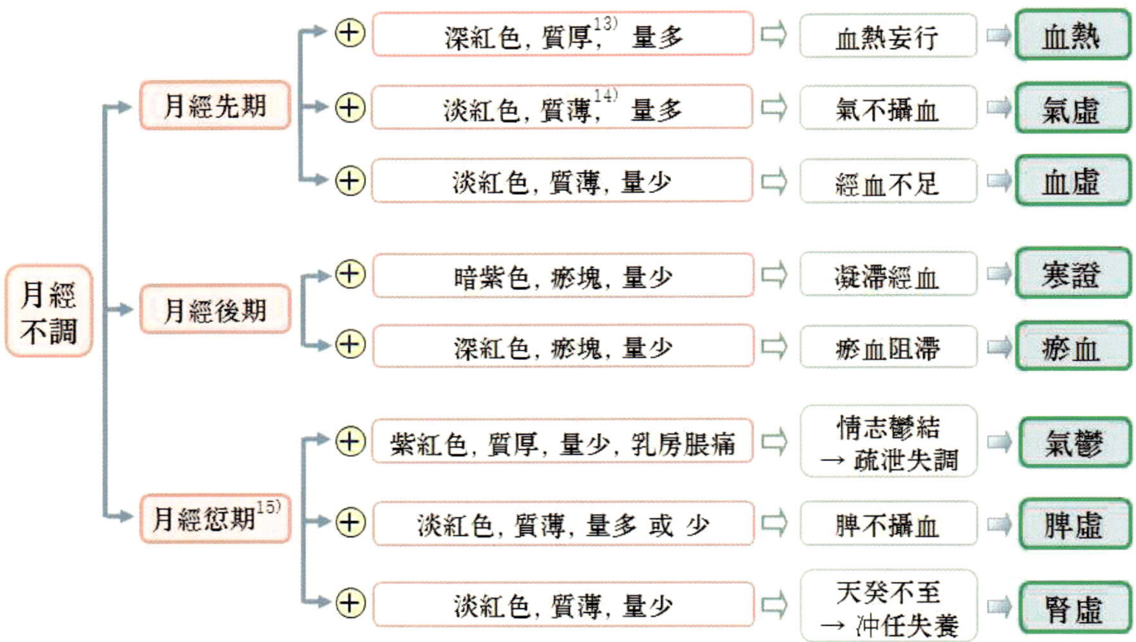

② 經行腹痛

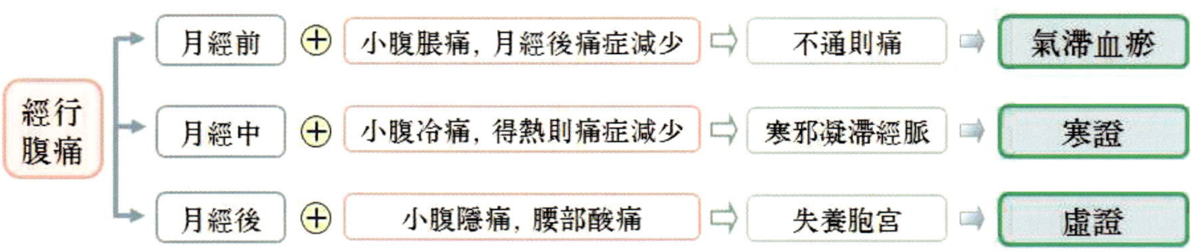

13) 점성이 낮아 묽다.
14) 점성이 낮아 묽다.
15) 2~3개월에 한 번의 월경을 의미한다.

③ 經閉

閉經 → 月經의 시기가 되어도 월경이 없거나, 중단되어 3개월을 넘어선 경우(임신기, 수유기, 폐경기는 제외) ⇨ 腎精虛(天癸竭)

④ 崩漏

崩漏[16)]
- ⊕ 深紅色, 瘀塊 ⇨ 血熱妄行 ⇨ 熱證
- ⊕ 淡紅色, 瘀塊無 ⇨ 氣不攝血 ⇨ 虛證(衝任虛寒, 脾不統血)

(2) 帶下

正常的인 生理機能을 유지하고 있는 婦女에게서는 陰道의 消炎, 滋潤작용을 위하여 少量의 白色 帶下가 분비된다. 따라서 帶下자체는 병리적인 증상이 아니라 생리적인 것이다. 그러나 병리적인 증상으로 나타날 때는 帶下의 量이 많거나 色과 質이 변화하거나 惡臭가 나는 등의 변화가 생기게 된다.

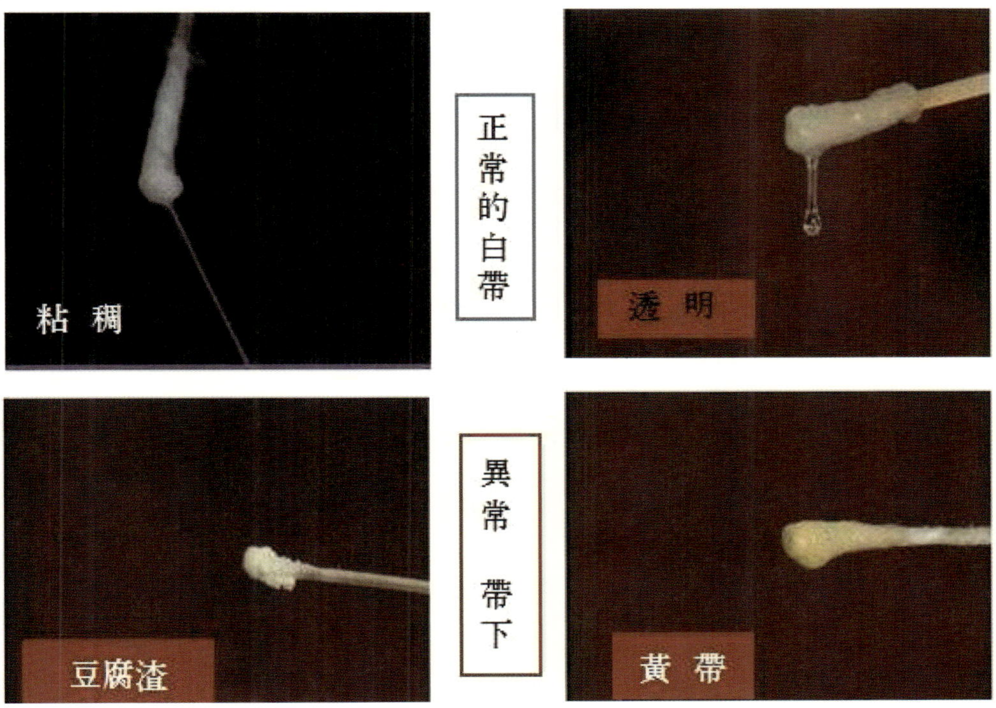

16) 崩 : 폭발하듯이 쏟아짐을 의미하며 단시간 내에 多量이 쏟아진다.
漏 : 새는 것을 의미하며 장시간에 걸쳐 少量씩 샌다.

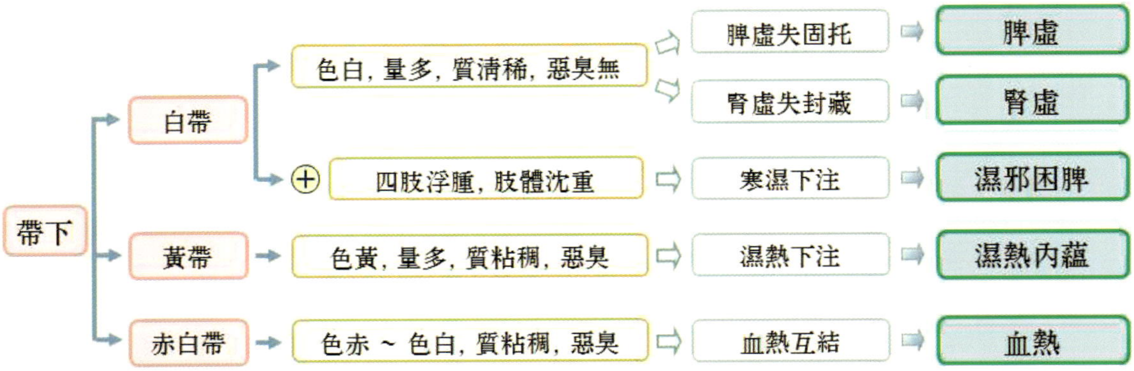

(3) 妊娠

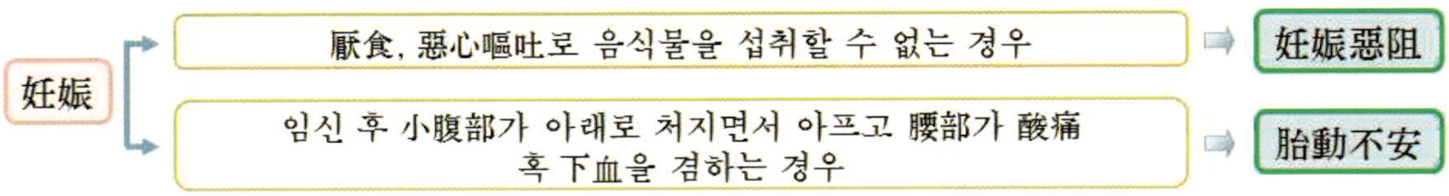

(4) 産後

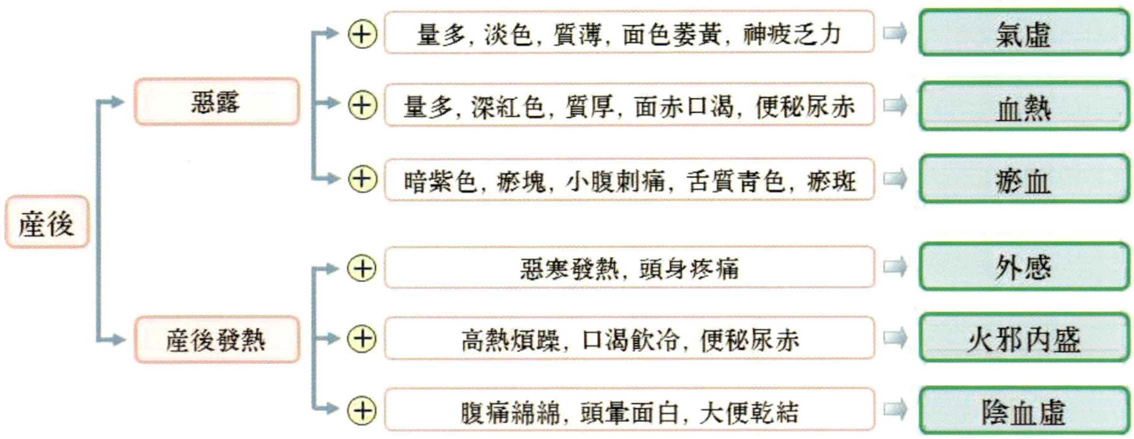

11) 小兒

(1) 小兒 問診의 어려움

小兒에게는 직접 問診을 하기가 어렵고, 설령 그것이 가능하다 하더라도 정확하지 않기 때문에 小兒의 부모나 그 밖의 보호자에게 물어 問診을 대신한다.

(2) 小兒의 生理的 특징

臟腑機能이 불완전한 반면에 稚陰稚陽, 純陽之體이므로 生機가 왕성하고 發育이 신속하다.

(3) 小兒의 病理的 특징

① 脾胃機能이 弱하므로 소화기 계통의 질병이 많다.
② 稚陰稚陽, 純陽之體이므로 熱症이 많다.

제3절 望 診

1. 望診의 개념

醫者의 視覺을 이용하여 患者의 精神狀態 및 外部狀態와 排出物의 色, 質, 量의 변화를 관찰하여 疾病을 診察하는 방법이다.

2. 望診의 필요성

인체는 有機的인 整體로서 五臟을 중심으로 하여 六腑와 表裏關係를 이루고, 經絡을 통하여 內・外가 相通하며, 體表・四肢・五官 등과도 밀접하게 연계되어 있다. 그리하여 局部의 病變이 全身에 영향을 미치고 五臟六腑의 病變이 외부로 반영되므로 外部에 나타난 異常變化를 관찰하여 內在한 臟腑와 氣血의 病變을 推測할 수 있게 된다.

3. 望診의 일반적인 내용

1) 望神

(1) 廣義의 神

인체에 內在된 생리활동이 意識狀態, 言語呼吸, 形體動作, 反應能力 등과 같이 外在的으로 표현되는 인체 생명활동의 총칭으로 '精神' 또는 '神氣'라고도 한다.

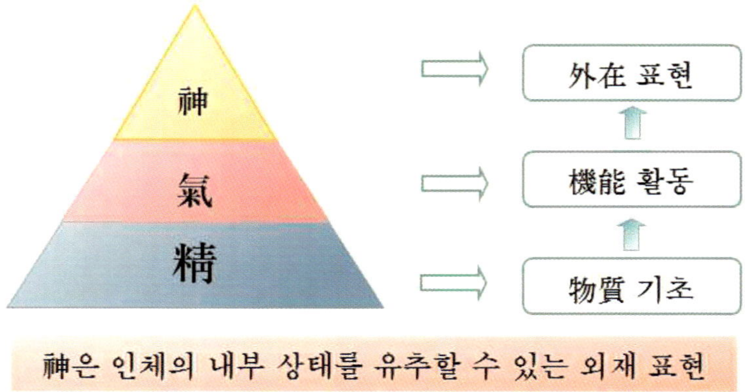

(2) 狹義의 神

사람의 思惟와 意識活動을 지칭하며 '神明' 또는 '神志'라고도 한다.

(3) 神의 表現

神의 表現은 有神, 無神, 假神, 그리고 精神錯亂의 네 가지로 나눈다.

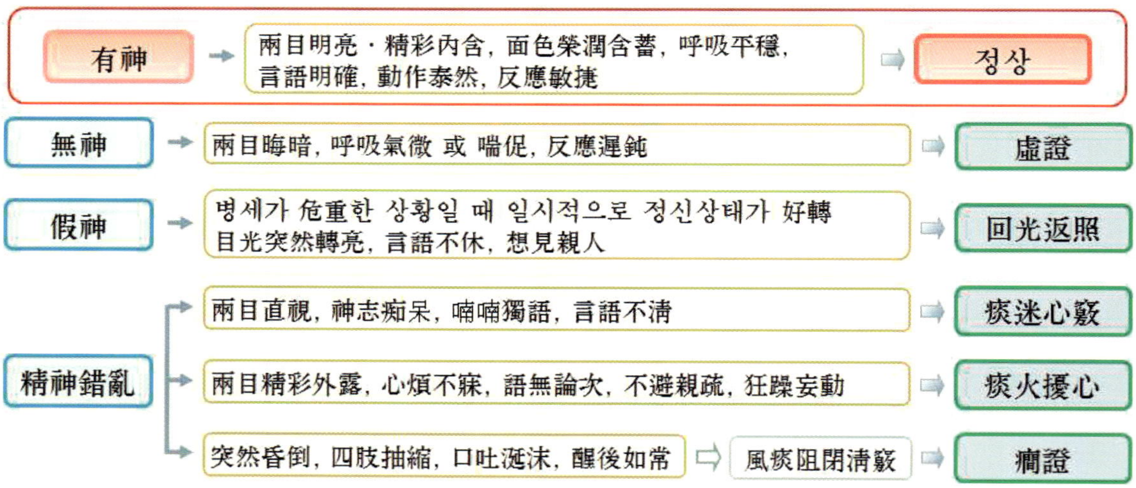

2) 望色

望色이란 患者의 面部 및 全身皮膚에서 나타나는 色과 潤澤을 관찰함으로써 疾病을 診察하는 방법이다.

(1) 正常色

"紅黃隱隱 榮潤光澤"한 것으로 ≪黃帝內經≫에서 "天明則日月不明, 天不明則日月明"이라 하여 正常色에 대하여 설명하고 있다. 이는 '하늘의 도리를 밝히면 자연의 규율이 혼탁해지므로 하늘의 도리를 숨겨야만 자연의 규율이 이치에 맞게 된다'는 뜻이다. 이와 마찬가지로 인체에서도 본래의 색을 숨기고 있어야 하며 그러지 못하고 본래의 색이 밖으로 드러나게 되면 병이 나타나게 된다.

(2) 病色(五色主病)

色	症狀	病機	證
青色	面色青, 形寒肢冷	寒凝氣滯	寒證
	面色青紫, 疼痛固定不移	瘀阻血脈	瘀血
赤色	面色紅, 心悸, 怔忡, 心胸煩熱	裏熱亢盛	心火上炎
	兩顴發紅, 潮熱, 盜汗, 五心煩熱	陰虛內熱	心腎陰虛
黃色	面色萎黃, 倦怠乏力, 四肢無力	化生之源不足	脾氣虛
	面色萎黃, 畏寒肢冷, 五更泄瀉	陽虛虛寒內生	脾腎陽虛
	面黃而垢	濕邪阻遏	脾虛濕蘊
白色	面色蒼白, 爪甲不榮, 肢體麻木	營血虧虛	血虛
	面色㿠白, 語聲低微, 自汗	宣發失調	肺氣虛
	面色淡白, 心悸, 失眠, 多夢, 健忘, 易驚	推動血脈無力	心氣虛
黑色	面色黧黑	腎精不能上榮於面	腎氣虛

3) 望形體

望形體는 患者의 體形의 强弱·肥瘦 등의 形體的 表現을 관찰함으로써 內在한 病變을 診察하는 방법이다.

形體	表現		病變
體强	骨格粗大, 胸廓寬厚, 肌肉充實, 皮膚潤澤		內臟堅實, 氣血旺盛, 抗病力强
體弱	骨格細小, 胸廓狹窄, 肌肉消瘦, 皮膚枯槁		內臟脆弱, 氣血不足, 抗病力弱
形肥氣虛	形體肥滿, 膚白無華, 精神不振, 乏力氣短	⊕ 食少	脾虛有痰
形瘦陰虛	形體消瘦, 胸廓狹窄, 面色萎黃, 皮膚乾焦	⊕ 食多	中焦有火
		⊕ 食少	中氣虛弱
大骨枯槁 大肉陷下	骨瘦如柴, 眼窩深陷, 臥床不起, 動轉困難		氣液乾枯, 臟腑精氣衰竭

4) 望姿態

望姿態는 患者形體의 動靜姿態와 異常動作을 관찰함으로써 內在한 病變을 診察하는 방법이다.

(1) 動靜姿態

動靜姿態	病變
坐而仰首, 喘粗痰多	肺實氣逆
坐而俯首, 少氣懶言	肺虛體弱
仰臥伸足, 掀去衣被	實熱證
踡臥縮足, 喜加衣被	虛寒證
但坐不得臥 臥則氣逆	咳喘肺脹 或 水飮停於胸腹
但臥不得坐 坐則昏眩	氣血大虛 或 奪氣脫血

(2) 異常動作

異常動作		
→	四肢抽搐, 角弓反張	⇨ 肝風內動
→	瞼·脣·指·趾 不時顫動	⇨ 動風前兆 或 血虛
→	肢體痿軟無力 → 運動不能	⇨ 痿證
→	關節拘攣, 屈伸不利	⇨ 痺證
→	半身不遂, 口角歪斜, 卒然昏倒	⇨ 中風證
→	惡寒戰慄	⇨ 瘧疾 或 傷寒戰汗前兆

5) 局部望診

局部望診이란 全身的 狀況에 대한 望診을 기초로 하여 다시 病情과 診斷의 필요성에 따라 患者의 局所的인 狀況을 세밀하게 관찰하는 것으로, 이는 人體의 病變이 各個 局所에 반영됨으로써 국소의 異常변화를 통하여 그러한 病變의 狀況을 이해할 수 있다는 관점에 근거한 것이다. 局部望診에는 頭髮, 五官, 頸項, 皮膚, 排出物 등에 대한 望診이 포함된다.

(1) 頭髮

① 囟門(顖門)

囟門		
→	突起(囟塡)	⇨ 實證
→	凹陷(囟陷)	⇨ 虛證
→	遲閉(解顱)	⇨ 腎氣不足 發育不良(佝僂病)

② 頭形

頭形	→ 小兒頭形過大 或 過小, 智力低下	⇨ 先天不足 腎精虧虛

③ 動態

動態	→ 頭搖不能自主	⇨ 動風先兆 或 氣血不足, 筋脈失養

④ 頭髮

區分	所見		意義
頭髮	發黃乾枯, 稀疏易落	⇨	精血不足
	小兒發結如穗, 枯黃無澤	⇨	疳積病

(2) 五官(目, 耳, 鼻, 口脣, 齒齦, 咽喉)

① 目

區分	所見		意義
色澤	目赤腫痛	⇨	實熱證
	白睛發黃	⇨	黃疸病
形態	目胞浮腫	⇨	水腫病
	眼窩凹陷	⇨	傷津液 或 氣血不足
動態	瞳孔縮小	⇨	肝膽火熾 혹 中毒
	瞳孔散大	⇨	腎精耗竭
	瞪目直視	⇨	臟腑精氣將絶
	戴眼反折	⇨	太陽經絶證
	橫目斜視	⇨	肝風內動
	昏睡露睛	⇨	脾氣虛衰 胞瞼失養

② 耳

區分	所見		意義
耳	耳輪瘦小而薄	⇨	先天虧損 腎氣不足
	耳輪乾枯焦黑	⇨	腎精虧耗
	小兒耳背有紅絡, 耳根發涼	⇨	痲疹先兆
	耳內流膿水	⇨	肝膽濕熱薰蒸

③ 鼻

鼻
- 鼻端微黃明潤 ⇨ 肝膽火熾 或 中毒
- 鼻端晦暗枯槁 ⇨ 胃氣已衰
- 鼻翼煽動 ⇨ 肺熱熾盛
- 鼻塞流清涕 ⇨ 外感風寒
- 鼻塞流濁涕 ⇨ 外感風熱
- 鼻塞流腥臭膿涕 ⇨ 鼻淵
- 鼻內出血 ⇨ 肺胃鬱熱

④ 口脣

口脣
- 脣色淡白 ⇨ 血虛證
- 脣色深紅 ⇨ 實熱證
- 脣色青紫 ⇨ 血瘀證
- 口脣乾裂 ⇨ 津液耗傷
- 口脣糜爛 ⇨ 脾胃積熱上蒸
- 小兒口腔舌上布滿白斑 ⇨ 鵝口瘡
- 口噤 ⇨ 痙病, 破傷風
- 口僻 ⇨ 中風

⑤ 齒齦

齒齦		
牙齒光燥如石	⇨	陽明熱甚 津液大傷
牙齒燥如枯骨	⇨	腎陰枯竭 精不上榮
齒齦紅腫疼痛 或 兼出血	⇨	胃火上炎
齒齦不紅不痛, 微腫出血	⇨	脾虛血失統攝 或 腎虛虛火上炎
牙床腐爛, 牙齒脫落	⇨	牙疳

⑥ 咽喉

咽喉		
咽部深紅, 腫痛明顯	⇨	實熱證
咽部色紅嬌嫩, 腫痛不顯	⇨	腎陰虛
咽部喉核紅腫疼痛, 潰爛有黃白色膿点	⇨	肺胃熱毒壅盛
咽部有灰白色假膜, 拭之不去, 很快復生	⇨	肺胃熱毒傷陰

(3) 頸項

頸項		
頸前結喉處有腫物突起(癭瘤)	⇨	肝鬱氣結痰凝
頸側頜下有腫塊如豆(瘰癧)	⇨	肺腎陰虛 或 感受風火時毒
頸部强硬	⇨	溫病火邪上攻 或 腦髓病
小兒頸項軟弱, 抬頭無力	⇨	先天不足 腎精虧損
頸脈躁動明顯	⇨	肝陽上亢 或 血虛重證
臥即頸脈怒張	⇨	水氣凌心 或 心血瘀阻

(4) 皮膚

① 斑疹

분류		形態		症狀		病機
斑	陽斑	色多紅紫, 形似綿紋	⊕	實熱證症狀 (身熱煩躁, 數脈)	⇨	外感溫熱毒邪 內迫營血而發
斑	陰斑	色多靑紫, 隱隱稀少	⊕	寒證症狀 (面白肢凉, 虛脈)	⇨	脾虛血失統攝 或 陽衰寒凝氣血
疹	痲疹	疹色桃紅, 形似痲粒	⊕	발작전(咳嗽, 流清涕, 流淚, 耳後紅絲)	⇨	外感時邪鬱肺
疹	風疹	疹色淡紅, 細小稀疏	⊕	皮膚瘙痒	⇨	外感風熱時邪
疹	癮疹	疹色淡白, 高出皮膚	⊕	時發時止	⇨	外感風邪

② 瘡瘍

분류	形態		症狀		病機
癰	患部紅腫高大, 根盤緊束, 未膿易消, 已膿易潰, 膿液稠粘, 瘡口易斂	⊕	發熱疼痛, 紅舌, 黃苔, 洪數脈	⇨	濕熱火毒蘊結
疽	患部漫腫無頭, 皮色晦暗, 未膿難消, 已膿難潰, 膿汁稀薄, 瘡口難斂	⊕	不熱少痛, 面色蒼白, 淡舌, 白苔, 脈沈無力	⇨	氣血虧虛 或 陰寒凝滯
癤	患部形小而圓, 出膿則癒	⊕	紅腫熱痛不甚	⇨	外感熱毒 或 濕熱蘊結
疔	患部形小如粟, 頂白根硬而深	⊕	痲木疼痛	⇨	外感風邪火毒蘊結

(5) 爪甲

① 정상 조갑(손톱)

所見		意義
紅潤含蓄, 堅韌하고 弧形이다. 光澤이 있음, 손톱의 尖端을 눌렀다 떼면 血色이 바로 恢復	→	氣血充足 運行流暢

정상 爪甲(손톱)

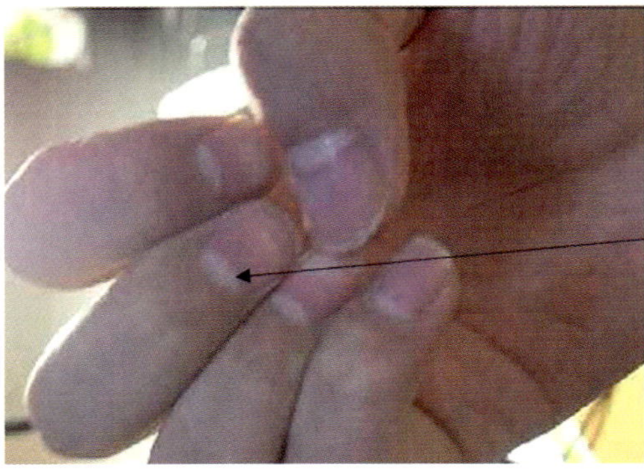

紅潤含蓄, 堅韌하고 弧形
광택이 있음. 손톱반월이 있음
손톱의 끝을 눌렀다 떼면 혈색이 바로 회복됨

② 色澤變化

色澤		意義
色深紅	→	氣分有熱
色黃	→	濕熱熏蒸
色淡白	→	血虛 或 氣血兩虛
色蒼白	→	脾腎陽虛
色紫黑	→	血瘀
色青	→	寒症
손톱의 尖端을 눌렀다 떼면 血色이 緩慢하게 恢復	→	血瘀 或 氣滯
손톱의 尖端을 눌렀다 떼면 血色이 恢復되지 않는 자	→	血虧

血虛 或 氣血兩虛

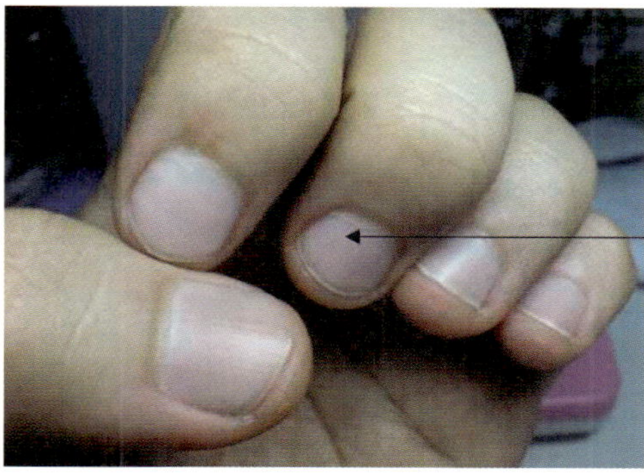

色이 淡白함

③ 形態變化

形態變化	病證
손톱이 扁平하거나 凹陷	肝血不足
손톱이 얇아지거나 쉽게 부스러지거나, 或 손톱이 萎縮, 生長緩慢 或 손톱 면에 가로줄 또는 세로줄 또는 골이 패여 있다.	氣血不足
조갑반월 少 或 無	氣血不足, 或 病後體虛

肝血不足

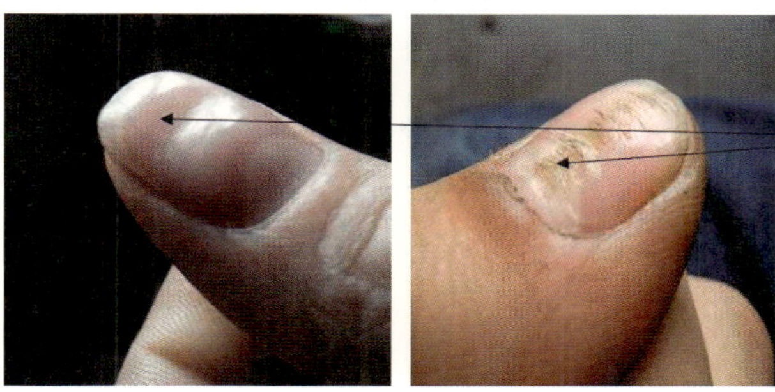

손톱이 편평하거나 凹陷

氣血不足

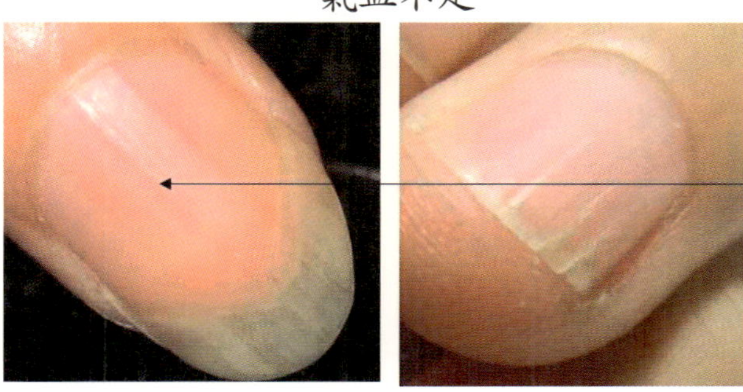

손톱면에 가로줄이나 세로줄 또는 골이 패여 있음

氣血不足 或 病後體虛

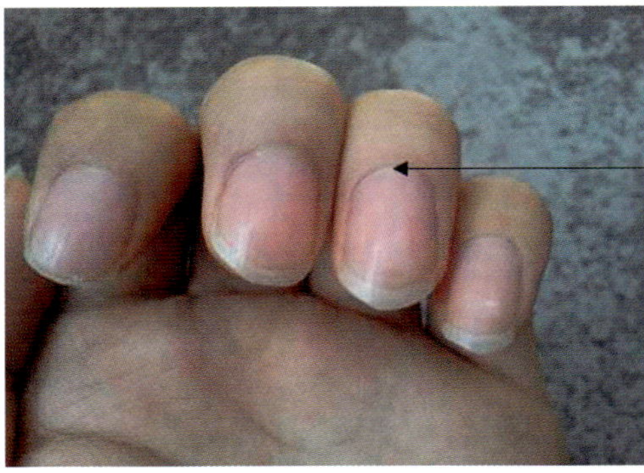

(6) 排出物

① 痰涎

	症狀		辨證
痰	痰白淸稀	⇨	寒痰
痰	痰黃稠有塊	⇨	熱痰
痰	痰少而粘難于喀出	⇨	燥痰
痰	痰白滑量多易于喀出	⇨	濕痰
痰	喀吐腥臭膿血痰	⇨	肺癰
痰	痰中帶血色鮮紅	⇨	肺熱
涎	口中淸涎量多	⇨	脾胃虛寒
涎	口中時吐粘涎	⇨	脾胃濕熱
涎	小兒口角流涎	⇨	脾虛濕盛 或 胃熱蟲積
涎	睡中流涎	⇨	胃熱 或 宿食內停

② 嘔吐物

嘔吐物		
	清稀無酸臭味	⇨ 寒嘔
	穢濁有酸臭味	⇨ 熱嘔
	嘔血鮮紅 或 紫暗有塊, 挾食物殘渣	⇨ 肝火犯胃 或 胃有積熱 或 胃腑血瘀
	睡中流涎	⇨ 胃熱 或 宿食內停

③ 大便

大便		
	大便清稀, 完穀不化 或 如鴨溏	⇨ 脾虛泄瀉
	大便如粘凍挾有膿血	⇨ 痢疾, 濕熱
	便血色鮮紅, 大便表面 或 排便前後滴出	⇨ 近血
	便血色暗紅 或 紫黑	⇨ 遠血

④ 小便

小便		
	小便清長	⇨ 虛寒證
	小便短赤	⇨ 實熱證
	尿中帶血	⇨ 尿血 或 血淋
	尿有砂石	⇨ 石淋
	小便混濁如米泔水 或 滑膩	⇨ 尿濁 或 膏淋

4. 舌診

舌診은 患者의 舌質과 舌苔의 변화를 관찰함으로써 疾病을 診察하는 방법을 말한다.

1) 臟腑와 舌의 관계

(1) 心과 舌

≪靈樞・脈度篇≫에서 "心氣通於舌, 心和則舌能知五味矣"라고 하였으며 舌爲心之苗(心開竅於舌)이다. 手少陰心經의 別絡이 舌本에 연결된다.

(2) 脾와 舌

≪靈樞・脈度篇≫에서 "脾氣通於口, 脾和則口能知五穀矣"라고 하였으며 舌爲脾之外候(脾主肌肉)이다. 足太陰脾經이 舌本에 연결되고 舌下로 분산된다.

(3) 肝과 舌

舌아래의 근육과 연관된다(肝主筋). 足厥陰肝經이 舌本에 연결된다.

(4) 腎과 舌

舌아래의 내분비선과 연관된다(唾爲腎之液). 足少陰腎經은 혀의 양 옆쪽으로 연결된다.

2) 舌面部位와 臟腑의 상응

舌面의 일정부위는 특정 臟腑에 歸屬되므로 舌面의 특정부위에 나타나는 변화는 그에 상응하는 臟腑의 病變을 반영한다.

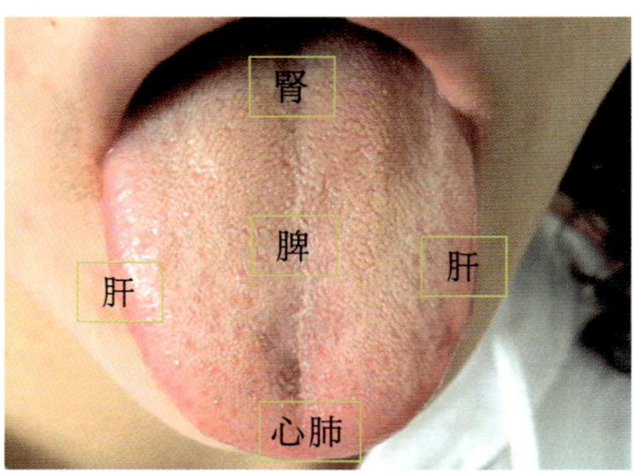

舌尖部 - 心肺
舌邊部 - 肝(膽)
舌中部 - 脾(胃)
舌根部 - 腎

3) 舌診 시 주의사항

(1) 光線과 照明

舌診 시에는 유순한 자연광선이 가장 좋으나 야간이나 어두운 곳에서는 백열등을 사용한다. 그러나 백열등은 혀의 色澤에 영향을 미쳐 혀의 색깔을 왜곡시킬 수 있으므로 이에 유의해야 한다.

(2) 染苔

舌診 이전에 환자가 섭취한 음식물이나 약물에 의해 舌苔가 쉽게 着色될 수 있으므로 이에 유의해야 한다.

舌診은 아침에 음식물을 섭취하기 전에 자연광선하에서 관찰하는 것이 가장 좋다.

4) 舌診의 내용

舌診은 주로 舌體와 舌苔의 변화를 관찰한다. 이는 人體臟腑의 虛實, 氣血陰陽의 盛衰, 邪氣와 正氣의 消長, 病情의 진행과정 등은 모두 舌像의 변화에 반영되기 때문이다.[17]

舌體	舌質이라고도 하며 全舌의 肌肉脈絡組織을 총칭
	舌神 : 舌體의 榮枯를 관찰 舌色 : 舌體의 色을 관찰 舌形 : 舌體의 형태와 크기를 관찰 舌態 : 舌體의 動態를 관찰
舌苔	舌面上에 부착되어 있는 一層의 苔狀物로서 胃氣가 上蒸하여 생김
	苔色 : 舌苔의 色을 관찰 苔質 : 舌苔의 性質(厚薄, 潤燥, 膩腐, 剝落, 有根無根)의 변화를 관찰 苔形 : 舌苔의 形態(眞假, 有無, 偏全)의 변화를 관찰

17) 舌體와 舌苔는 診斷上 각기 특수성을 가지고 있기는 하지만 확연하게 구분할 수는 없으므로 診斷 時에는 兩者를 결합하여 진단해야 한다.

5) 正常的인 舌像

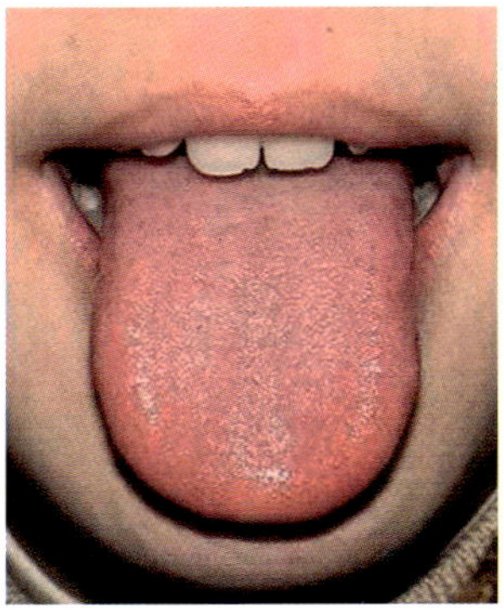

淡紅舌
舌神 : 舌體가 榮潤함(生氣가 있고 潤澤함)
舌色 : 淡紅色
舌形 : 舌體의 크기가 적당함
舌態 : 舌體의 움직임이 유연하고 활발함
苔色과 苔質 : 薄白苔
苔質과 苔形 : 舌苔가 균등하게 분포하고 淸淨하며 乾濕이 적당하여 不滑不燥함

➔ **淡紅舌 薄白苔**[18]

6) 病的인 舌像

(1) 舌色

정상 : 淡紅色

① 淡白色

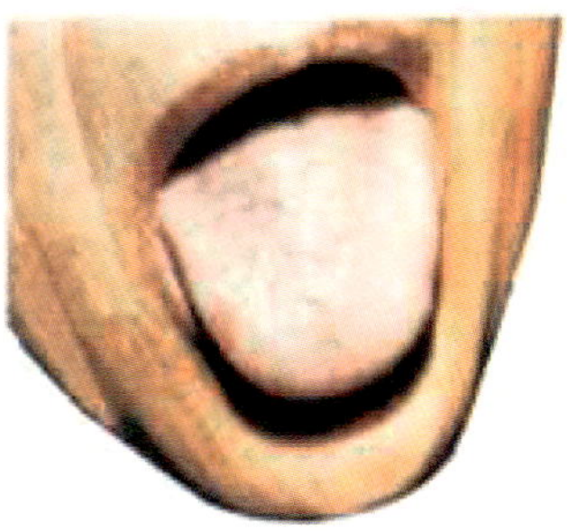

· 正常舌(淡紅色)보다 色이 연함

舌色	舌像	主證
淡白色	⊕ 瘦薄	⇨ 氣血兩虛
	⊕ 胖嫩, 濕潤多津, 齒痕	⇨ 虛寒內生

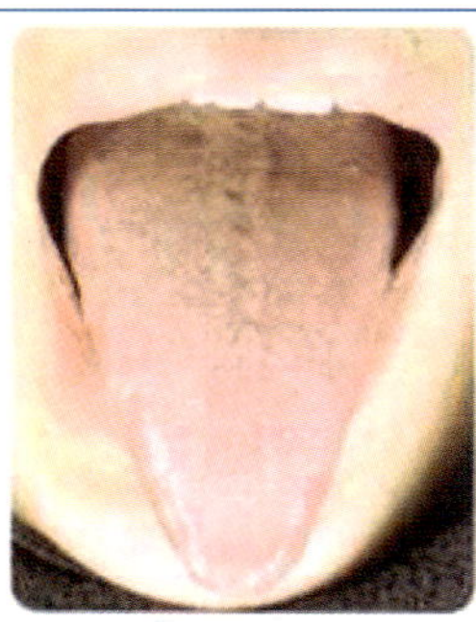 氣血兩虛 (淡白, 瘦薄)	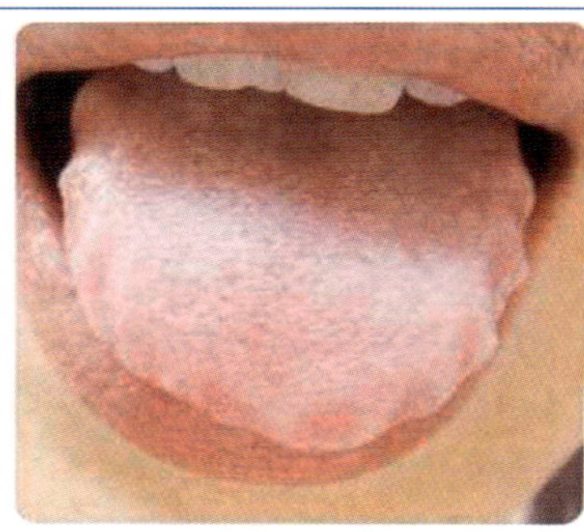 虛寒內生 (淡白, 胖嫩, 濕潤多津, 齒痕)
常見症狀	
頭暈面白, 心悸氣短, 乏力脈虛(或細)	面白虛浮, 畏寒肢冷, 浮腫

18) 만약 疾病과정중에 淡紅舌 또는 薄白苔가 보인다면 이는 外感病의 初期이거나 또는 內傷이 輕微하여 豫後가 비교적 좋음을 의미한다.

② 紅色

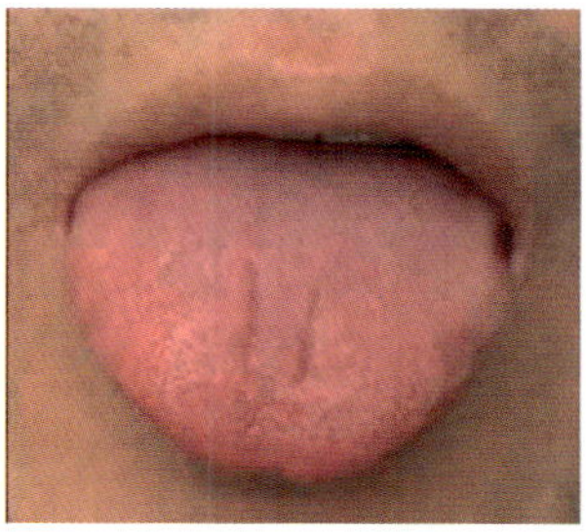

· 正常舌(淡紅色)보다 色이 진하여 鮮紅色에 가까움

舌色		舌像		主證
紅色	⊕	乾, 芒刺, 裂紋	⇨	實熱證
	⊕	少苔 或 無苔	⇨	虛熱證

<table>
<tr><td>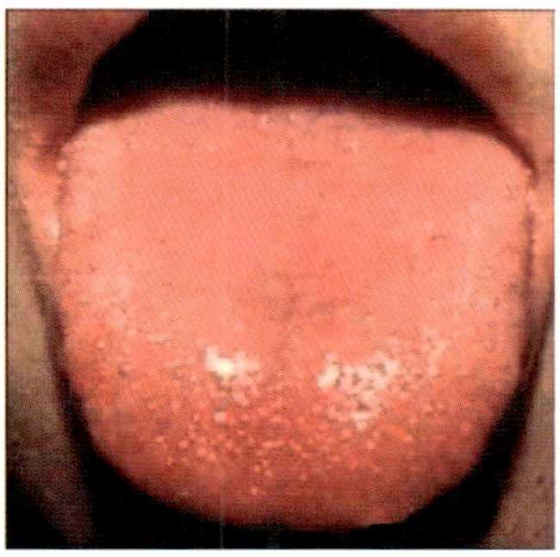
實熱證
(紅乾, 芒刺,
裂紋)</td><td>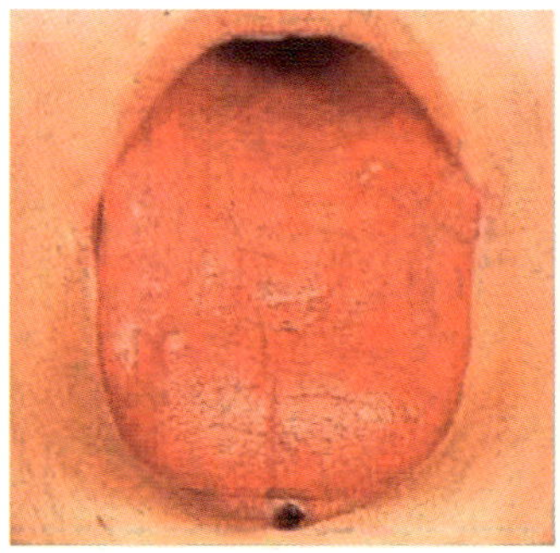
虛熱證
(紅, 少苔)</td></tr>
<tr><td colspan="2">常見症狀</td></tr>
<tr><td>身熱面赤, 口渴喜冷飮, 洪數脈</td><td>潮熱, 盜汗, 細數脈</td></tr>
</table>

③ 絳色

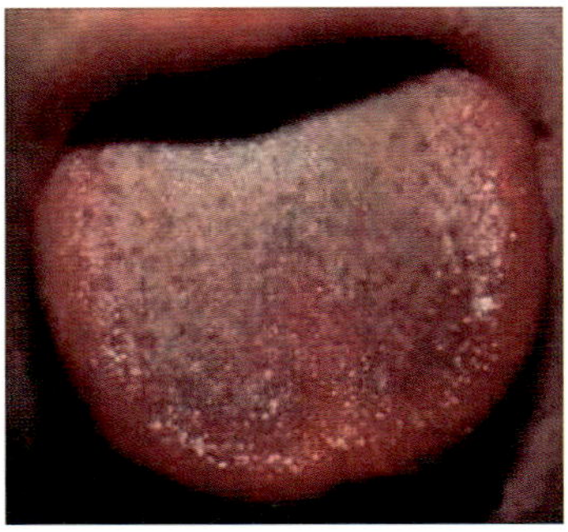

· 紅舌보다 색이 더 진하여 深紅色에 가까움

舌色	舌像	主證
絳色	⊕ 黃白苔	熱入氣分
	⊕ 乾裂, 芒刺	熱入營血
	⊕ 少苔 或 無苔	陰虛火旺

참고 | 紅絳色 : 紅色보다는 진하고 絳色보다는 연함

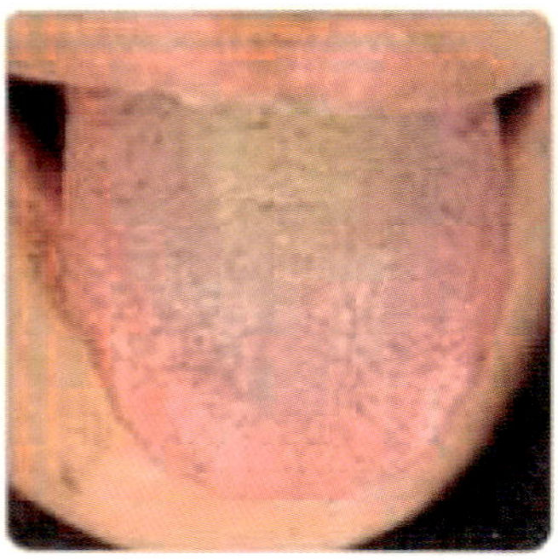 熱入氣分 (絳, 黃白苔)	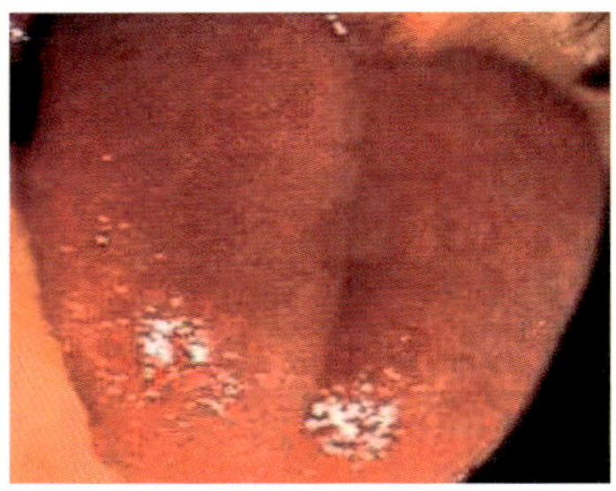 熱入營血 (絳, 乾裂 芒刺)	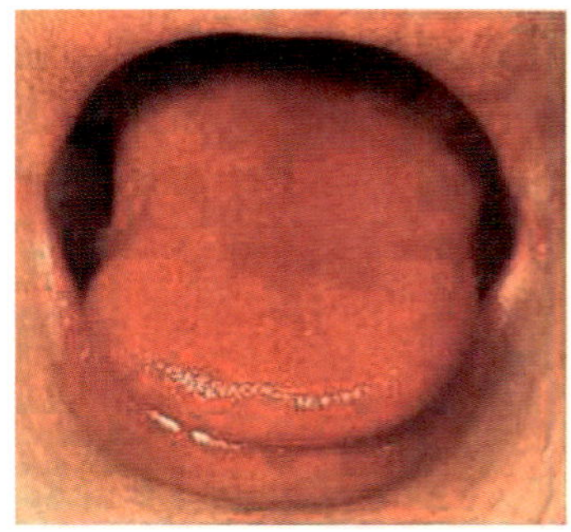 陰虛火旺 (絳, 無苔)
常見症狀		
數脈	神昏譫語, 斑疹隱見, 細數脈	潮熱, 盜汗, 細數脈

④ 靑紫色

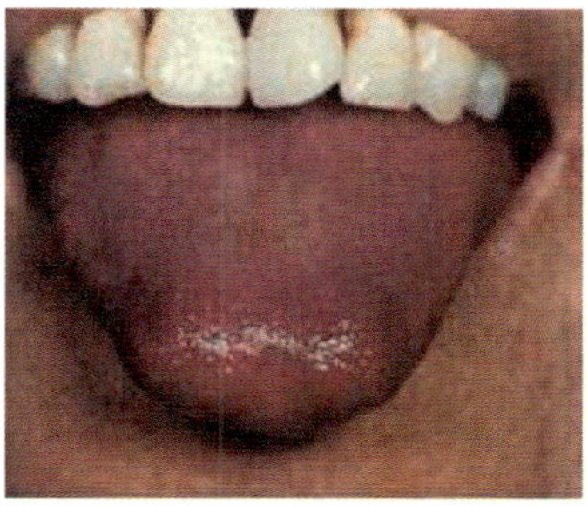

· 舌質이 靑紫色을 나타내거나 또는 舌面에 靑紫色의 斑點이 분포

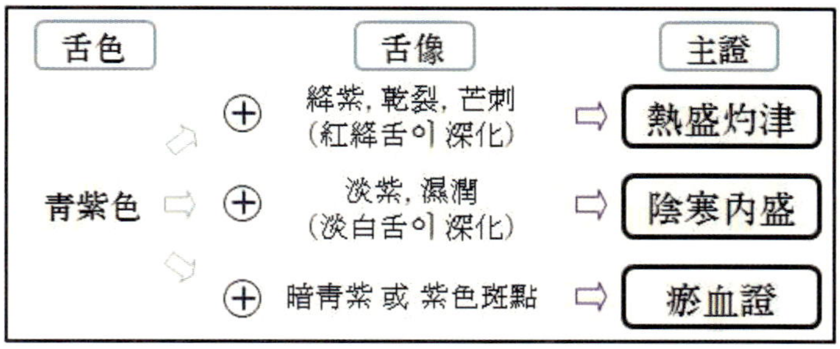

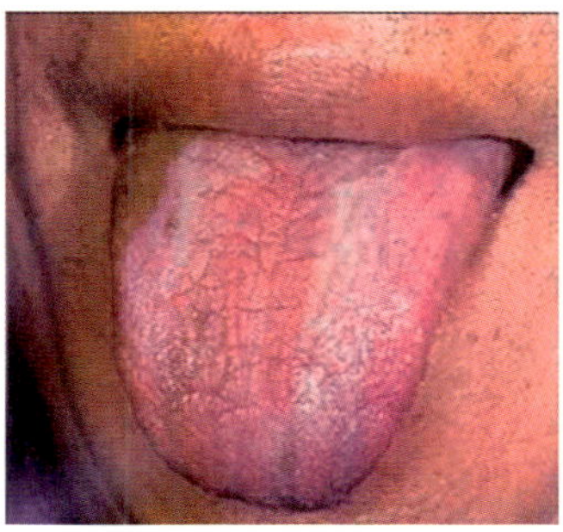	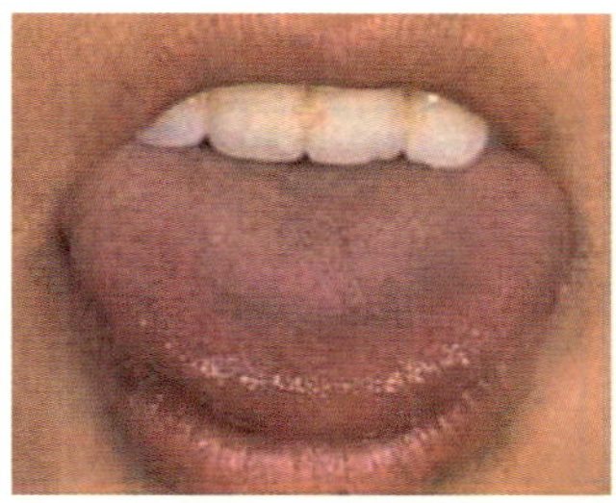	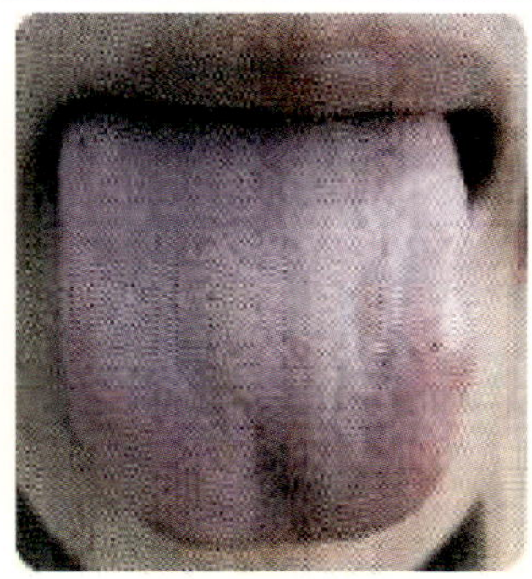
熱盛灼津 (絳紫色, 乾裂, 芒刺)	陰寒內盛 (淡紫色, 濕潤)	瘀血證 (暗靑紫色 或 紫色斑點)
常見症狀		
身熱夜甚, 譫語發斑	精神萎縮, 面色蒼白	局部刺痛, 痛處不移

(2) 舌神

정상 : 舌體가 生氣 있고 潤澤함

① 老舌

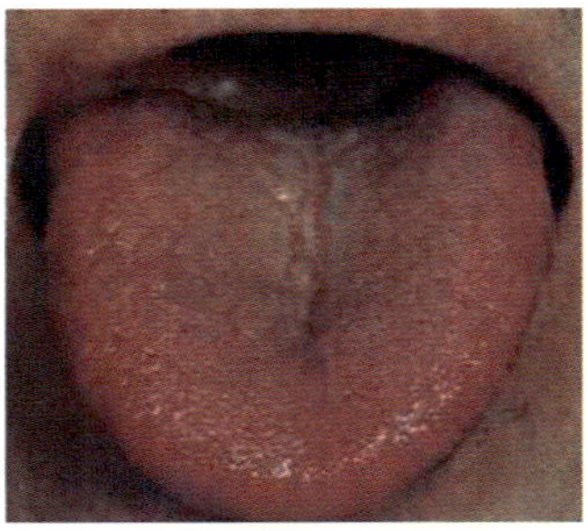

· 舌體의 紋理가 거칠고 뻣뻣함

舌神		主證
老舌	⇨	實熱證

② 嫩舌

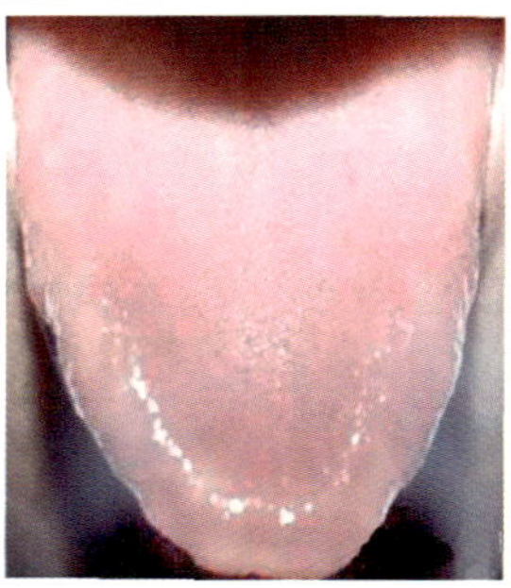

· 舌體의 紋理가 細膩하고 매우 연함

舌神		舌像		主證
嫩舌	⊕	淡白, 胖大	⇨	陽虛
	⊕	紅	⇨	陰虛

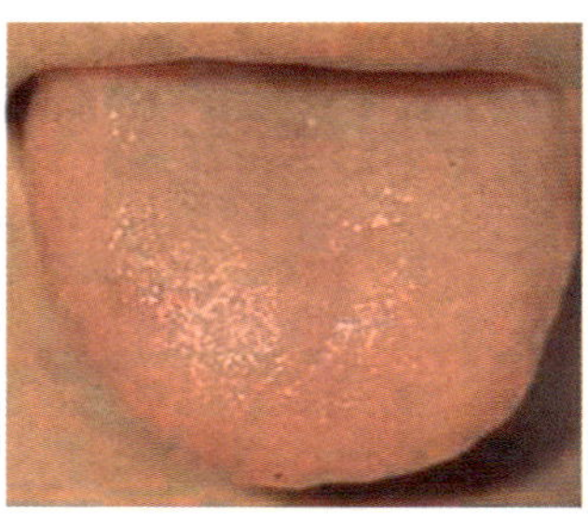

陽虛
(嫩, 淡白, 胖大)

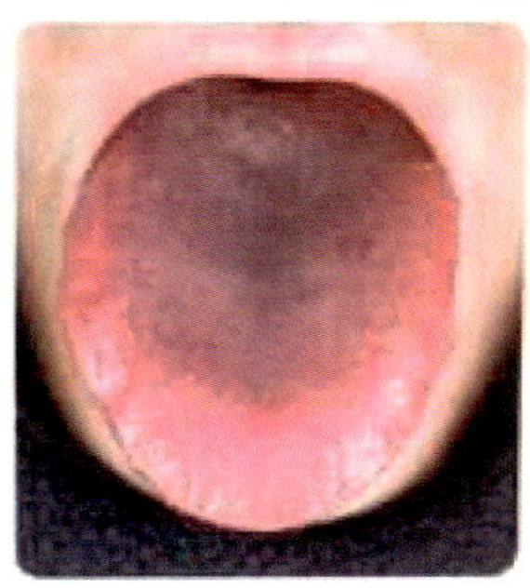

陰虛
(嫩, 紅)

③ 裂紋舌

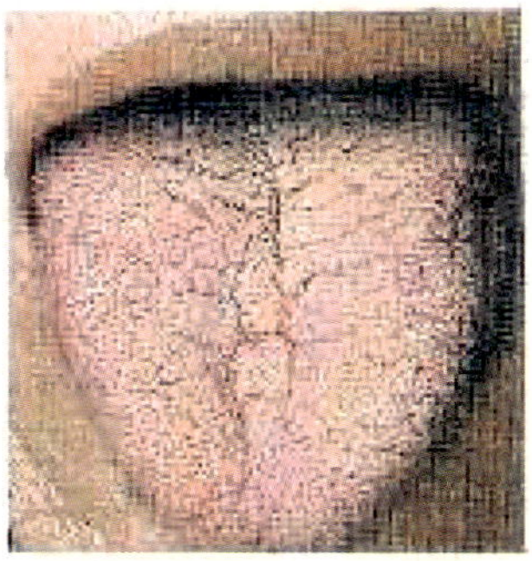

・혓바닥이 갈라져 舌面에 여러 가지 형상의 裂紋, 裂溝가 보임

舌神		舌像		主證
裂紋舌	⇨ ⊕	淡白	⇨	血虛不潤
	⇨ ⊕	紅絳	⇨	熱盛傷津

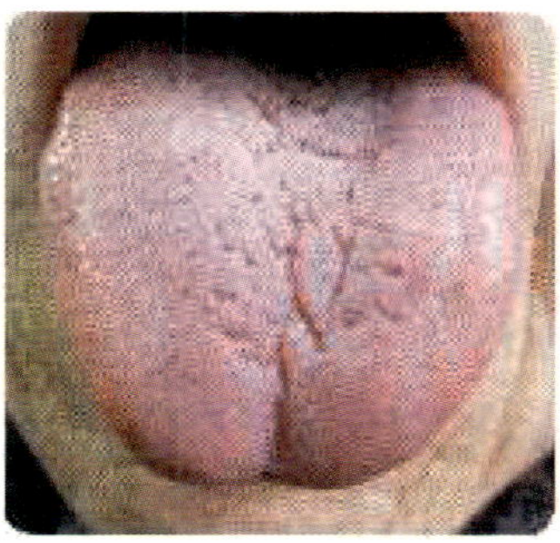

血虛不潤
(裂紋, 淡白)

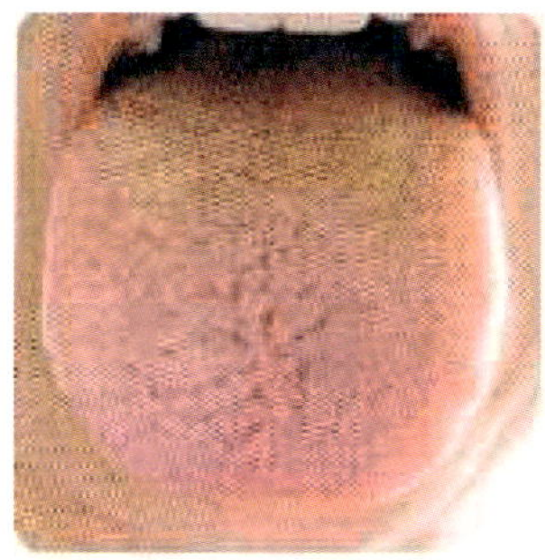

熱盛傷津
(裂紋, 紅絳)

④ 芒刺舌

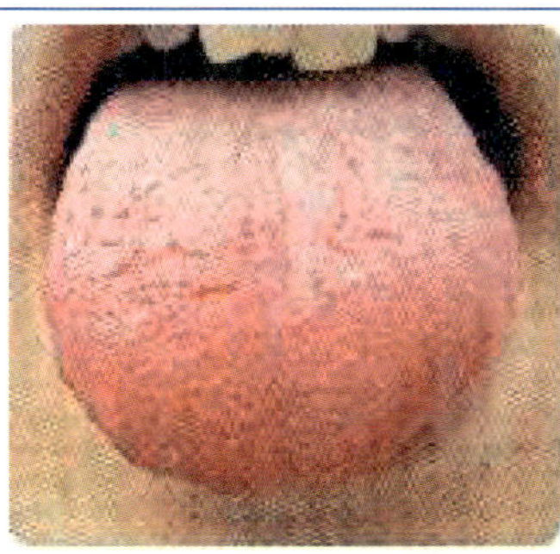

・혀 上面에 빨간 점의 돌기가 나타난 것으로 손으로 문지르면 돌출된 것이 느껴짐

舌神		舌像		主證
芒刺舌	⇨ ⊕	紅絳, 黃苔	⇨	熱邪亢盛

참고 | 紅點舌 : 돌기 없이 빨간색 점만 있는 것으로 손으로 문질러도 매끄럽기만 하고 돌출된 것을 느낄 수 없음

⑤ 瘀斑舌

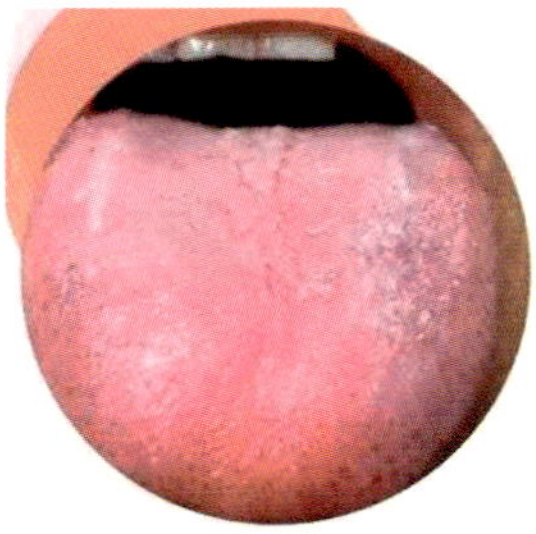

· 혀 上面에 나타나는 青紫色 또는 紫黑色의 斑點으로 芒刺舌과는 달리 돌기가 없음

舌神		主證
瘀斑舌	⇨	熱入營血(外感)
	⇨	血瘀證(內傷)

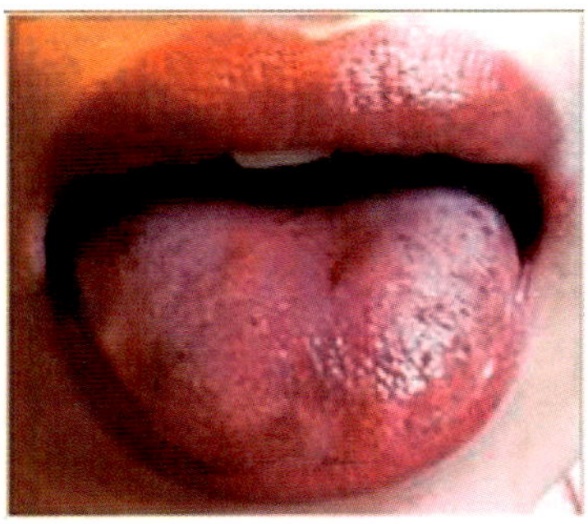

熱入營血

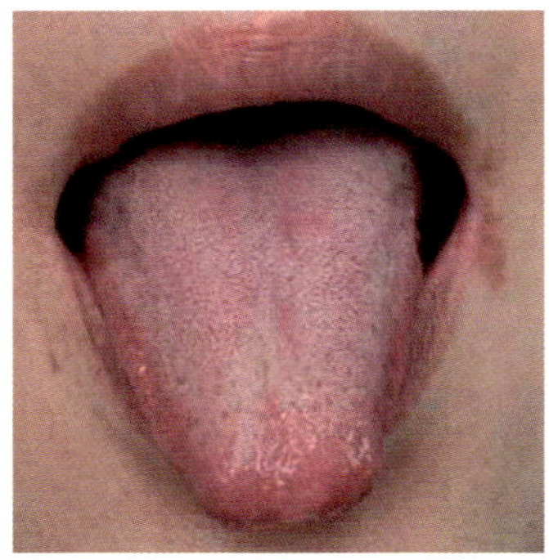

血瘀證

(3) 舌形

정상 : 舌體의 크기가 적당함

① 胖大舌

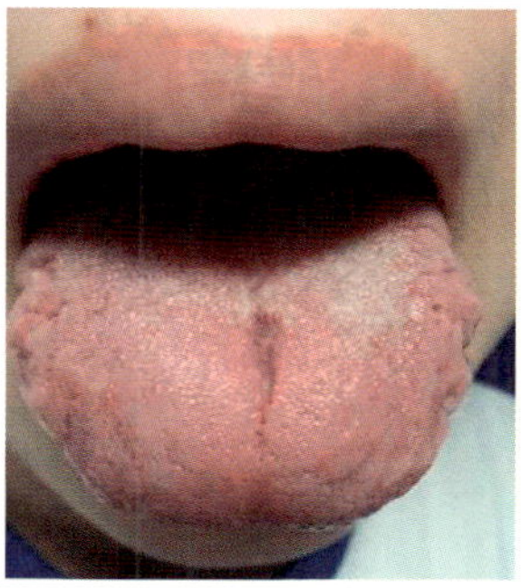

· 舌體가 부어 있어 正常舌보다 더 크고 넓으며 혀를 내밀면 한입 가득한 듯 보임

舌形	舌像	主證
胖大舌	⇨ ⊕ 舌色淡白, 舌胖嫩, 舌邊有齒痕, 舌苔薄白濕潤 ⇨	陽虛水濕內停
	⇨ ⊕ 舌苔白膩微黃濕潤, 舌邊紅 ⇨	濕熱蘊結於中焦

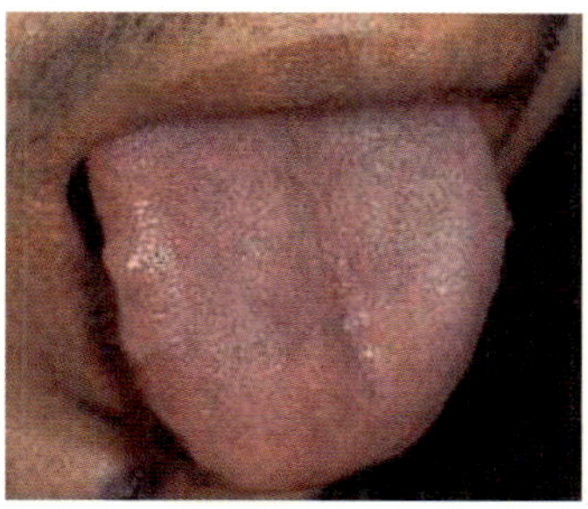

陽虛水濕內停
(舌色淡白, 舌胖嫩, 舌邊有齒痕, 舌苔薄白濕潤)

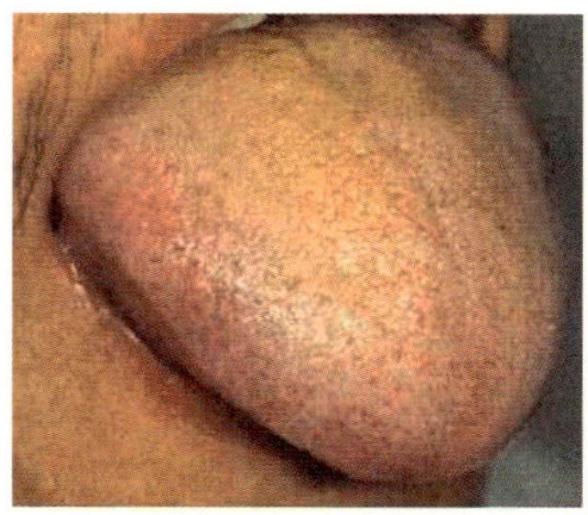

濕熱蘊結於中焦
(舌苔白膩微黃濕潤, 舌邊紅)

② 腫脹舌

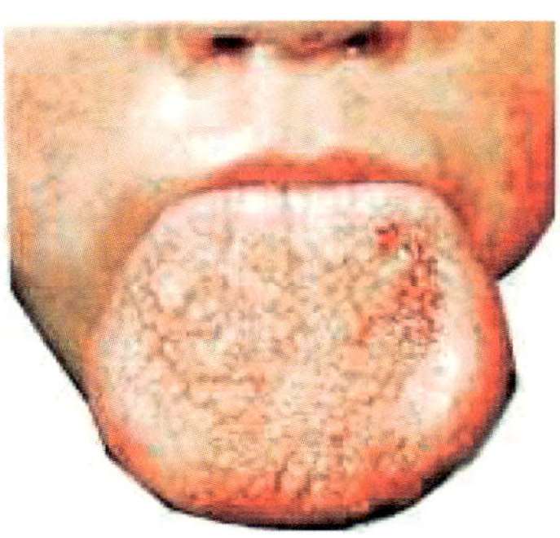

· 舌體가 胖大舌보다 더 커서 한입 가득 차며 심하면 입을 다물 수도 없음

舌形	舌像	主證
腫脹舌	⇨ ⊕ 鮮紅 ⇨	心脾熱盛
	⇨ ⊕ 青紫 ⇨	藥毒中毒
	⇨ ⊕ 暗紫 ⇨	酒毒上壅 或 心火上炎

③ 瘦薄舌

· 體格에 비해 舌體의 크기가 작고 마르며 얇음

舌形	舌像	主證
瘦薄舌	⊕ 淡白	⇨ 氣血兩虛
	⊕ 紅絳, 少苔 或 無苔	⇨ 陰虛火旺

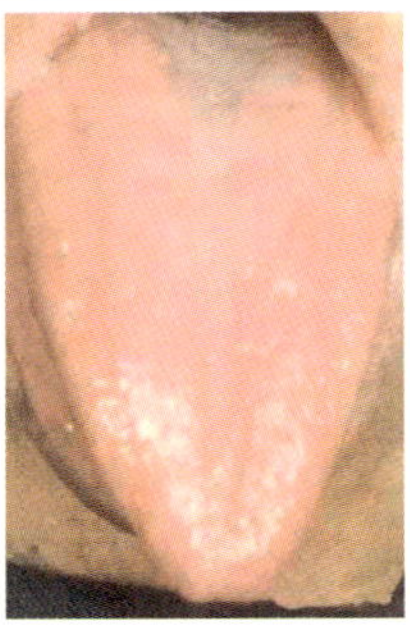

氣血兩虛
(瘦薄, 淡白)

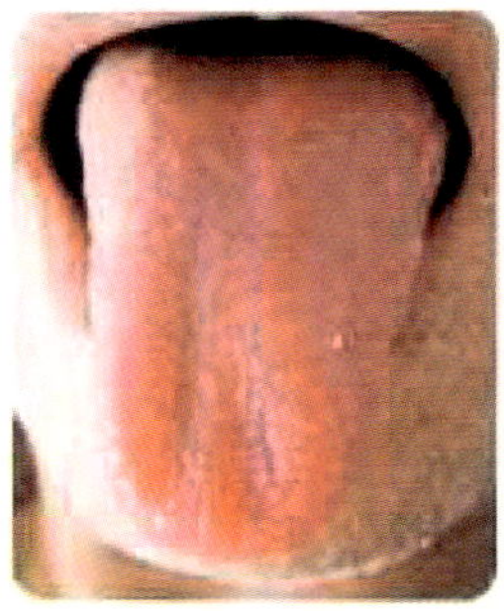

陰虛火旺
(瘦薄, 紅絳, 少苔 或 無苔)

④ 齒痕舌

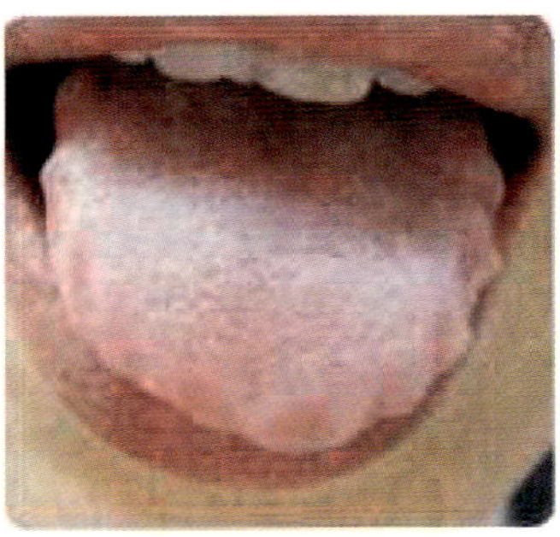

· 舌體의 가장자리에 치아에 눌린 흔적이 보임

舌形	舌像	主證
齒痕舌	⊕ 淡紅	⇨ 脾虛
	⊕ 滑苔	⇨ 水濕內盛

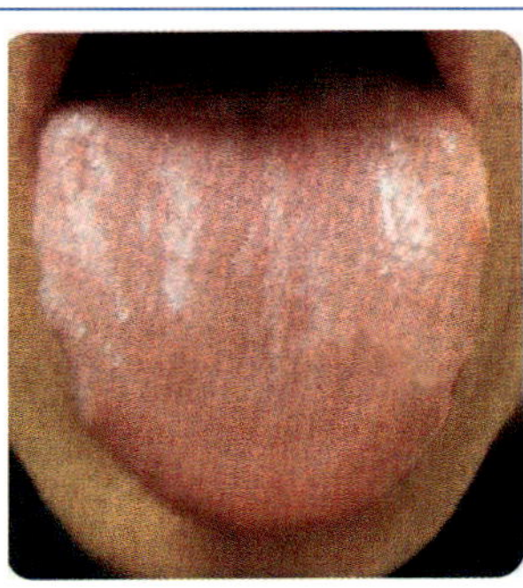

脾虛
(齒痕, 淡紅)

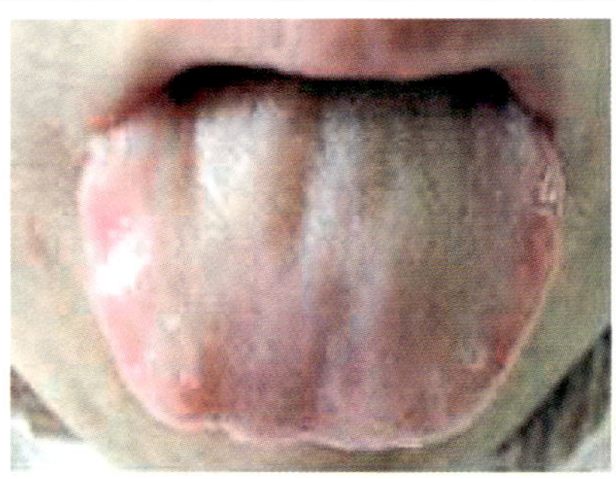

水濕內盛
(齒痕, 滑苔)

(4) 舌態

정상 : 舌體의 움직임이 유연하고 활발함

① 痿軟舌

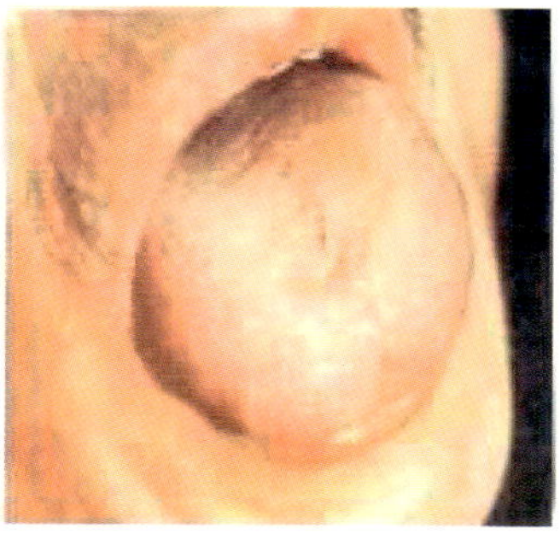

· 舌體가 軟弱하고 無力하여 屈伸不利하며 근육이 傷하여 혀를 내미는 것조차 힘듦

舌態	舌像	主證
痿軟舌	⊕ 淡白	氣血俱虛
	⊕ 乾紅	熱灼津傷
	⊕ 紅絳	陰虛已極

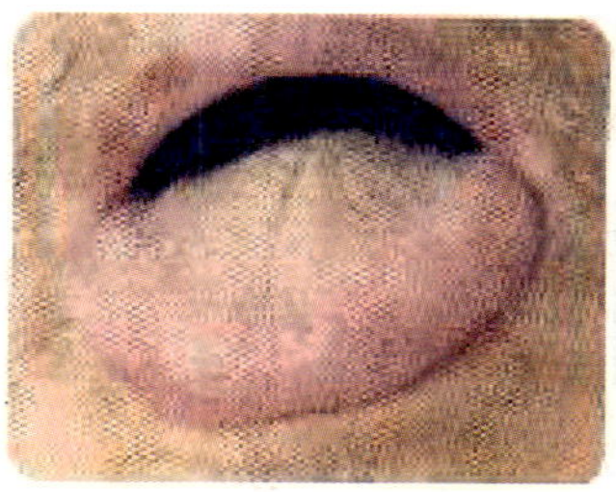

氣血俱虛
(痿軟, 淡白)

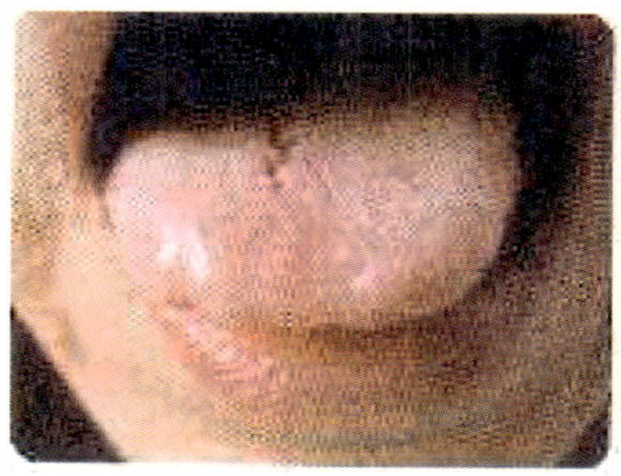

熱灼津傷
(痿軟, 乾紅)

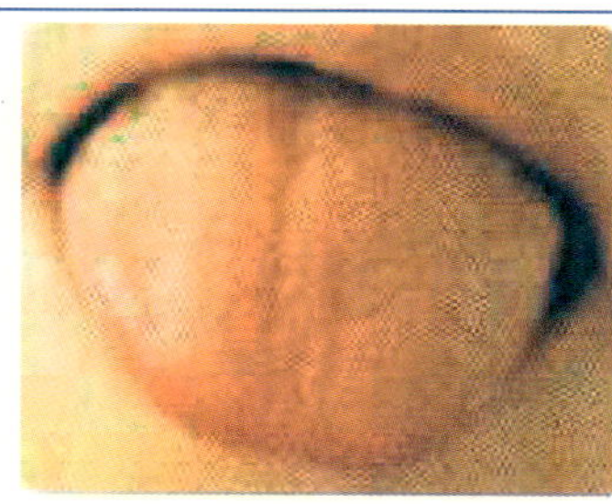

陰虛已極
(痿軟, 紅絳)

② 强硬舌

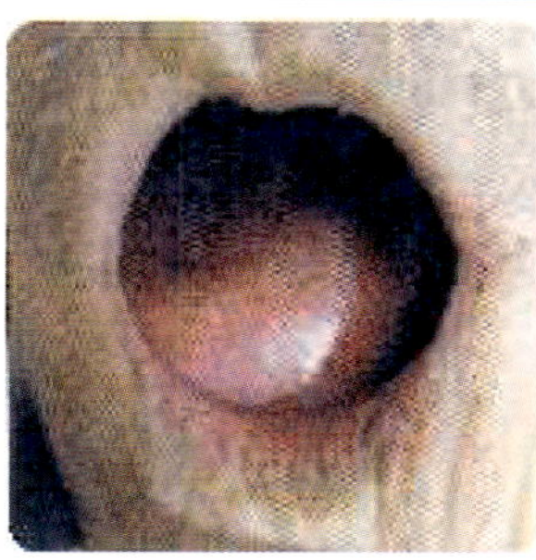

· 舌體가 굳은 판자처럼 뻣뻣하게 경직되어 혀를 내밀 때 자신도 모르게 힘이 들어감

舌態	舌像	主證
强硬舌	⊕ 深紅	熱入心包
	⊕ 胖 灰濁苔	中風의 豫兆

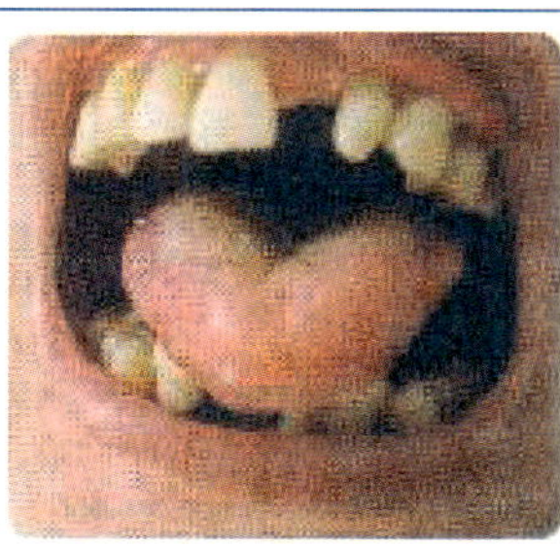

熱入心包
(强硬, 深紅)

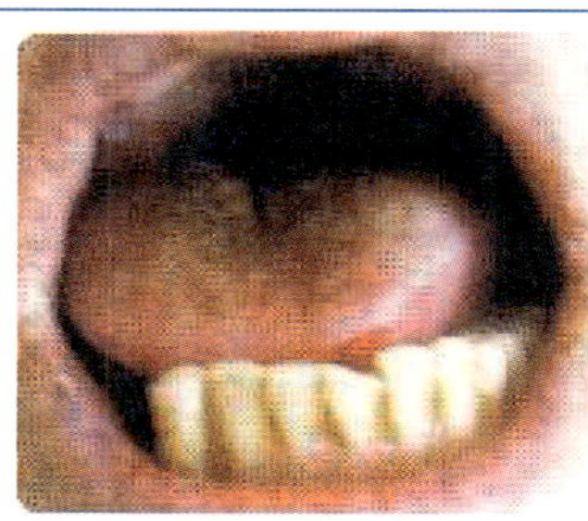

中風의 豫兆
(强硬, 胖,
灰濁苔)

③ 短縮舌

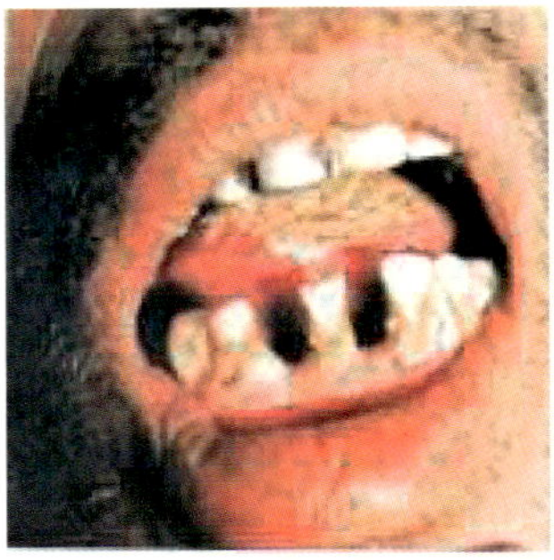

· 舌의 근육이 짧아져서 舌體가 입속으로 말려 들어가 혀를 내미는 것이 힘들거나 내밀지 못함

舌態		舌像		主證
短縮舌	⇨ ⊕	淡白 或 青紫, 濕潤	⇨	寒凝筋脈
	⇨ ⊕	紅絳, 乾	⇨	熱極傷陰
	⇨ ⊕	胖, 粘膩苔	⇨	痰濁內阻

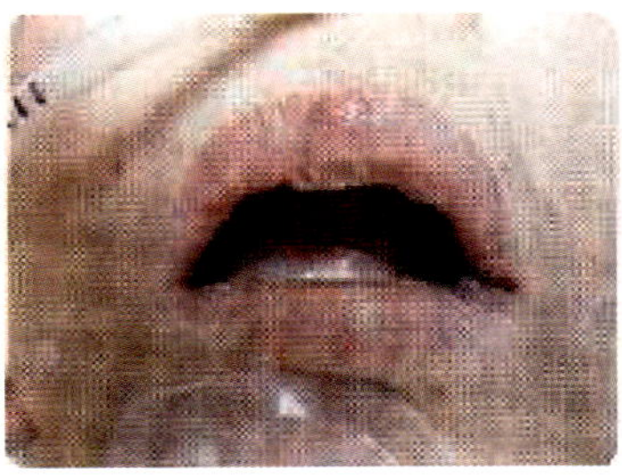

寒凝筋脈 (短縮, 淡白 或 青紫)

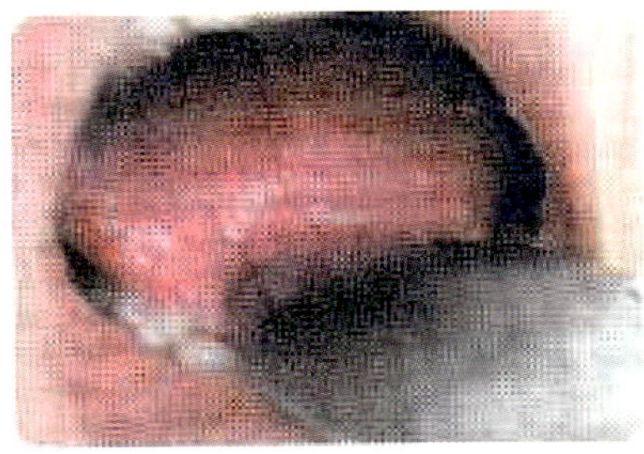

熱極傷陰 (短縮, 紅絳乾)

④ 歪斜舌

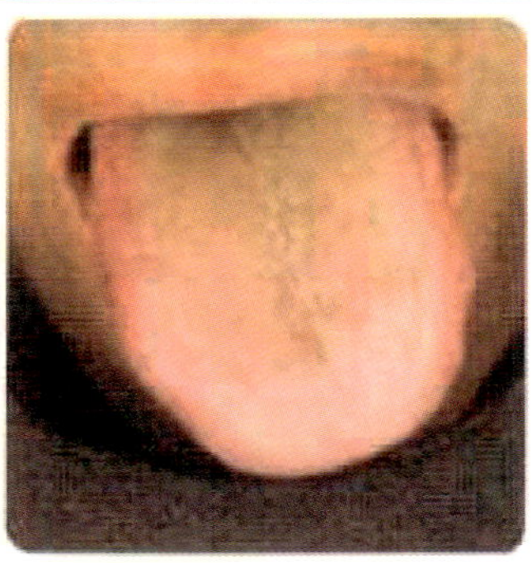

· 혀를 반듯하게 내밀지 못해 舌體가 옆으로 비뚤어짐

舌態		主證
歪斜舌	⇨	中風 或 中風先兆

⑤ 顫動舌

· 舌體가 스스로의 힘으로 제어할 수 없을 정도로 떨리는 것을 말함

舌態		舌像		主證
顫動舌	⊕	淡白	⇨	氣血虧虛
顫動舌	⊕	絳紫乾	⇨	熱極生風
顫動舌	⊕	紫紅	⇨	肝熱毒盛動風

⑥ 吐弄舌

· 吐舌은 舌體가 伸張・弛緩되어 입 밖으로 노출된 것을 말하며,
弄舌은 口角의 左右를 핥으면서 계속 혀를 놀리는 것을 말함

舌態		舌像		主證
吐弄舌	⊕	全舌紫色 痛症수반	⇨	心脾熱盛
吐弄舌			⇨	蛔蟲

(5) 苔色과 苔質

정상 : 薄白苔

① 白苔

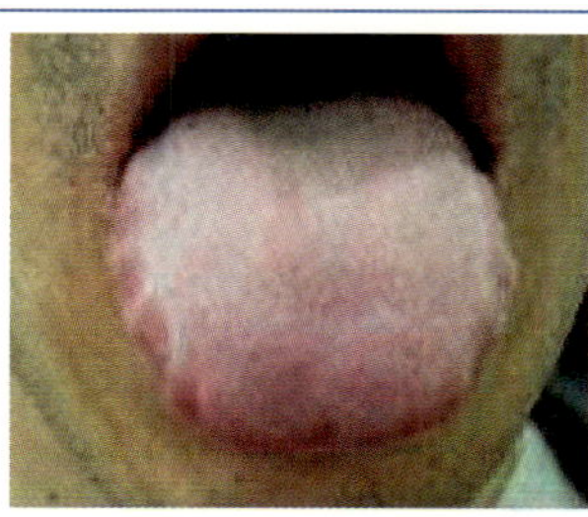

· 苔의 색깔이 白色을 띰

苔色		舌像		主證
白苔	⊕	滑膩	⇨	痰濕

② 黃苔

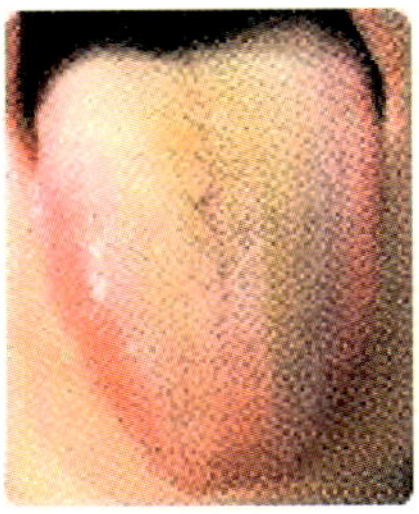

· 苔의 색깔이 黃色을 띰

苔色		主證
黃苔	⇨	裏熱證

③ 灰苔

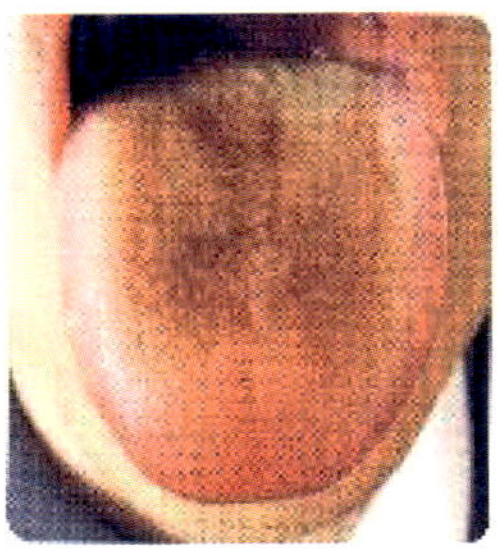

· 苔의 색깔이 灰色을 띠고는 것으로 危重한 病症에서 나타나며 일반적으로 보기 어려움

苔色	舌像		主證
灰苔	⊕ 潤	⇨	痰飮內停 或 寒濕內阻
	⊕ 乾	⇨	熱熾傷津

④ 黑苔

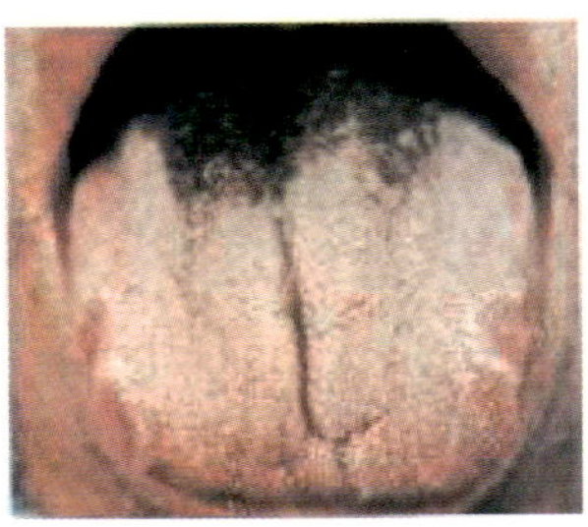

· 苔의 색깔이 黑色을 띠는 것으로 危重한 病症에서 나타나며 일반적으로 보기 어려움

苔色	舌像		主證
黑苔	⊕ 潤	⇨	陽虛
	⊕ 乾	⇨	熱極津枯

⑤ 厚苔

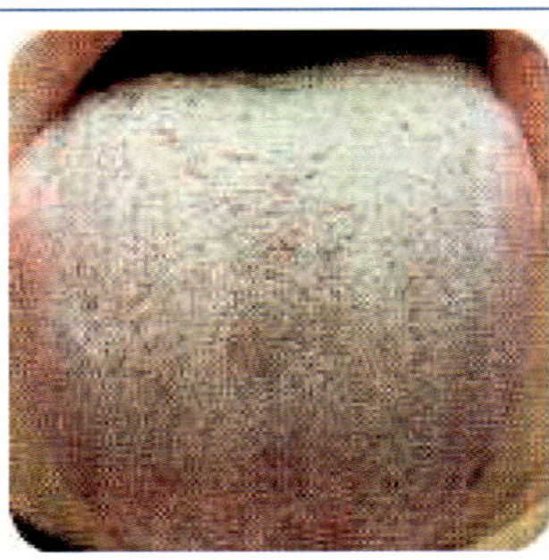

· 苔面 아래의 舌體를 볼 수 없을 정도로 苔가 두꺼움

苔質		主證
厚苔	⇨	食滯
	⇨	痰飮
	⇨	濕濁停滯

⑥ 少苔

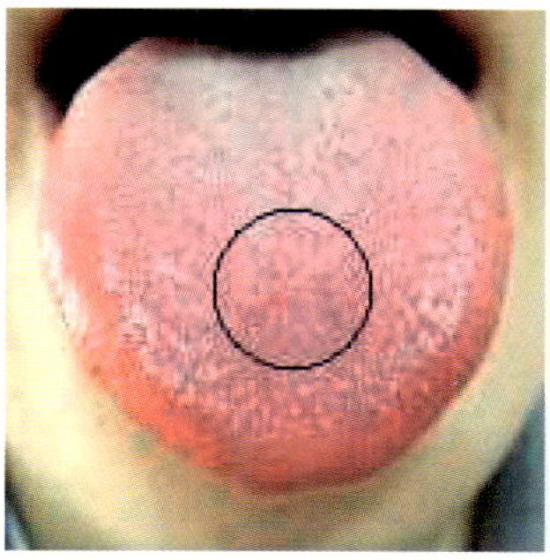

· 부분적으로 苔가 적은 곳이 보임

苔質		主證
少苔	⇨	虛證

예 中部少苔는 脾胃虛를 의미함

⑦ 無苔(鏡面舌)

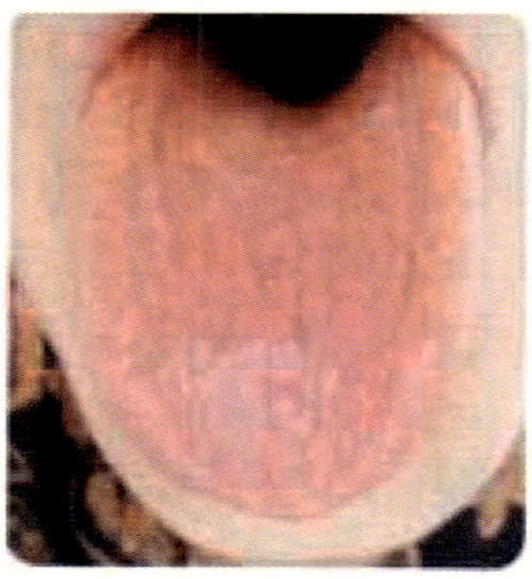

· 苔가 전체적으로 벗겨져서 舌面이 거울면처럼 매끄럽게 보임

苔質		舌像		主證
無苔	⇨	⊕ 紅絳	⇨	胃陰乾涸
	⇨	⊕ 淡白	⇨	陽虛 或 氣血兩虛 (脾胃損傷)

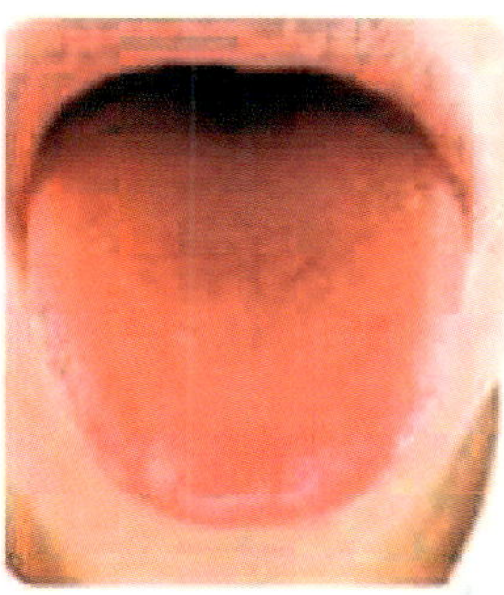

胃陰乾涸
(無苔, 紅絳)

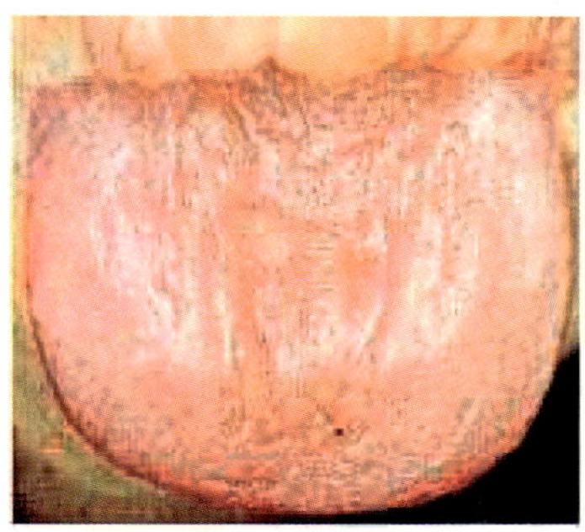

陽虛 或
氣血兩虛
(脾胃損傷)
(無苔, 淡白)

(6) 苔質과 苔形

정상 : 舌苔가 균등하게 분포하고 淸淨하며 乾濕이 적당하여 不滑不燥함

① 剝苔(地圖舌)

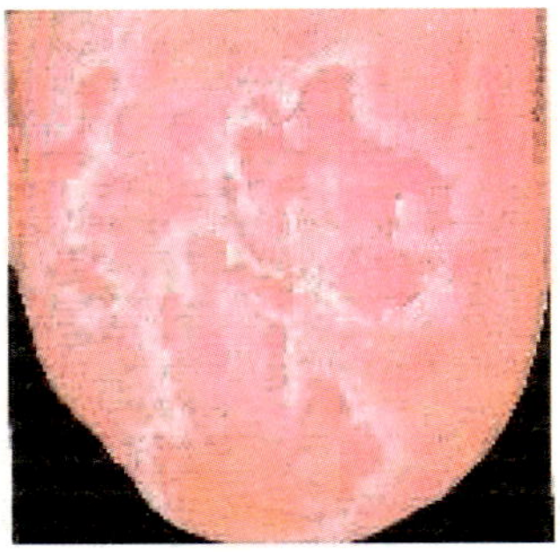

· 苔가 부분적으로 벗겨져 있음

苔質		主證
剝苔	⇨	胃之氣陰兩虛

② 膩苔

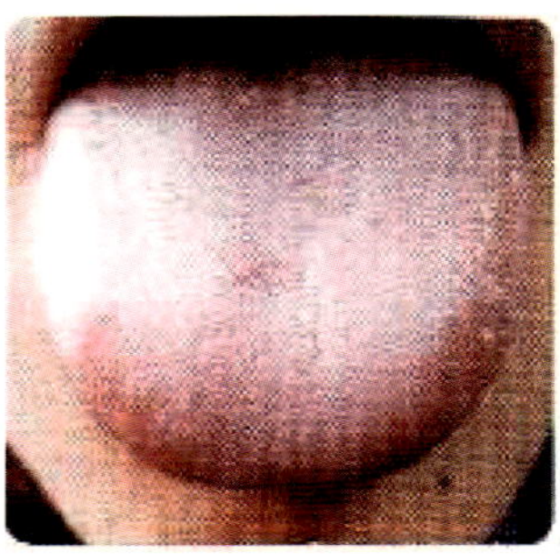

· 苔質의 顆粒狀이 작고 촘촘하여 치밀하며 苔面이 끈적끈적하고 기름지며 닦아도 쉽게 없어지지 않음

苔質		舌像		主證
膩苔	⊕	黃, 厚	⇨	濕痰內結
	⊕	白, 滑	⇨	濕濁, 寒濕
	⊕	白, 不燥	⇨	脾虛濕重
	⊕	白, 厚, 粘	⇨	脾胃濕熱

③ 腐苔

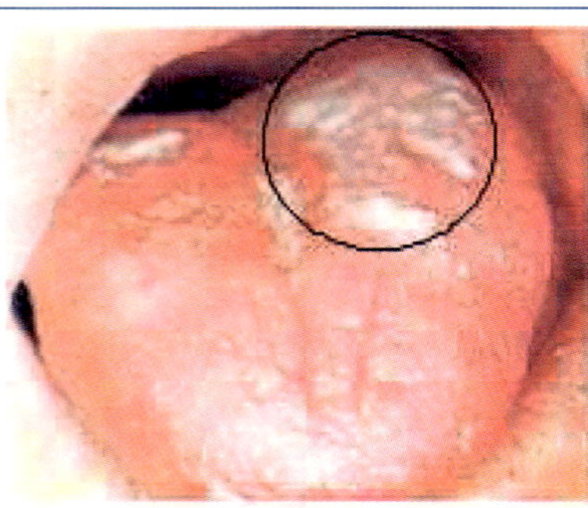

· 苔質의 顆粒狀이 크고 군데군데 존재하고 마치 두부 찌꺼기를 올린 듯하며 닦으면 없어짐

苔質		主證
腐苔	⇨	食積 或 痰濁內蘊

참고 | 積紛苔 : 腐苔와 비슷하나 혀 전체에 깔림

④ 滑苔

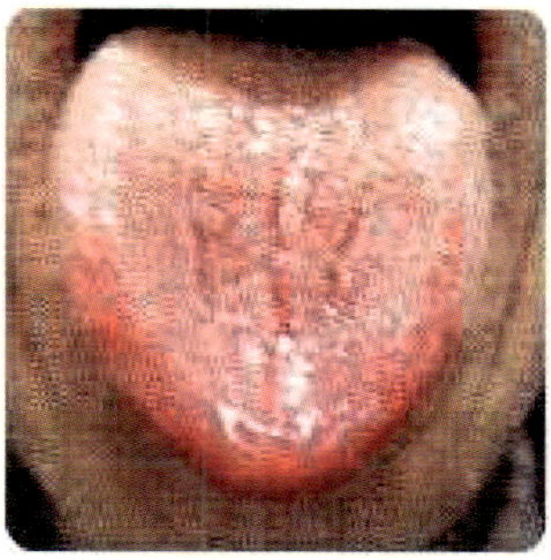

· 舌面에 수분이 과다하게 많아서 만지면 매끈거리고 심하면 침이 흘러나올 정도임

苔質		主證
滑苔	⇨	濕證(水濕 或 痰飮)
	⇨	寒證(陽虛 或 寒盛)

⑤ 燥苔

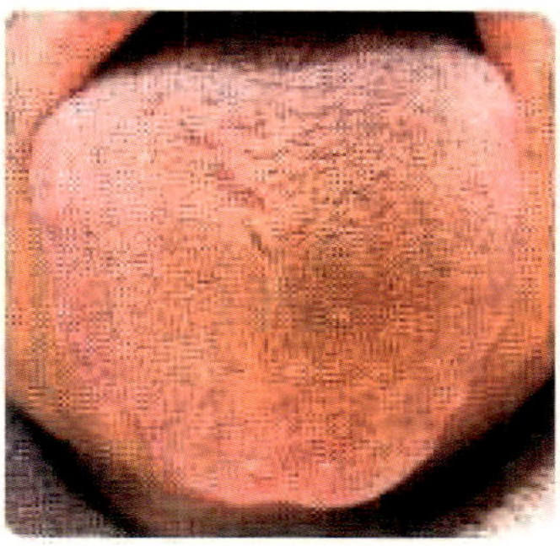

· 舌苔가 乾燥하고 舌面에 수분이 없어서 만지면 까칠까칠하게 느껴지며 심한 경우에는 裂紋이 생기기도 함

苔質		主證
燥苔	⇨	陰液虧耗
	⇨	熱盛傷津
	⇨	陽虛

(7) 舌質과 舌苔의 종합 분석

① 舌質과 舌苔 변화가 일치

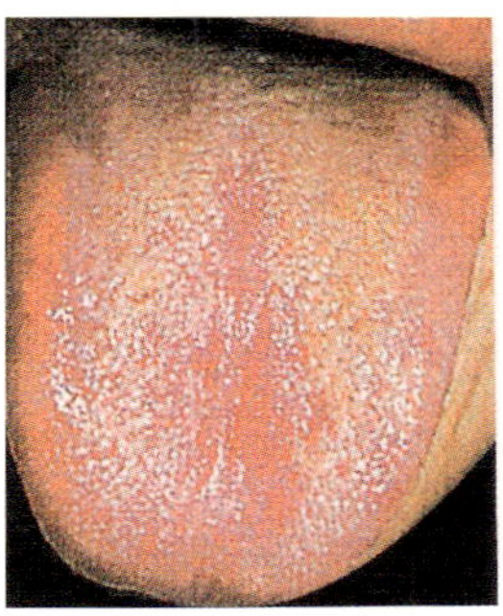

· 舌像 : 紅舌, 黃苔
· 舌像分析
　舌質 : 舌紅으로 熱證
　舌苔 : 苔黃으로 熱證
· 舌診結果 : 體內有熱

② 舌質과 舌苔 변화가 불일치

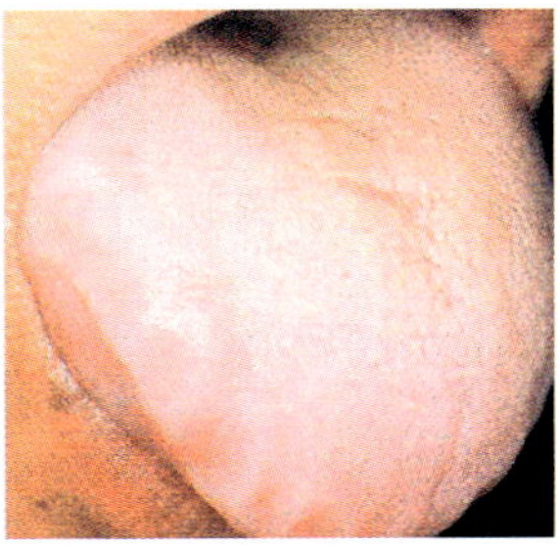

- 舌像 : 淡白舌, 黃膩苔, 胖大
- 舌像分析
  舌質 : 舌淡白은 주로 虛寒證, 胖大하므로 水濕
  舌苔 : 苔黃은 주로 熱證
- 舌診結果 : 痰飮內停 + 熱 = 濕熱(虛證 : 脾腎虛)

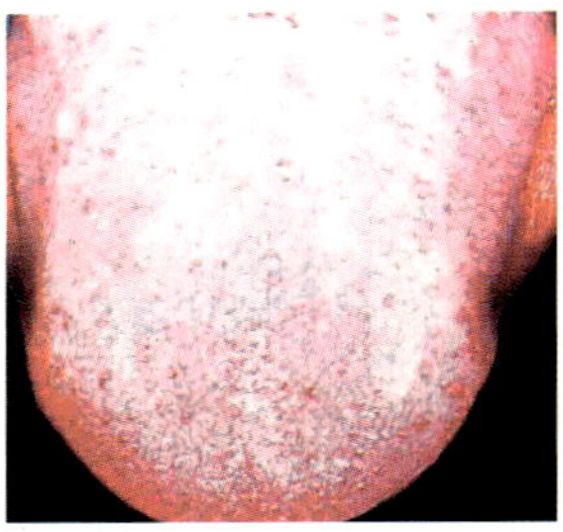

- 舌像 : 紅舌, 白膩苔
- 舌像分析
  舌質 : 舌紅은 주로 熱證
  舌苔 : 苔白膩는 주로 水濕, 痰飮
- 舌診結果 : 濕盛 + 熱 = 濕熱(實證 : 脾胃實證)

(8) 舌診의 예

예 1

舌像	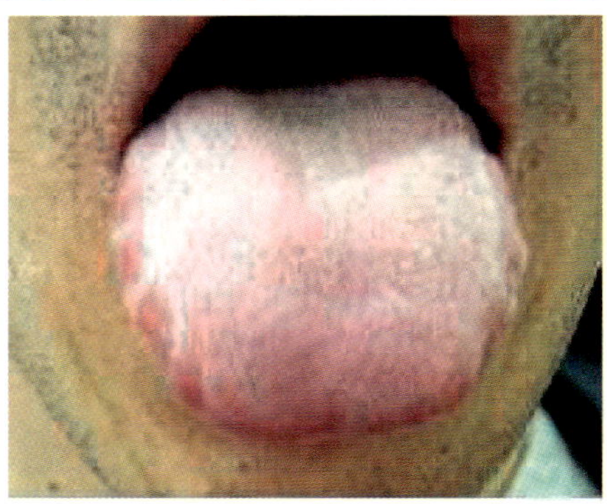	
舌像分析	舌質	舌苔
	・舌尖이 紅 → 心熱 ・舌邊이 暗 → 肝의 血瘀 ・胖大舌이며 齒痕 → 水濕이 內停	・薄白苔 → 정상 ・中部少苔 → 脾虛(胃氣虛) ・滑苔 → 水濕이 內停
	脾虛로 추측	
分析解說	・脾虛로 인해 水濕運化가 되지 않음 : 中部少苔, 胖大舌, 齒痕, 滑苔가 나타남 ・脾 → 肝(相克관계)영향한 所致 : 舌邊이 暗(瘀斑)	
	따라서 脾虛(主) + 肝鬱瘀血(兼)	

예 2

<table>
<tr><td>舌像</td><td colspan="2">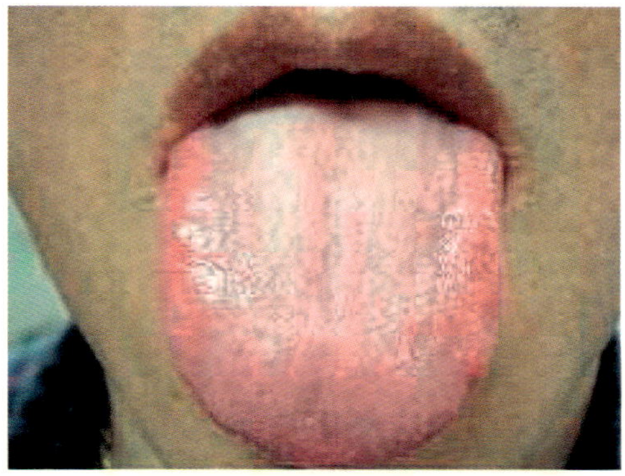</td></tr>
<tr><td rowspan="3">舌像分析</td><td>舌質</td><td>舌苔</td></tr>
<tr><td>· 舌尖이 紅, 芒刺 → 心熱
· 舌邊이 紅, 暗 → 肝熱, 血瘀
· 약간 齒痕 → 水濕이 內停</td><td>· 黃苔 → 熱證
· 中部少苔 → 脾虛
· 滑苔 → 水濕이 內停(津液은 傷하지 않음)</td></tr>
<tr><td colspan="2">肝火上炎으로 추측</td></tr>
<tr><td rowspan="2">分析解說</td><td colspan="2">· 스트레스, 暴怒, 매운 음식 또는 肝鬱이 鬱久化熱한 때문(肝熱) : 舌邊이 暗紅으로 나타남(紅 : 熱 / 暗 : 血瘀)
· 肝熱 → 心熱(母子관계)에 영향받은 때문 : 舌尖이 紅, 芒刺가 나타남
· 肝 → 脾(相克관계)에 영향받은 때문 : 中部少苔, 齒痕, 滑苔가 나타남</td></tr>
<tr><td colspan="2">따라서 肝火上炎(主) + 心熱, 脾虛(兼)</td></tr>
</table>

5. 舌像 정리표

1) 舌色

정상 : 淡紅色

舌 像	정 의	主 病
淡白色	正常舌(淡紅色)보다 色이 연함	氣血兩虛, 虛寒內生
紅色	正常舌(淡紅色)보다 色이 진하여 鮮紅色에 가까움	實熱證, 虛熱證
絳色	紅舌보다 색이 더 진하여 深紅色에 가까움	熱入氣分, 熱入營血, 陰虛火旺
青紫色	舌質이 青紫色을 나타내거나 또는 舌面에 青紫色의 斑點이 분포	熱盛灼津, 陰寒內盛, 瘀血證

2) 舌神

정상 : 舌體가 生氣있고 潤澤함

舌 像	정 의	主 病
老舌	舌體의 紋理가 거칠고 뻣뻣함	實熱證
嫩舌	舌體의 紋理가 細膩하고 매우 연함	陽虛, 陰虛
裂紋舌	혓바닥이 갈라져 舌面에 여러 가지 형상의 裂紋, 裂溝가 보임	血虛不潤, 熱盛傷津
芒刺舌	혀 上面에 빨간 점의 돌기가 나타난 것으로 손으로 문지르면 돌출된 것이 느껴짐	熱邪亢盛
瘀斑舌	혀 上面에 나타나는 青紫色 또는 紫黑色의 斑點으로 芒刺舌과는 달리 돌기가 없음	熱入營血(外感), 血瘀證(內傷)

3) 舌形

정상 : 舌體의 크기가 적당함

舌 像	정 의	主 病
胖大舌	舌體가 부어 있어 正常舌보다 더 크고 넓으며 혀를 내밀면 한입 가득한 듯 보임	脾腎陽虛, 陰寒內盛, 中毒
腫脹舌	舌體가 胖大舌보다 더 커서 한입 가득 차며 심하면 입을 다물 수도 없음	心脾熱盛, 藥毒中毒, 酒毒上壅 或 心火上炎
瘦薄舌	體格에 비해 舌體의 크기가 작고 마르며 얇음	氣血兩虛, 陰虛火旺
齒痕舌	舌體의 가장자리에 치아에 눌린 흔적이 보임	脾虛, 水濕內盛

4) 舌態

정상 : 舌體의 움직임이 유연하고 활발함

舌 像	정 의	主 病
痿軟舌	舌體가 軟弱하고 無力하여 屈伸不利하며 근육이 傷하여 혀를 내미는 것조차 힘듦	氣血俱虛, 熱灼津傷, 陰虛已極
强硬舌	舌體가 굳은 판자처럼 뻣뻣하게 경직되어 혀를 내밀 때 자신도 모르게 힘이 들어감	熱入心包, 中風의 豫兆
歪斜舌	혀를 반듯하게 내밀지 못해 舌體가 옆으로 비뚤어짐	中風 或 中風先兆
短縮舌	舌의 근육이 짧아져서 舌體가 입속으로 말려 들어가 혀를 내미는 것이 힘들거나 내밀지 못함	寒凝筋脈, 熱極傷陰, 痰濁內阻
顫動舌	舌體가 스스로의 힘으로 제어할 수 없을 정도로 떨리는 것을 말함	氣血虧虛, 熱極生風, 肝熱毒盛動風
吐弄舌	吐舌은 舌體가 伸張·弛緩되어 입 밖으로 노출된 것을 말하며, 弄舌은 口角의 左右를 핥으면서 계속 혀를 놀리는 것을 말함	心脾熱盛, 蛔蟲

5) 苔色과 苔質

정상 : 薄白苔

舌 像	정 의	主 病
白苔	苔의 색깔이 白色을 띰	痰濕
黃苔	苔의 색깔이 黃色을 띰	裏熱證
灰苔	苔의 색깔이 灰色을 띠는 것으로 危重한 病症에서 나타나며 일반적으로 보기 어려움	痰飮內停 或 寒濕內阻, 熱熾傷津
黑苔	苔의 색깔이 黑色을 띠는 것으로 危重한 病症에서 나타나며 일반적으로 보기 어려움	陽虛, 熱極津枯
厚苔	苔面 아래의 舌體를 볼 수 없을 정도로 苔가 두꺼움	食滯, 痰飮, 濕濁停滯
少苔	부분적으로 苔가 적은 곳이 보임	虛證
無苔 (鏡面舌)	苔가 전체적으로 벗겨져서 舌面이 거울면처럼 매끄럽게 보임	胃陰乾涸, 陽虛 或 氣血兩虛(脾胃損傷)

6) 苔質과 苔形

정상 : 舌苔가 균등하게 분포하고 淸淨하며 乾濕이 적당하여 不滑不燥함

舌 像	정 의	主 病
剝苔 (地圖舌)	苔가 부분적으로 벗겨져 있음	胃之氣陰兩虛
膩苔	苔質의 顆粒狀이 작고 촘촘하여 치밀하며 苔面이 끈적끈적하고 기름지며 닦아도 쉽게 없어지지 않음	濕痰內結, 濕濁寒濕, 脾虛濕重, 脾胃濕熱
腐苔	苔質의 顆粒狀이 크고 군데군데 존재하고 마치 두부 찌꺼기를 올린 듯하며 닦으면 없어짐	食積, 痰濁內蘊
滑苔	舌面에 수분이 과다하게 많아서 만지면 매끈거리고 심하면 침이 흘러나올 정도임	濕證(水濕 或 痰飮), 寒證(陽虛 或 寒盛)
燥苔	舌苔가 乾燥하고 舌面에 수분이 없어서 만지면 까칠까칠하게 느껴지며 심한 경우에는 裂紋이 생기기도 함	陰液虧耗, 熱盛傷津, 陽虛

제4절 聞 診

1. 聞診의 개념

醫者의 聽覺과 嗅覺을 이용하여 患者의 음성 및 기타 소리와 病體의 臭味, 口氣 등의 냄새로부터 疾病을 診察하는 방법이다.

耳聞	귀로 患者의 音聲 및 기타 소리를 들어 疾病을 판단
鼻嗅	코로 病體의 口氣・分泌物・排泄物 등의 냄새의 異常으로 疾病을 판단

2. 聞診의 일반적인 내용

1) 耳聞

醫者의 聽覺에 의거하여 患者의 音聲 및 기타 소리를 診察하는 방법이다.

(1) 聲音・言語

張志聰이 말하기를 "在肺主聲, 在心主言, 然由腎間動氣上出於舌, 而後能發其聲音"이라고 하였는데, 聲音의 크기는 肺가 主하고, 言語表現의 정확성 여부는 心이 主하며, 發音의 여부는 腎이 主한다는 의미이다. 이처럼 聲音은 肺・心・腎의 三臟과 관련이 많다.

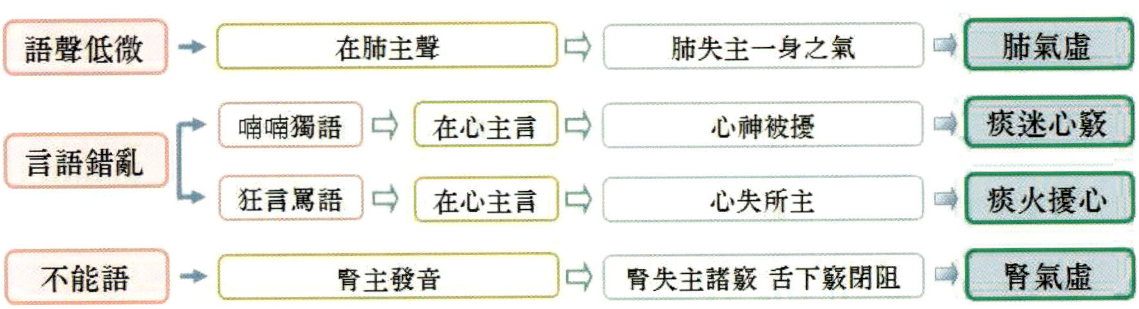

(2) 呼吸

① 哮喘

≪醫學正傳≫의 "喘促喉中如水鷄聲者謂之哮, 氣促而連續不能以息者謂之喘"에 의하면 喘은 호흡이 短促急迫하고 심하면 張口抬肩・鼻翼煽動・不能平臥하는 것으로 呼吸이 곤란한 것을 말

하고, 哮는 호흡이 短促急迫한 것은 喘과 비슷하나 숨 쉴 때마다 소리가 나는 것을 말한다.

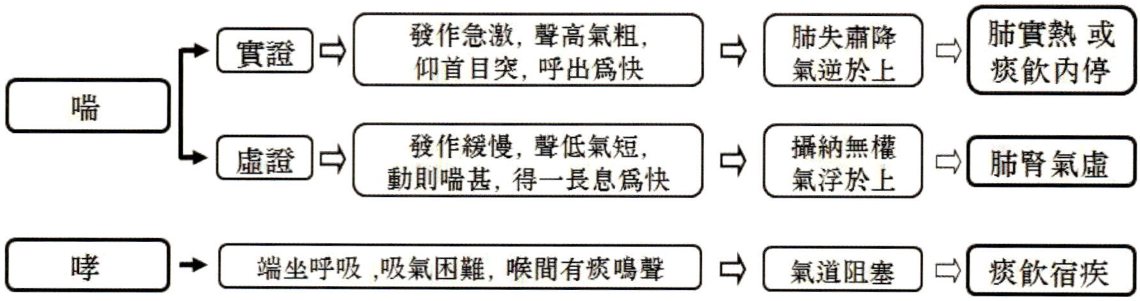

② 短氣・少氣

短氣는 호흡이 끊어질 듯이 짧은 症狀을 말하고, 少氣는 힘이 없는 호흡으로 숨소리가 매우 여리고 낮다.

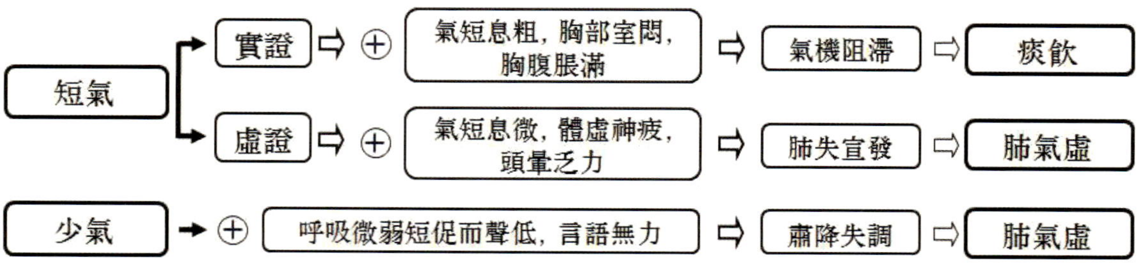

③ 太息

太息은 '嘆息'이라고도 하며, 肺氣가 不暢할 때 나타나는 嘆息聲을 발하는 症狀이다.

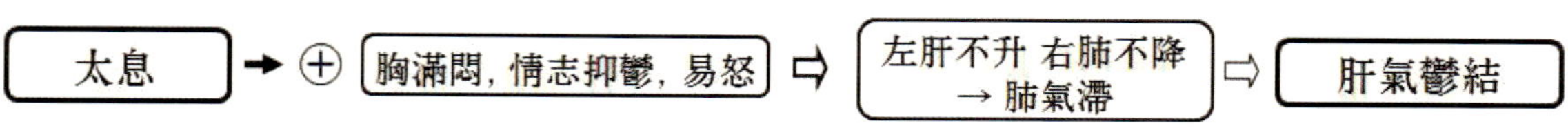
太息
胸滿悶, 情志抑鬱, 易怒
左肝不升 右肺不降 → 肺氣滯
肝氣鬱結

(3) 咳嗽

咳는 담이 없는 소리 중심의 기침을 말하고, 嗽는 소리보다 담에 비중을 둔 기침을 말한다. 임상에서는 담이 나오는 기침을 통칭해서 咳嗽라고 하고, 담이 없는 기침을 乾咳라고 한다.

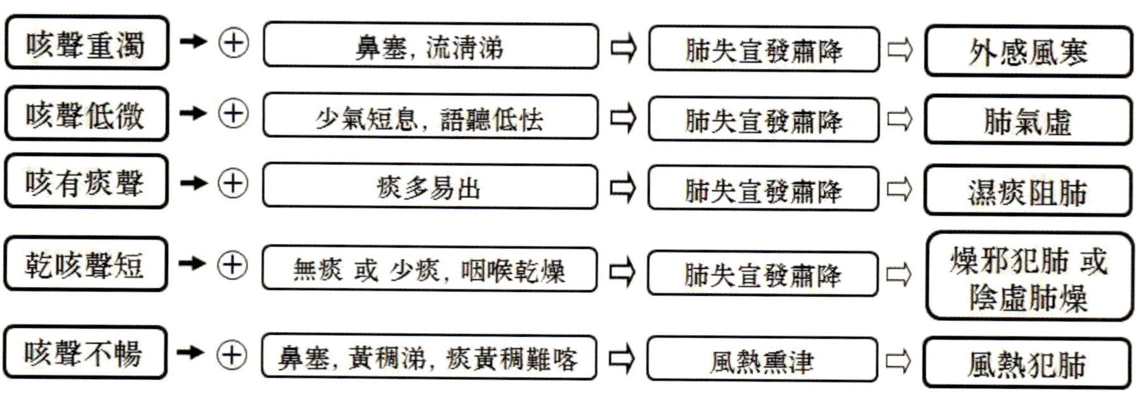

(4) 嘔吐

吐勢徐緩 → ⊕ 吐聲低無力, 淸水痰涎 ⇨ 胃失降濁 反上逆 ⇨ 虛寒證

吐勢猛烈 → ⊕ 吐聲高有力, 粘痰黃水 ⇨ 胃失降濁 反上逆 ⇨ 實熱證

(5) 呃逆

呃逆은 딸꾹질을 말한다.

呃聲高吭 → ⊕ 呃聲頻作, 短而有力 ⇨ 胃濁上逆 ⇨ 實熱證

呃聲低沈 → ⊕ 長而無力 ⇨ 胃濁上逆 ⇨ 虛寒證

呃逆不止 → ⊕ 聲低氣怯無力 ⇨ 胃濁上逆 ⇨ 胃氣衰敗 (久病 重病)

(6) 噯氣

噯氣는 트림을 말한다.

噯聲响亮 → ⊕ 酸腐氣味, 脘腹脹滿 ⇨ 胃失降濁 反上逆 ⇨ 食滯內停

噯聲低沈 → ⊕ 無酸腐氣味 ⇨ 胃失降濁 反上逆 ⇨ 胃虛氣逆

噯聲頻作 → ⊕ 因情志而作 ⇨ 胃失降濁 反上逆 ⇨ 肝氣犯胃

噯聲頻作 → ⊕ 無酸腐氣味 ⇨ 胃失降濁 反上逆 ⇨ 寒邪客胃

2) 鼻嗅

嗅覺에 의거하여 患者의 口氣·分泌物·排泄物 등의 냄새의 異常을 診察하는 방법이다.

(1) 口氣

냄새	원인
臭穢	胃熱·肝火旺·宿醉 或 蟲齒 或 口腔不淸
酸臭	傷食
腥臭 ⊕ 吐膿血	肺膿腫

(2) 汗氣

냄새	원인
腥羶	風濕熱邪久蘊皮膚
臭穢	瘟疫 或 暑熱火毒熾盛
腋下隨汗散發陳陳臊臭	濕熱內蘊

(3) 痰涕之氣

냄새	원인
咳吐濁痰, 膿血腥臭	肺癰
咳痰黃稠味腥	肺熱壅盛
咳吐痰涎, 淸稀味咸	寒痰
鼻流濁涕腥穢	鼻淵

(4) 二便之氣

大便酸臭難聞	⇨	腸有鬱熱
大便溏泄而腥	⇨	脾胃虛寒
泄瀉臭如敗卵, 矢氣酸臭	⇨	宿食積滯
小便黃赤混濁臊臭	⇨	膀胱濕熱
尿甛有苹果香味	⇨	消渴病

(5) 經帶之氣

月經臭穢	⇨	熱證
月經腥氣	⇨	寒證
帶下黃稠臭穢	⇨	濕熱
帶下稀白腥臭	⇨	寒濕

(6) 嘔吐物之氣

吐物清稀無臭味	⇨	胃寒
吐物酸臭穢濁	⇨	胃熱

제5절 切 診

1. 切診의 개념

醫者의 觸覺을 이용하여 患者의 體表를 만지거나 더듬어보고 脈像을 확인하여 疾病을 診察하는 방법이다.

按診	患者의 肌膚, 手足, 胸腹 및 기타 부위를 觸摸按壓하는 것
脈診	患者의 脈搏을 짚어보는 것

2. 按 診

1) 按診의 개념

按診은 醫者가 손을 患者의 특정 신체부위에 올려놓고 觸感이나 按壓을 통해서 疾病을 診察하는 切診의 한 방법이다.

2) 按診의 방법

	방 법	목적과 의미
觸法	손가락 또는 손바닥을 이용하여 가볍게 환자의 국부피부에 갖다 댐	寒熱, 潤燥
摸法	손가락으로 힘있게 누름	肌膚 국부의 감각 腫塊의 크기와 형태
按法	손으로 힘있게 누름	복부내장의 동통 및 종괴 파악
叩法	손으로 병체부위를 두드림	소리를 통해 병의 성질과 정도를 파악

3) 按診의 내용

① 胸部

胸部에 대한 按診은 心과 肺, 그리고 虛里穴[19]에 대한 병변을 알아볼 때 이용한다.

19) 虛里穴은 왼쪽 胸部 第 4~5肋骨間에 있으며 유두 바로 아래에 위치하고 있는데 心尖搏動處이기도 한다. 虛里穴의 생리특징으로는 搏動不顯, 按之應手, 動而不緊, 緩而不怠, 動氣聚而不散, 節律淸晳을 들 수 있다. 虛里穴의 搏動상태를 진단하여 宗氣의 강약, 질병의 虛實, 吉凶의 預後 등을 알 수 있다.

部位	所見	診斷
胸部	前胸高起 叩之膨膨然而音清	肺脹(氣胸)
	按之胸痛 叩之音實	水結胸膈 或 痰熱壅肺
	胸高而喘 脈動散漫而數	心肺氣絶徵兆
	局部青紫腫脹拒按	胸部外傷
虛里	按之搏動而微弱	宗氣內虛
	搏動而應衣	宗氣外泄
	按之彈手 洪大而搏 或 絶而不應	心胃氣絶
	虛里脈動數急 時有一止	中氣不守
	搏動遲弱 或 久病體虛而動數	心陽不足
	胸高而喘 虛里搏動散漫而數	心肺氣絶
	虛里動高 聚而不散	外感熱盛 或 小兒食滯

② 脇部

部位	所見	診斷
脇肋部	兩脇脹痛 痛引少腹	肝氣鬱結
	脇下腫脹 或 脹處皮色變紅	肝痛
	脇痛喜按 脇下按之空虛無力	肝虛
	脇下腫塊 刺痛拒按	氣滯血瘀
	右脇下腫塊 按之表面凹凸不平	肝癌凝徵
	瘧疾後脇下痞塊 按之硬	瘧母

③ 脘腹部

部位	所見	診斷
脘部	按之堅硬疼痛爲結胸	實證(實邪聚結胃脘)
	按之濡軟 或 硬滿無痛爲胸痞	虛證(胃腑虛弱)

腹部	
按之凉而喜溫	⇨ 寒證
按之熱而喜凉	⇨ 熱證
腹痛喜按	⇨ 虛證
腹痛拒按	⇨ 實證
腹滿 腹部飽滿 有彈性 有壓痛	⇨ 實證
腹滿 腹部虛軟 少彈性 無壓痛	⇨ 虛證
癥積 腹部腫塊 推之不移 痛有定處	⇨ 血分病
瘕聚 腹部腫塊 推之可移 痛無定處	⇨ 氣分病
左側少腹按之累累有硬塊	⇨ 腸中宿糞
右側少腹拒按 或 有包塊應手	⇨ 腸癰
腹中結塊 按之起伏 聚散不定	⇨ 蟲積

④ 肌膚

肌膚	
肌膚寒冷 體溫偏低	⇨ 陽氣衰少
肌膚厥冷, 大汗淋漓, 面白脈微	⇨ 亡陽
肌膚灼熱, 體溫升高	⇨ 陽氣盛
汗出如油, 肌膚溫, 脈躁疾無力	⇨ 亡陰
身熱肢厥	⇨ 眞熱假寒
外感病汗出熱退身凉	⇨ 表邪已解
外感病無汗肌膚灼熱	⇨ 熱甚
初按熱甚 久按熱反輕	⇨ 熱在表
久按其熱反甚	⇨ 熱在裏

⑤ 手足

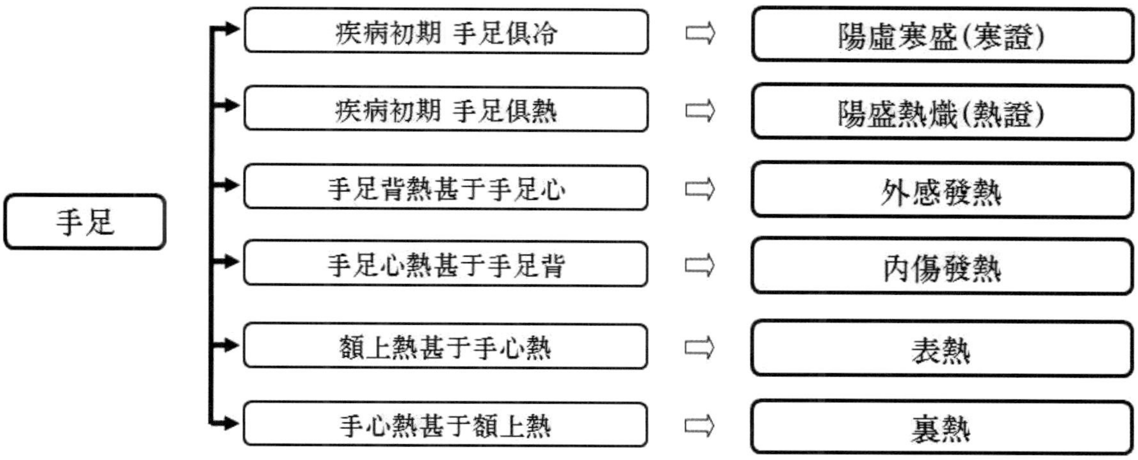

3. 脈 診

1) 脈診의 部位

寸口診法은 寸口[20]만을 診察하여 五臟六腑의 변화를 알 수 있다.[21] 寸口診法은 크게 寸, 關, 尺 3개 부위로 나뉜다. 橈骨莖狀突起 약간 밑이 關이고, 關의 앞(손목 방향)이 寸, 關의 뒤(팔꿈치 방향)가 尺이다. 좌우 양 손목에 모두 寸, 關, 尺의 3部脈이 있어서 모두 6개의 맥 부위를 살필 수 있다.

2) 脈診시 주의사항

(1) 時間

脈을 짚는 시간은 이른 아침이 가장 좋다. 이때는 氣血이 和平하여 身體內在 기능활동의 변화가 가장 잘 반영되는 시간이기 때문이다. 그러나 이른 아침에 脈診을 하기 어려운 경우 환자로 하여금 최소한 5분 정도 휴식을 취하게 한 후, 심장과 호흡이 안정 되었을 때 脈을 짚어 보아야 한다.

(2) 患者

환자는 똑바로 앉거나 반듯이 누워서 寸口脈의 위치가 심장과 같은 높이가 되도록 해야 한다. 자

20) 寸口 : 氣口 또는 脈口라고도 하며 해부학적으로는 손목부위의 橈骨莖狀突起의 搏動處에 해당

21) ≪素問·五臟別論≫ "氣口何以獨爲五臟主 … 胃者水穀之海, 六腑之大源也. 五味入口, 藏於胃以養五臟氣, 氣口亦太陰也. 是以五臟六腑之氣味, 皆出於胃, 變見於氣口"

세가 바르지 않으면 局所의 氣血運行에 장애가 생겨 脈像에 영향을 줄 수 있기 때문이다.

(3) 醫者

醫者는 자신의 호흡을 안정적으로 유지해야 하며, 診脈을 하는 동안은 患者의 情緖에 영향을 줄 수 있는 가벼운 말이나 농담은 삼가야 한다.

3) 脈診의 방법

① 먼저 의자 자신의 호흡을 고르게 한다.
② 中指를 關部(손목 외측 뼈 돌출부 옆)에 대고 적당한 깊이로 누른다.
③ 나머지 二指를 關部前後(前 : 食指, 後 : 藥指)에 대고 누른다. 이때 食指는 寸部에 대고 가볍게 누르고, 藥指는 尺部에 대고 깊이 누른다.

> "先須調平自己氣息…先以中指定得關…下前後二指…"
> "… 不可輕言談笑 亂說是非 …"
> "初輕按以消息之…" 《診家樞要》

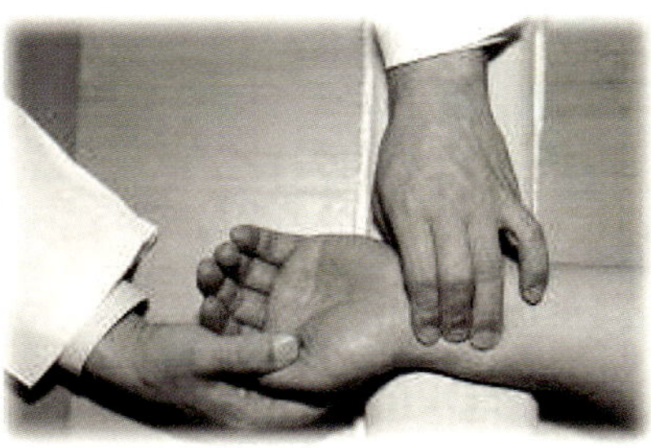

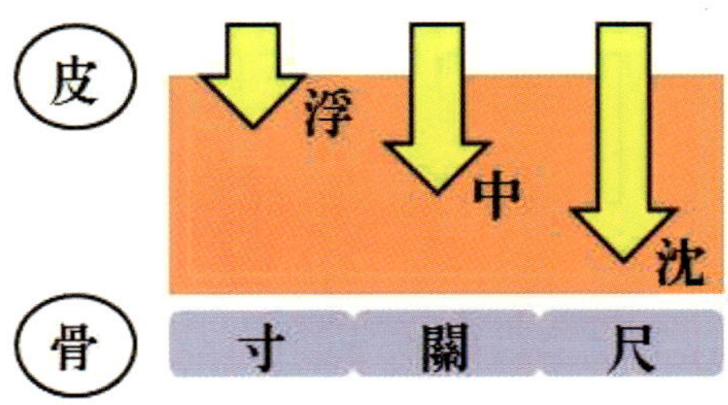

4) 正常脈像

정상맥은 平脈이라고도 한다. 정상맥상은 3部에서 맥상을 느낄 수 있으며 一息(한 번 숨을 들이쉬고 한번 내쉬는 것)에 4~5회, 1분에 64~72회 맥이 뛰는 것을 말하며 또한 아래의 6가지 상태를 만족해야 한다.

有胃氣	脈象이 **不浮不沈**하고 **不急不徐**하며 **從容和緩**
有神	脈象의 **去來**가 **不大不小**하여 **秩序整然**
有根	**尺脈이 沈**하면서 손가락 끝에 와 닿는 것이 **有力**

5) 정상맥의 生理的 變化

正常脈像은 항상 고정적인 것이 아니라 體內와 外界의 각종 요소에 의해 일정범위 안에서 상응하는 生理的 變化를 일으켜 맥상에 변화를 가져온다. 이와 같은 경우에는 비록 脈像에 약간의 변화가 있다하더라도 정상적인 맥으로 간주한다.

季節	春弦夏洪 秋毛冬石 四季和緩 是爲平脈
性別	여성의 脈像이 남성에 비해 柔弱
年齡	젊은 사람 : 實大, 노인 : 弱, 嬰兒 : 數急, 5~6세 : 一息六止
勞逸	甚한 일을 하고 난 후 洪數, 오랜 시간 걷고 난 후 急跌
飮食	飮酒 후 脈이 빨라지고, 식사 후 洪緩有力, 오랫동안 굶으면 弱

6) 脈과 五臟

寸口脈과 臟腑의 연결성은 ≪黃帝內經≫에 근거하여 따르고 있는데 가장 앞쪽에 위치하고 있는 寸脈이 신체의 상부, 중간에 있는 關脈이 중부, 가장 아래에 있는 尺脈이 하부와 연결되어 있다.

	寸	關	尺
左	心 浮	肝 弦	腎陰 有力
右	肺 浮	脾 緩	腎陽 有力

7) 病脈

<table>
<tr><td rowspan="2">脈位의 深淺</td><td>浮脈</td><td rowspan="6">脈形의 變化</td><td rowspan="2">滑脈</td><td rowspan="12">合併脈像</td><td>緩脈</td></tr>
<tr><td>沈脈</td><td>洪脈</td></tr>
<tr><td rowspan="2">脈數의 多少</td><td>遲脈</td><td rowspan="2">澁脈</td><td>微脈</td></tr>
<tr><td>數脈</td><td>緊脈</td></tr>
<tr><td rowspan="3">脈搏의 强弱</td><td rowspan="2">虛脈</td><td rowspan="2">弦脈</td><td>濡脈</td></tr>
<tr><td>弱脈</td></tr>
<tr><td>實脈</td><td rowspan="6">脈週期의 變化</td><td rowspan="2">促脈</td><td>革脈</td></tr>
<tr><td rowspan="2">脈幅의 大小</td><td>大脈</td><td>牢脈</td></tr>
<tr><td>細脈</td><td rowspan="2">結脈</td><td>動脈</td></tr>
<tr><td rowspan="3">脈體의 長短</td><td>長脈</td><td>伏脈</td></tr>
<tr><td rowspan="2">短脈</td><td rowspan="2">代脈</td><td>散脈</td></tr>
<tr><td>芤脈</td></tr>
</table>

(1) 脈位의 深淺

脈의 소재부위 → 질병의 表裏를 구별
정상 : 不浮不沈

① 浮脈 : 脈管의 搏動이 皮下의 얕은 表層에서 느껴짐

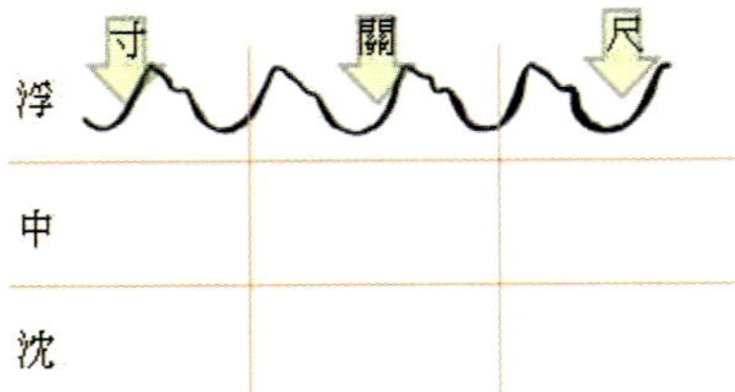

脈像

脈居浮位 輕取則得
重按稍減 但不空虛 ⇨ **表證**

피부의 표면에 떠 있어서 마치 물 위에 나무를 띄운 것 같음

② 沈脈 : 脈管의 搏動이 皮下의 깊은 부위에서 느껴짐

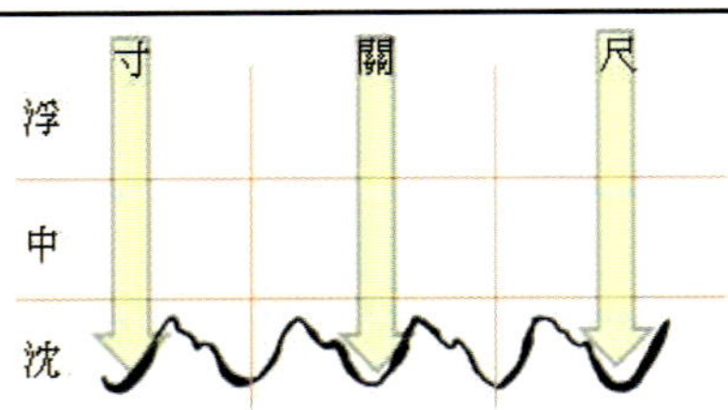

脈像

脈位在下 重按始得
輕取不應 ⇨ **裏證**

마치 물에 던진 돌이 가장 밑바닥에 도달하는 것처럼 脈勢가 沈部에 있음

참고 | 浮脈의 對照脈像, 比較脈象, 兼脈主病

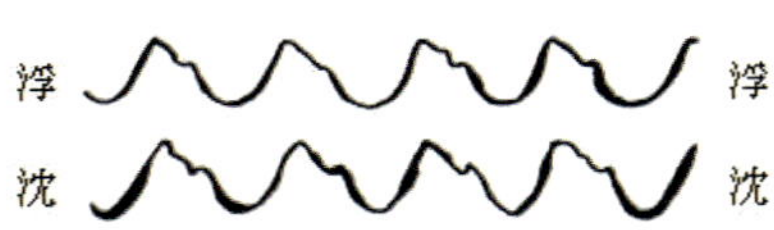

浮脈・沈脈

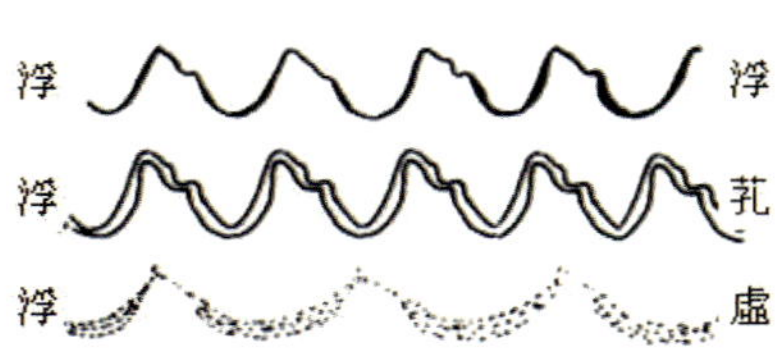

浮脈・芤脈・虛脈

對照脈像

浮脈	脈管搏動在浮 搏動이 浮에 있음
沈脈	脈管搏動在沈 搏動이 沈에 있음

比較脈像

浮脈	重按稍減 但不空虛
芤脈	如捻葱管 外實中空 浮大하고 가운데가 비어 있음
虛脈	浮大遲軟 按之空虛 浮大하고 힘이 없음

兼脈主病

兼脈	主病
浮緩	外感表虛
浮緊	外感表實
浮數	外感風熱
浮大	虛證 表熱
浮虛	傷暑
浮滑	風痰
浮濡	陰虛

참고 | 沈脈의 比較脈像, 兼脈主病

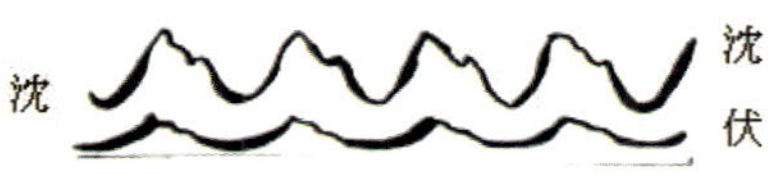

沈脈 · 伏脈

比較脈像

沈脈	但不着骨 重按始得
伏脈	推筋着骨 重按始得

筋肉을 밀치고 骨에까지 대고 힘껏 눌러야 잡힘

兼脈主病

- 沈遲 ⇨ 裏寒
- 沈弦 ⇨ 內痛
- 沈數 ⇨ 裏熱
- 沈濡 ⇨ 水濕

(2) 脈數의 多少

> 脈이 뛰는 수의 多少 → 질병의 寒熱을 구별
> 정상 : 65~72회/분, 一息四至

① 遲脈 : 脈搏數가 정상보다 적은 경우

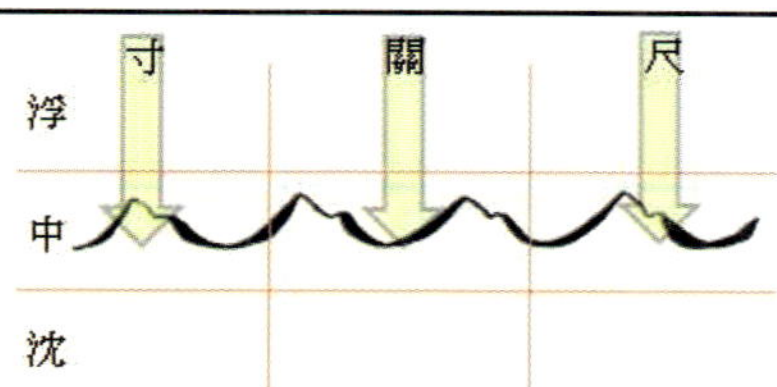

脈像

一息三至 來去較慢 ⇨ 寒證

- 遲 有力 ⇨ 實寒
- 遲 無力 ⇨ 虛寒

1회 호흡에 3번 오고 往來가 비교적 느림

② 數脈 : 脈搏數가 정상보다 많은 경우

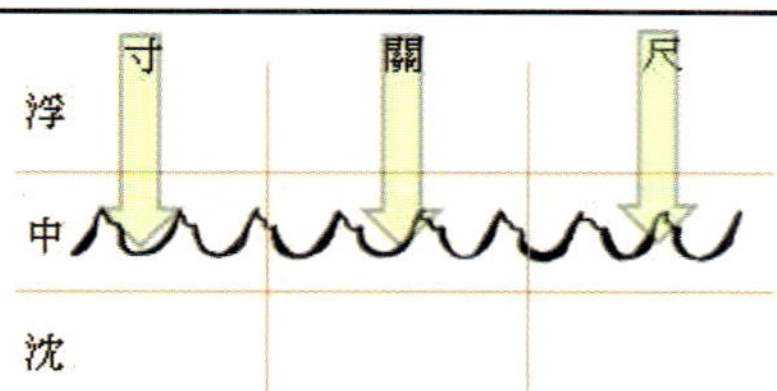

脈像

一息六至 來去較快 ⇨ 熱證

- 數 有力 ⇨ 實熱
- 數 無力 ⇨ 虛熱

1회 호흡에 6번 오고 往來가 비교적 빠름

참고 | 遲脈의 對照脈像, 比較脈象, 兼脈主病

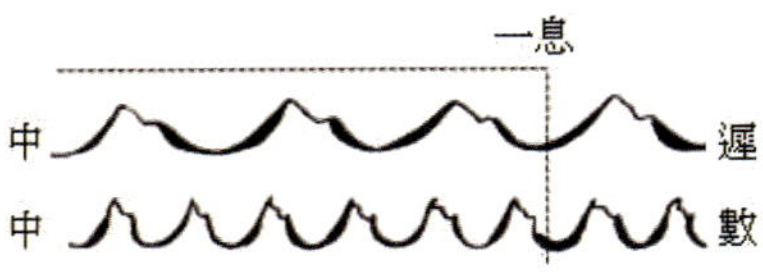

遲脈 · 數脈

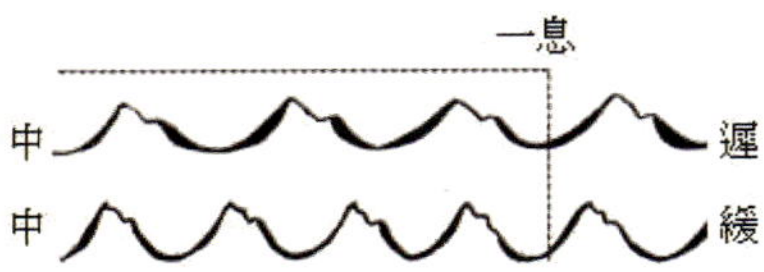

遲脈 · 緩脈

對照脈像

遲脈	一息三至 來去較慢
數脈	一息六至 來去較快 1회 호흡에 6번 오고 往來가 비교적 빠름

比較脈像

遲脈	一息三至 來去較慢
緩脈	一息四至 從容和緩 1회 호흡에 4번 오고 往來가 완화함

兼脈主病

沈遲	⇨	裏寒
浮遲	⇨	表寒
遲滑	⇨	痰氣
遲澁	⇨	血虛
遲細	⇨	寒邪直中
遲弦	⇨	食積

참고 | 數脈의 比較脈像, 兼脈主病

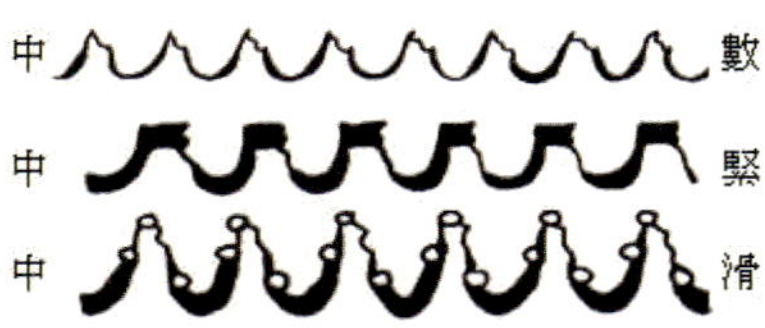

數脈 · 緊脈 · 滑脈

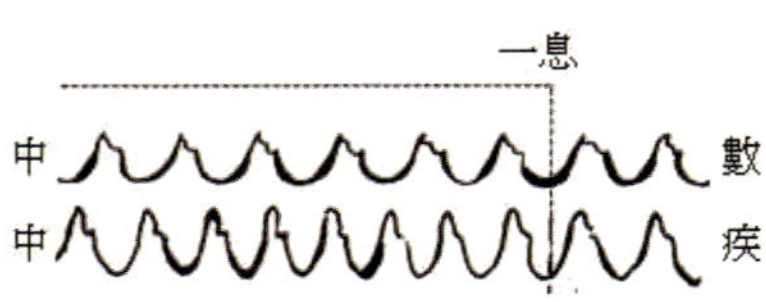

數脈 · 疾脈

比較脈像 1

數脈	一息六至 來去較快
緊脈	緪急彈指 狀如切繩 마치 팽팽한 새끼줄에 손을 대는 것 같음
滑脈	擧按皆得 應指圓滑 쟁반 위를 구르는 구슬처럼 매끄럽고 빠르면서 부드러움

比較脈像 2

數脈	一息六至 來去較快
疾脈	一息七八至 來去急疾 1회 호흡에 7~8번 오고 數脈보다 빠름

兼脈主病

浮數	⇨	外感風熱
細數	⇨	陰虛虛熱
弦數	⇨	肝火亢盛
沈數	⇨	裏熱
洪數	⇨	實熱
滑數	⇨	痰火

(3) 脈搏의 强弱

> 緊張度와 充實度의 强弱 → 正氣와 邪氣의 虛實을 구별
> 정상 : 적당한 緊張度와 充實度를 유지

① 虛脈 : 脈管의 緊張度가 弱하고 血液의 充實度가 부족한 상태

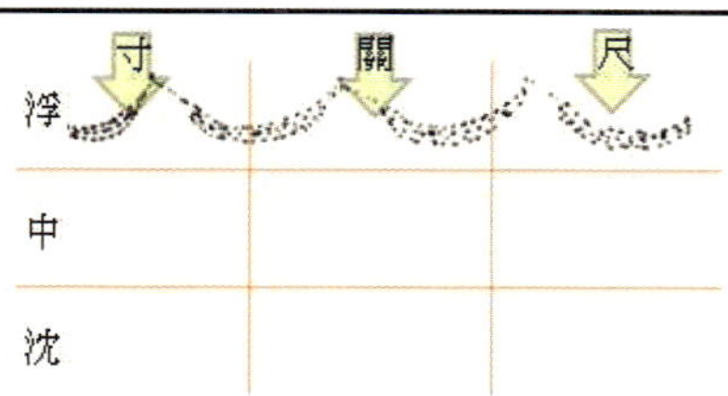

脈像

浮大遲軟 按之空虛 ⇨ **虛證**

浮大하고 힘은 弱하며 살짝 대면 空虛함

② 實脈 : 脈管 內 血液의 充實度가 증강되어 緊張된 상태

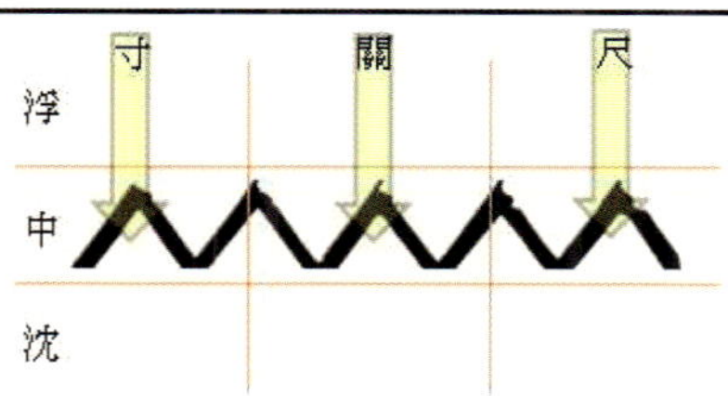

脈像

堅實有力 擧按皆得 ⇨ **實證**

크고 단단하여 힘이 있게 손끝을 두드림

참고 | 虛脈의 對照脈像, 比較脈像, 兼脈主病

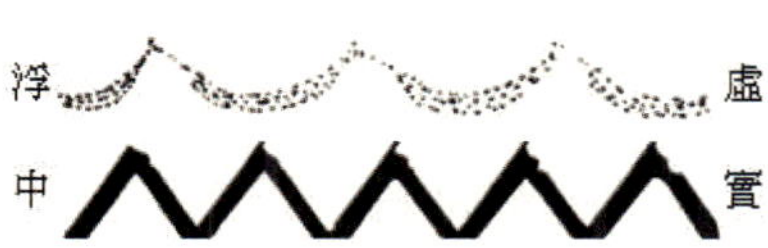

虛脈・實脈

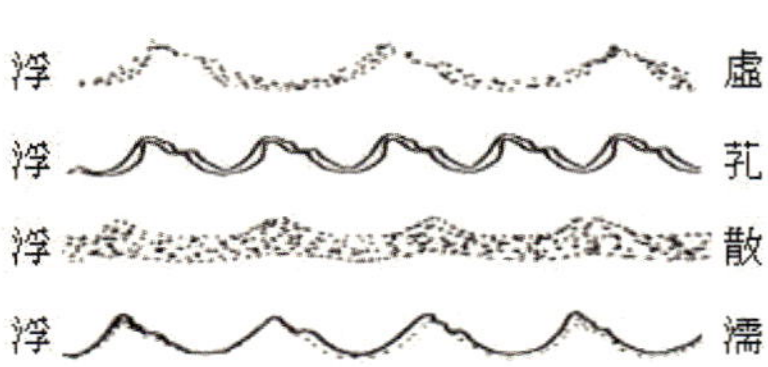

虛脈・芤脈・散脈・濡脈

對照脈像

虛脈	浮大遲軟 按之空虛
實脈	堅實有力 擧按皆得

比較脈像

虛脈	浮大遲軟 按之空虛
芤脈	如捻葱管 外實中空 浮大하고 가운데가 비어 있음
散脈	浮散無根 至數不清 浮散하며 뿌리가 없고, 脈搏數가 고르지 않고 뚜렷하지 않음
濡脈	浮細而軟 輕取及得 脈動이 가늘고 연하여 가볍게 짚으면 나타남

兼脈主病

虛數	⇨	陰虛
虛浮	⇨	傷暑
虛澁	⇨	血虛
虛遲	⇨	陽虛
虛軟	⇨	表虛自汗
虛小	⇨	痿痺脚氣

참고 | 實脈의 比較脈像, 兼脈主病

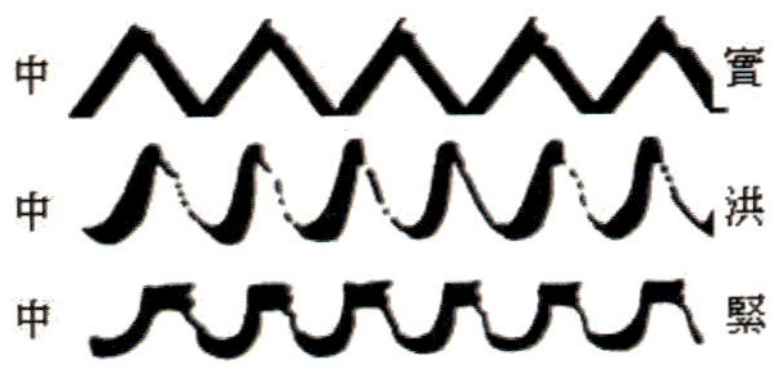

實脈 · 洪脈 · 緊脈

比較脈像

- 實脈 : 堅實有力 擧按皆得
- 洪脈 : 形大滿指 來盛去衰
  形이 크고 손끝에 가득 차서, 올 때는 盛하고 갈 때는 衰함
- 緊脈 : 絪急彈指 狀如切繩
  마치 팽팽한 새끼줄에 손을 대는 것 같음

兼脈主病

- 實緊 ⇨ 寒積停滯
- 實滑 ⇨ 痰凝結
- 實數大 ⇨ 臟熱

(4) 脈幅의 大小

> 脈管의 굵기 → 氣血盛衰의 구별
> 정상 : 적당한 굵기(개인차가 존재함)

① 大脈 : 脈管이 굵고 폭이 넓은 상태

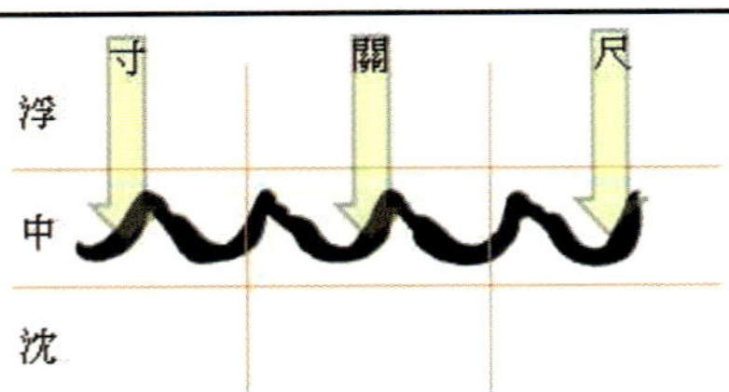

脈像

形大勢强 應指滿溢
- 大 有力 ⇨ 陽熱邪盛
- 大 無力 ⇨ 虛勞亡血

脈幅이 굵어서 정상맥의 倍가 됨

② 細脈 : 脈管이 가늘고 폭이 좁으며 脈이 올 때 가는 실과 같은 상태

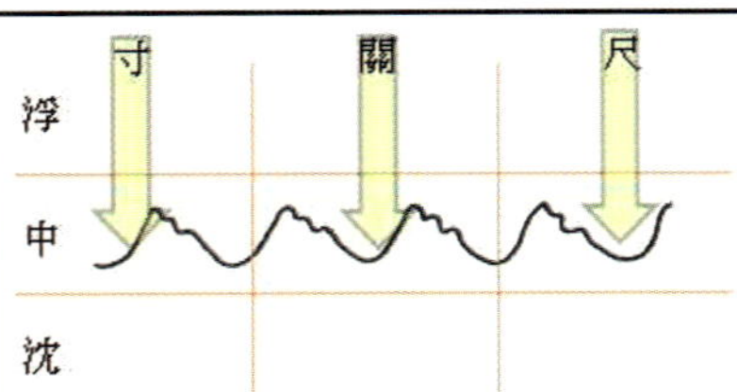

脈像

形勢如線 應指顯然 ⇨ 氣血不足

脈幅이 실처럼 가늘어서 정상맥의 반이 되나 확실히 감지는 됨

참고 | 大脈의 對照脈像, 比較脈像, 兼脈主病

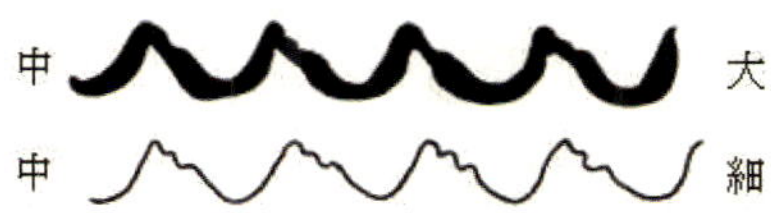

大脈・細脈

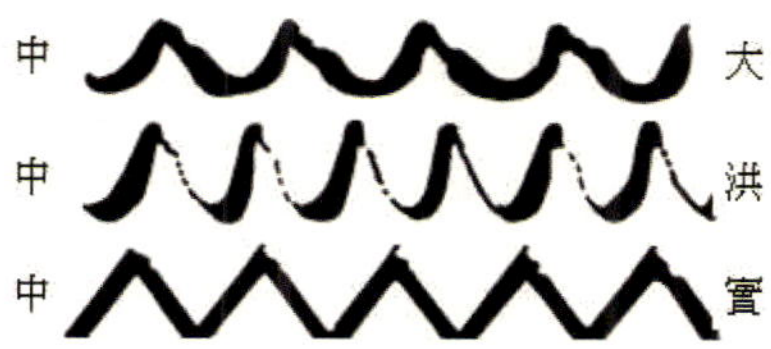

大脈・洪脈・實脈

對照脈像

- 大脈: 形大勢强 應指滿溢
- 細脈: 形勢如線 應指顯然
  脈幅이 실처럼 가늘어서 정상맥의 반이 됨

比較脈像

- 大脈: 形大勢强 應指滿溢
- 洪脈: 形大滿指 來盛去衰
  形이 크고 손끝에 가득 차서, 올 때는 盛하고 갈 때는 衰함
- 實脈: 堅實有力 擧按皆得
  크고 단단하여 힘이 있게 손끝을 두드림

兼脈主病

- 浮大 ⇨ 虛證, 表熱
- 沈大 ⇨ 裏熱, 腎病
- 弦大 ⇨ 實熱
- 濡大 ⇨ 虛熱
- 洪大 ⇨ 熱盛
- 實大 ⇨ 積氣

참고 | 細脈의 比較脈像, 兼脈主病

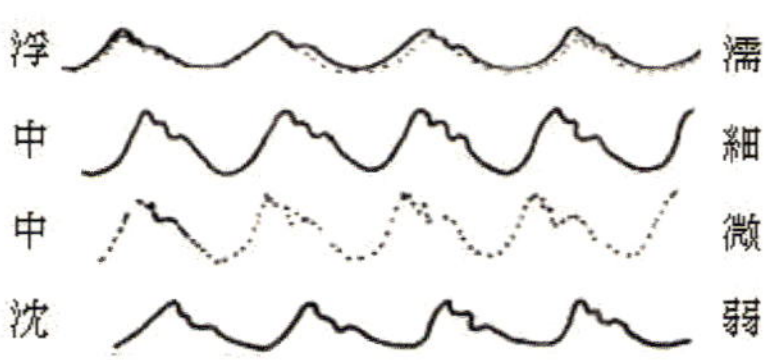

細脈・微脈・弱脈・濡脈

比較脈像

- 細脈: 形勢如線 應指顯然
- 微脈: 極細而軟 似有似無
  극히 가늘고 軟하여 맥이 있는 듯 없는 듯 함
- 弱脈: 沈細而軟 重按欲絶
  脈動이 가늘고 연하여 누르면 손끝에서 끊어지려 함
- 濡脈: 浮細而軟 輕取及得
  脈動이 가늘고 연하여 가볍게 짚으면 나타남

兼脈主病

- 細數 ⇨ 陰虛虛熱
- 細弦 ⇨ 肝血虛
- 細澁 ⇨ 血虛
- 細緊 ⇨ 虛寒
- 沈細 ⇨ 濕邪

(5) 脈體의 長短

> 血管의 搏動범위
> 정상 : 三部를 超過하지도 未及하지도 않음

① 長脈 : 脈管의 搏動범위가 寸關尺 三部位를 超過한 상태

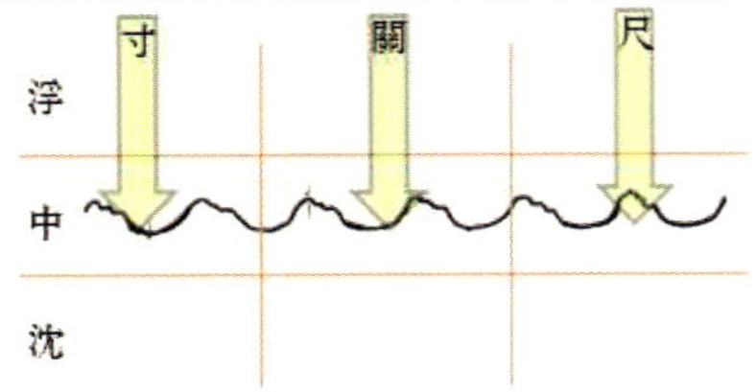

脈像

首尾端直 超過三部 如循長茅 ⇨ 肝病, 氣逆, 火盛

길고 곧아서 마치 긴 장대를 만지는 것과 같음

② 短脈 : 脈管의 搏動범위가 寸關尺 三部位에 未及한 상태

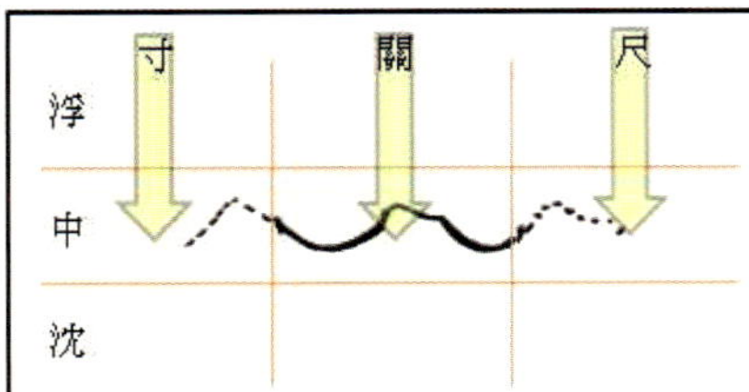

脈像

形狀短縮 不能滿部
- 短 有力 ⇨ 氣의 壅塞
- 短 無力 ⇨ 氣虛

脈狀이 短縮되어 寸·尺部에서는 잘 안 잡히고 關部에만 顯著

참고 | 長脈의 對照脈像, 比較脈像, 兼脈主病

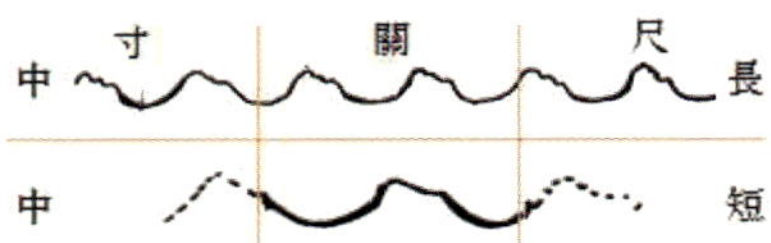

長脈 · 短脈

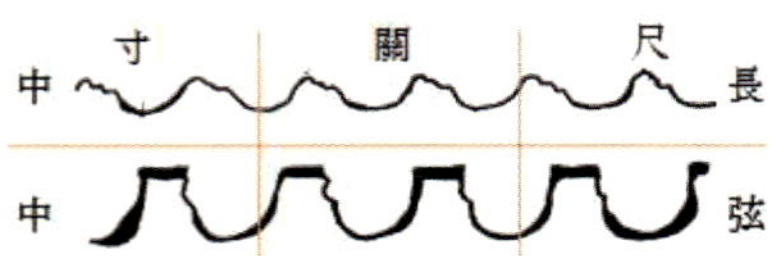

長脈 · 弦脈

對照脈像

長脈	首尾端直 超過三部 脈이 三部位를 초과함
短脈	形狀短縮 不及三部 脈이 三部位에 미치지 못함

比較脈像

長脈	首尾端直 超過三部
弦脈	端直以長 如按琴弦 挺然帶急 길고 곧바르며 마치 거문고 줄을 누르는 것처럼 탄력이 있음

兼脈主病

浮長	⇨ 外感
長洪	⇨ 陽毒內鬱
長滑	⇨ 痰熱壅盛
長弦	⇨ 肝病
長牢	⇨ 積聚

참고 | 短脈의 比較脈像, 兼脈主病

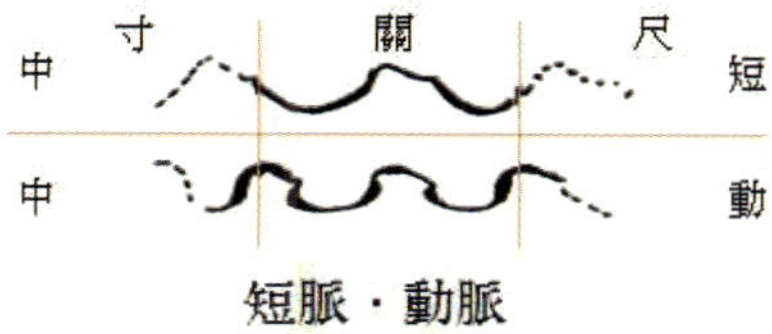

短脈 · 動脈

比較脈像

短脈	形狀短縮 不能滿部
動脈	滑數如豆 關部顯見

脈形이 콩과 같고 짧게 뛰며 急數하면서 힘이 있음

兼脈主病

- 短浮 ⇨ 肺氣虛
- 短澁 ⇨ 心氣虛
- 短沈 ⇨ 痞症
- 短促結 ⇨ 痰 食積
- 短數 ⇨ 心痛心煩
- 短遲 ⇨ 虛寒

(6) 脈形의 變化

> 脈波形態의 變化, 脈搏 升降速度의 異常
> 정상 : 脈像의 去來가 秩序整然, 從容和緩, 탄력이 있음

① 滑脈 : 脈搏이 매끄럽게 흐르는 상태

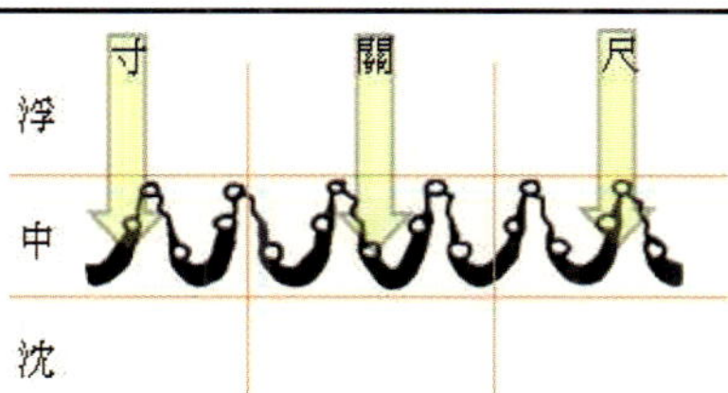

脈像

往來流利 如盤走珠 擧按皆得 應指圓滑 ⇨ 實熱, 痰逆, 食滯, 蓄血

쟁반 위를 구르는 구슬처럼 매끄럽고 빠르면서 부드러움

② 澁脈 : 脈搏이 매끄럽지 못한 상태

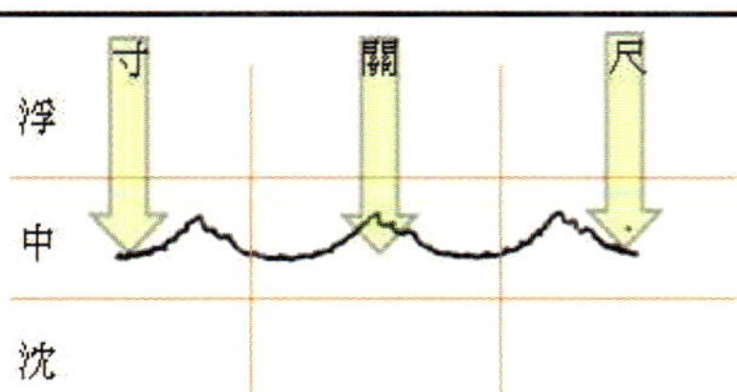

脈像

往來澁滯 如雨沾砂 細遲而短 指下遲鈍

- 澁 有力 ⇨ 氣 · 食 · 痰邪의 阻滯
- 澁 無力 ⇨ 氣血虧虛

脈搏이 매끄럽지 못하고 껄끄러운 것으로 칼로 대나무를 긁는 것 또는 빗물이 모래에 스며드는 것 같은 느낌

③ 弦脈 : 脈搏이 곧바르고 琴弦과 같은 상태

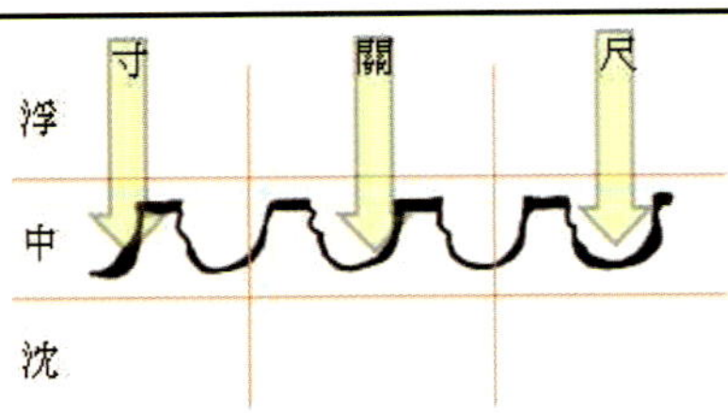

脈像

端直以長 如按琴弦 挺然帶急 ⇨ **肝經諸病**

길고 곧바르며 마치 거문고 줄을 누르는 것처럼 탄력이 있음

참고 | 滑脈의 比較脈像, 兼脈主病

滑脈 · 澁脈

比較脈像

滑脈	往來流利 如盤走珠 擧按皆得 應指圓滑
澁脈	往來澁滯 如雨沾砂 細遲而短 指下遲鈍

兼脈主病

浮滑	⇨	風痰
沈滑	⇨	痰食裏熱
數滑	⇨	痰火宿食
短滑	⇨	氣閉
大滑	⇨	邪熱
緩滑	⇨	熱中
遲滑	⇨	痰氣

참고 | 澁脈의 比較脈像

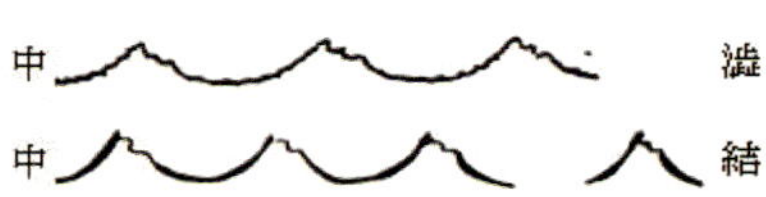

澁脈 · 結脈

比較脈像

澁脈	細遲短澁 往來艱難
結脈	脈來遲緩 遲中一止

오고 감이 遲緩하고 때로는 한번 中止되었다가 다시 돌아옴

참고 | 弦脈의 比較脈像

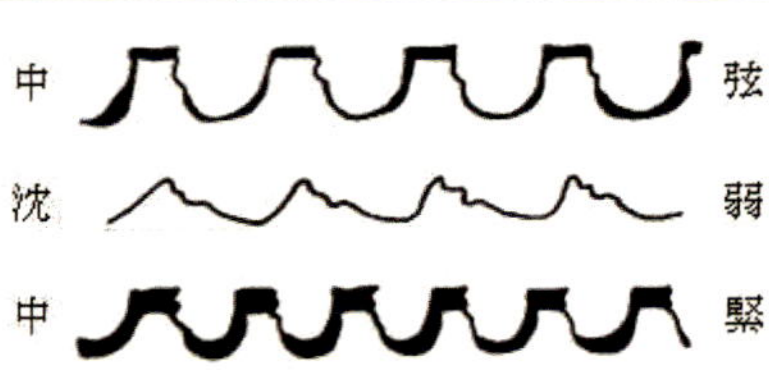

弦脈 · 弱脈 · 緊脈

比較脈像

弦脈	如按琴弦 挺然帶急
弱脈	細小而弱 柔弱無力
緊脈	繃急彈指 狀如切繩

마치 팽팽한 새끼줄에 손을 대는 것 같음

(7) 脈週期의 變化

> 脈搏間脈 거리의 變化, 脈搏이 고르지 못한 상태
> 정상 : 脈像이 不急不徐하며 從容和緩한 것

① 促脈 : 脈搏의 수가 때로는 中止하여 脈律이 일정치 않은 상태

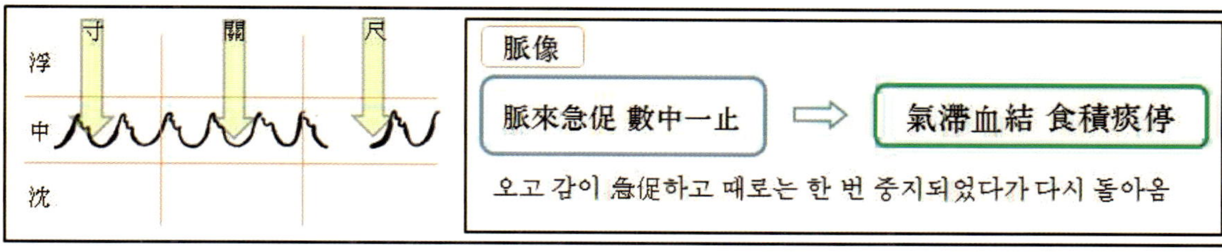

② 結脈 : 脈搏이 遲緩한 중에 때로 한번씩 중지하는 상태

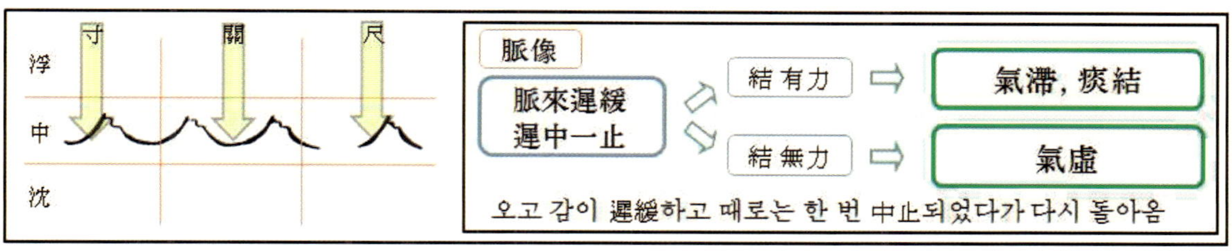

③ 代脈 : 脈搏이 중지되는 것이 규칙적인 상태

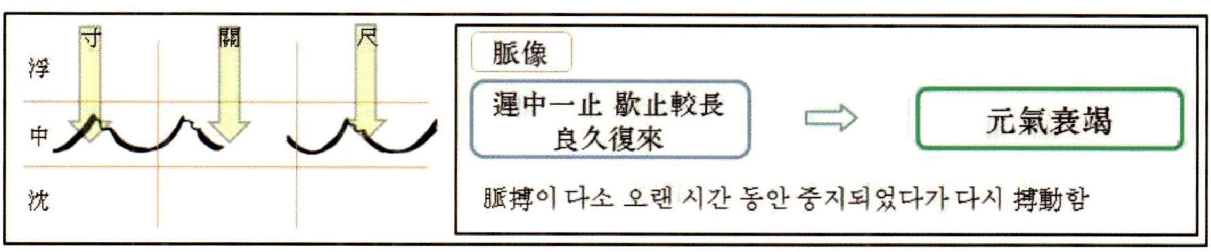

참고 | 促脈의 對照脈像, 比較脈像, 兼脈主病

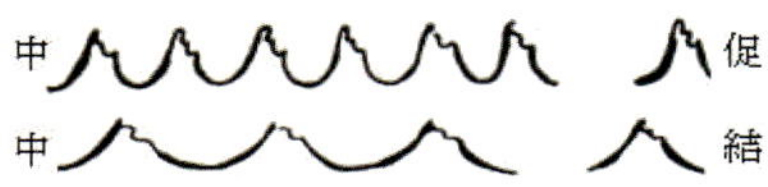

促脈 · 結脈

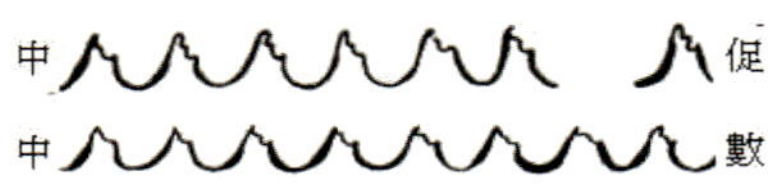

促脈 · 數脈

對照脈像

- 促脈: 脈來急促 數中一止
  - 오고 감이 急促하고 때로는 한번 중지되었다가 다시 돌아옴
- 結脈: 脈來遲緩 遲中一止
  - 오고 감이 遲緩하고 때로는 한번 中止되었다가 다시 돌아옴

比較脈像

- 促脈: 脈來急促 數中一止
- 數脈: 一息六至 來去較快
  - 1회 호흡에 6번 오고 往來가 비교적 빠름

兼脈主病

- 浮促 ⇨ 胃熱盛 / 陰氣不足
- 促洪實有力 ⇨ 熱邪滯於經絡
- 促小無力 ⇨ 虛脫 心力衰竭

참고 | 結脈의 比較脈像, 兼脈主病

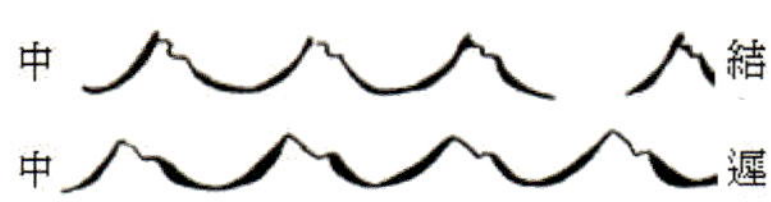

結脈 · 遲脈

比較脈像

- 結脈: 脈來遲緩 遲中一止
- 遲脈: 一息三至 來去較慢
  - 1회 호흡에 3번 오고 往來가 비교적 느리고 中止가 없음

兼脈主病

- 浮結 ⇨ 寒凝經脈
- 沈結 ⇨ 積氣於內
- 澁結 ⇨ 瘀血於內
- 滑結 ⇨ 老痰

참고 | 代脈의 比較脈像, 兼脈主病

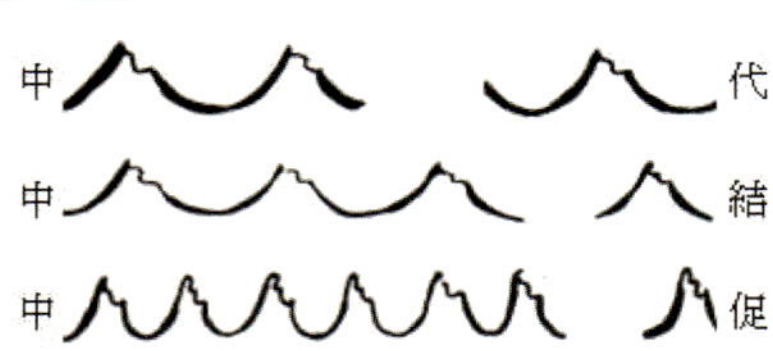

代脈 · 結脈 · 促脈

比較脈像 맥박이 중지됨

- 代脈: 遲中一止 歇止較長 良久復來
  - 中止되는 것이 규칙적이고 다소 오랜 시간 중지되었다가 회복
- 結脈: 脈來遲緩 遲中一止
  - 中止되는 것이 불규칙적이고 遲緩하면서 一止
- 促脈: 脈來急促 數中一止
  - 中止되는 것이 불규칙적이고 數하면서 一止

兼脈主病

- 代遲緩 ⇨ 脾氣斷
- 代洪 ⇨ 病在絡脈
- 代細沈 ⇨ 泄瀉
- 代微細 ⇨ 津枯

(8) 合併脈像

① 緩脈 : 느리지도 급하지도 않은 맥으로 느슨하고 더딘 상태

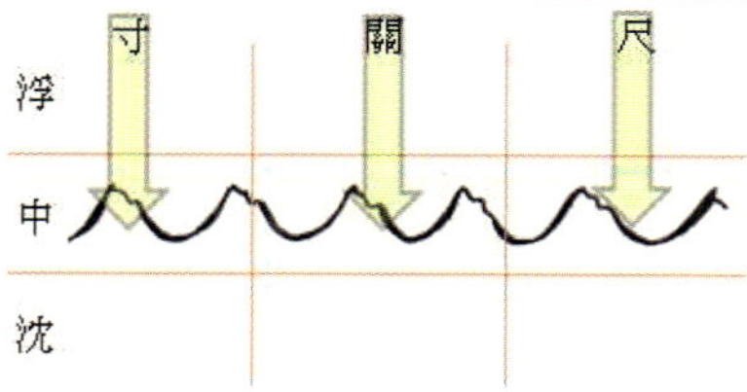

脈像 느리지 않지만 느리게 느껴지면 病脈

一息四至 從容和緩 ⇨ **脾虛**

1회 호흡에 4번 오고 往來가 완화함

참고 | 緩脈의 比較脈像, 兼脈主病

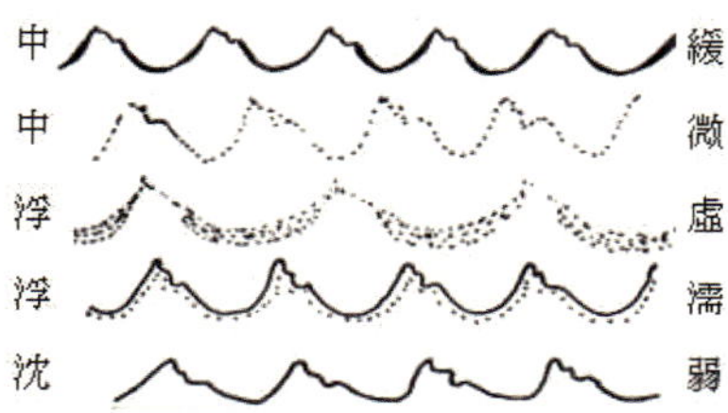

緩脈・微脈・虛脈・濡脈・弱脈

比較脈像

脈	脈像	설명
緩脈	一息四至 從容和緩	
微脈	極細而軟 似有似無	극히 가늘고 軟하여 맥이 있는 듯 없는 듯 함
虛脈	浮大遲軟 按之空虛	浮大하고 힘은 弱하며 살짝 대면 空虛함
濡脈	浮細而軟 輕取及得	脈動이 가늘고 연하여 가볍게 짚으면 나타남
弱脈	沈細而軟 重按欲絶	脈動이 가늘고 연하여 누르면 손끝에서 끊어지려 함

兼脈主病

兼脈		主病
浮緩	⇨	外感表虛
沈緩	⇨	營氣弱
緩大	⇨	風虛
緩細	⇨	濕脾
緩滑	⇨	熱中
緩澁	⇨	血虛
緩遲	⇨	陽虛

② 洪脈 : 脈幅이 극히 넓고 血流量 增加 때문에 搏動이 有力한 상태

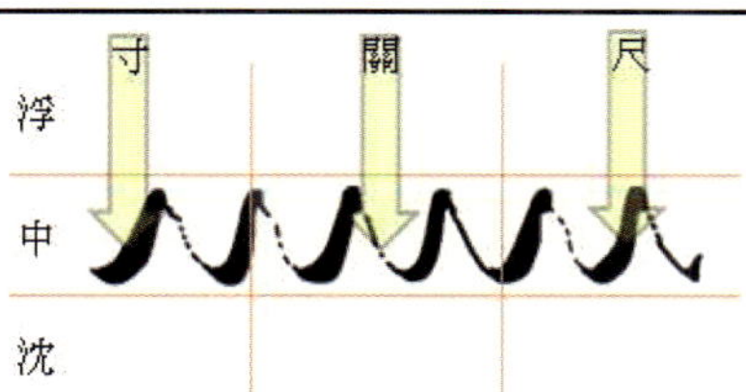

脈像

形大滿指 來盛去衰 且兼浮數 經按便得 ⇨ **熱證**

形이 크고 손끝에 가득 차서, 올 때는 盛하고 갈 때는 衰함

참고 | 洪脈의 對照脈像, 兼脈主病

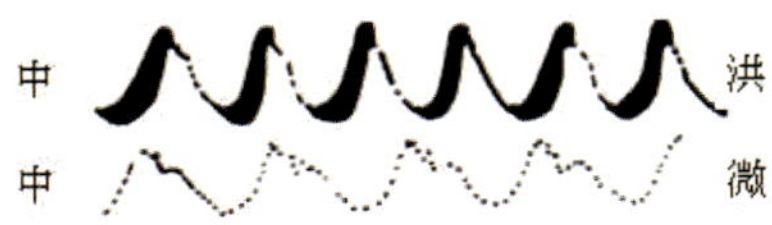

洪脈 · 微脈

對照脈像

洪脈	形大滿指 來盛去衰
微脈	極細而軟 似有似無 극히 가늘고 軟하여 맥이 있는 듯 없는 듯 함

兼脈主病

兼脈	主病
洪大 ⇨	熱盛
浮洪 ⇨	表熱
浮洪 ⇨	虛熱
沈洪 ⇨	裏熱
洪緊 ⇨	胸脹
洪緊 ⇨	排便難下血
洪急 ⇨	脹滿

③ 微脈 : 脈幅이 가늘고 작으며 表在動脈의 혈량이 감소하여 搏動이 무력한 상태

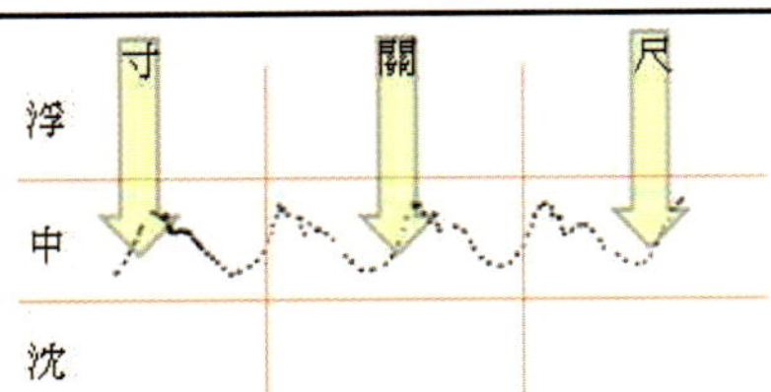

脈像

極細而軟 似有似無 ⇨ 氣血不足 元陽虧損

극히 가늘고 軟하여 맥이 있는 듯 없는 듯 함

참고 | 微脈의 比較脈像, 兼脈主病

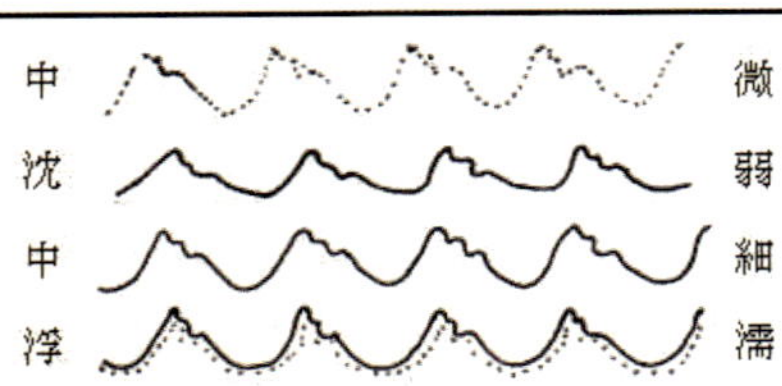

微脈 · 弱脈 · 細脈 · 濡脈

比較脈像

微脈	極細而軟 似有似無
弱脈	沈細而軟 重按欲絶 脈動이 가늘고 연하여 누르면 손끝에서 끊어지려 함
細脈	形勢如線 應指顯然 脈幅이 실처럼 가늘어서 정상맥의 반이 되며 微脈보다 조금 强
濡脈	浮細而軟 輕取及得 脈動이 가늘고 연하여 가볍게 짚으면 나타남

兼脈主病

兼脈	主病
微浮 ⇨	陽氣不足
微沈 ⇨	陰氣不足
微澁 ⇨	亡血
微弦 ⇨	拘急
微軟 ⇨	自汗
微遲 ⇨	氣虛, 脾胃寒
微數 ⇨	營氣不足

④ 緊脈 : 脈搏이 急하고 强한 상태

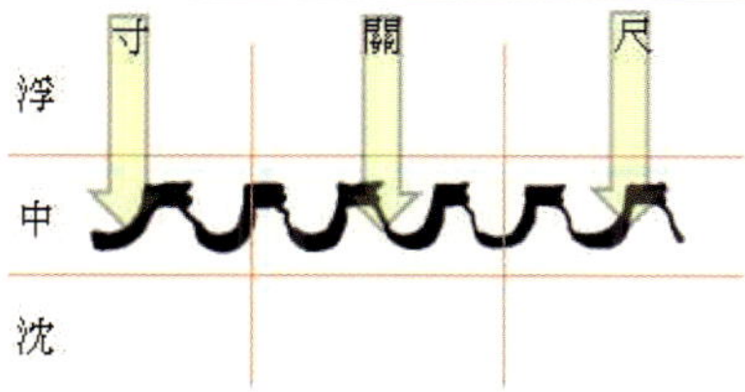

脈像

繃急彈指 狀如切繩 ⇨ **寒證 或 邪實**

마치 팽팽한 새끼줄에 손을 대는 것 같음

참고 ▎ 緊脈의 對照脈像, 比較脈像, 兼脈主病

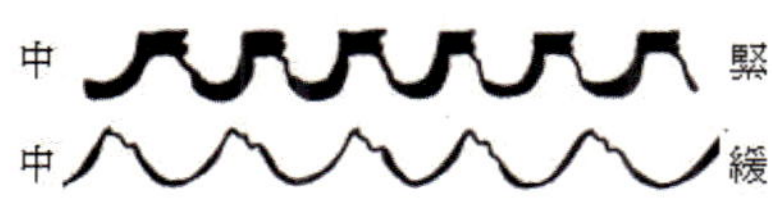

緊脈・緩脈

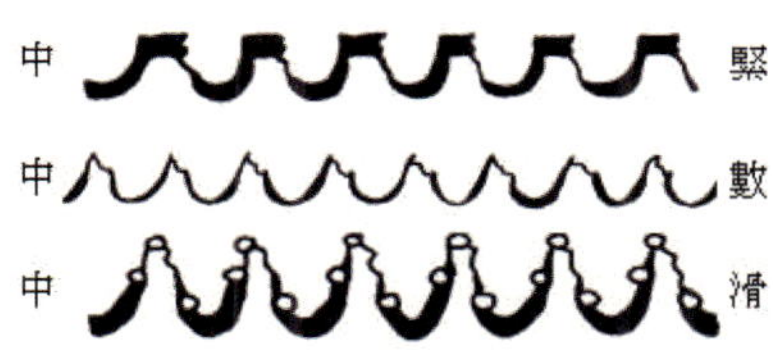

緊脈・數脈・滑脈

對照脈像

緊脈	繃急彈指 狀如切繩
緩脈	一息四至 從容和緩 1회 호흡에 4번 오고 往來가 완화함

比較脈像

緊脈	繃急彈指 狀如切繩
數脈	一息六至 來去較快 1회 호흡에 6번 오고 往來가 비교적 빠름
滑脈	擧按皆得 應指圓滑 쟁반 위를 구르는 구슬처럼 매끄럽고 빠르면서 부드러움

兼脈主病

兼脈		主病
浮緊	⇨	外感表實
沈緊	⇨	陰寒內盛
緊洪	⇨	癰疽
緊細	⇨	疝瘕
緊實	⇨	脹痛
緊澁	⇨	寒痺

⑤ 濡脈 : 脈位가 淺層에 위치하고 脈動이 細軟無力한 상태

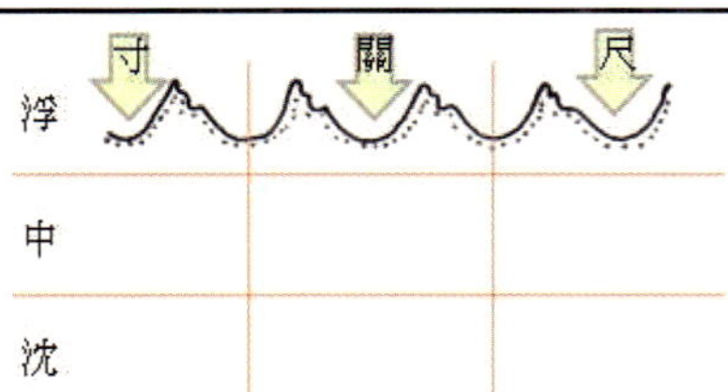

脈像

浮細而軟 輕取及得 ⇨ **虛證 或 傷濕**

脈動이 가늘고 연하여 가볍게 짚으면 나타남

참고 | 濡脈의 比較脈像, 兼脈主病

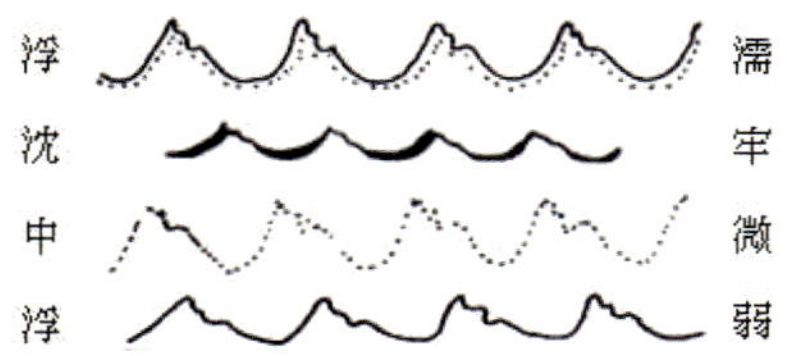

濡脈 · 牢脈 · 微脈 · 弱脈

比較脈像

脈	脈像	설명
濡脈	浮細而軟 輕取及得	
牢脈	沈大而實 重按牢固	沈大하고 實하며 세게 누르면 堅固하고 굳음
微脈	極細而軟 似有似無	극히 가늘고 軟하여 맥이 있는 듯 없는 듯 함
弱脈	沈細而軟 重按欲絶	脈動이 가늘고 연하여 누르면 손끝에서 끊어지려 함

兼脈主病

兼脈	主病
濡數 ⇨	濕熱
濡細 ⇨	因濕脾虛
濡澁 ⇨	亡血
濡浮 ⇨	衛陽虛

⑥ 弱脈 : 脈管이 細小하고 沈伏하여 搏動이 無力한 상태

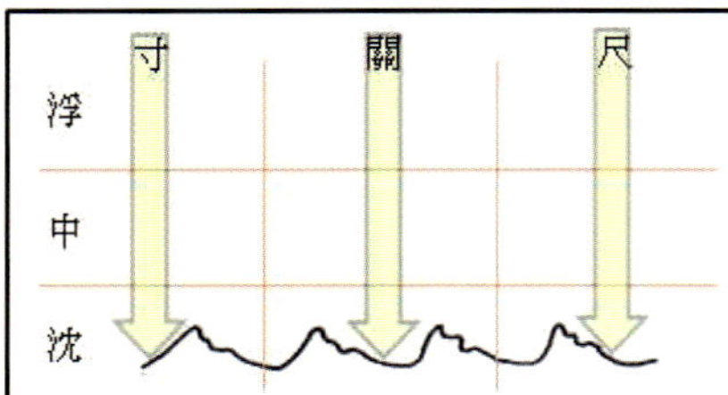

脈像

沈細而軟 重按欲絶 ⇨ 氣虛

脈動이 가늘고 연하여 누르면 손끝에서 끊어지려 함

참고 | 弱脈의 兼脈主病

兼脈主病

兼脈	主病
弱澁 ⇨	血虛
弱細 ⇨	陽虛
弱數 ⇨	遺精, 崩漏
弱弦細 ⇨	血虛筋瘻

⑦ 革脈 : 脈管의 搏動範圍가 크면서 有力한 상태

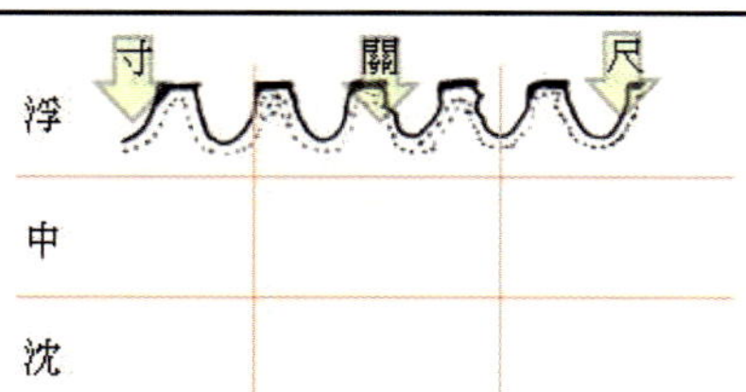

脈像

浮弦中虛 如按鼓皮 ⇨ 氣盛不固, 血虛不足, 虛勞亡血

脈勢가 大하고 밖으로는 急하고 가운데는 비어 있어 마치 북의 가죽을 만지 듯 함

참고 | 革脈의 比較脈像

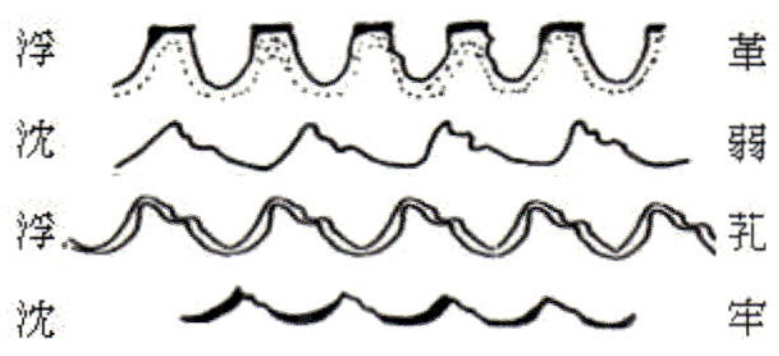

革脈・弱脈・芤脈・牢脈

比較脈像

革脈 浮弦中虛 如按鼓皮

弱脈 沈細而軟 重按欲絶
脈動이 가늘고 연하여 누르면 손끝에서 끊어지려 함

芤脈 如捻葱管 外實中空
浮大하고 가운데가 비어 있음

牢脈 沈大而實 重按牢固
沈大하고 實하며 세게 누르면 堅固하고 굳음

⑧ 牢脈 : 脈管이 深部에 있으며 搏動이 充實하고 有力하며 긴 상태

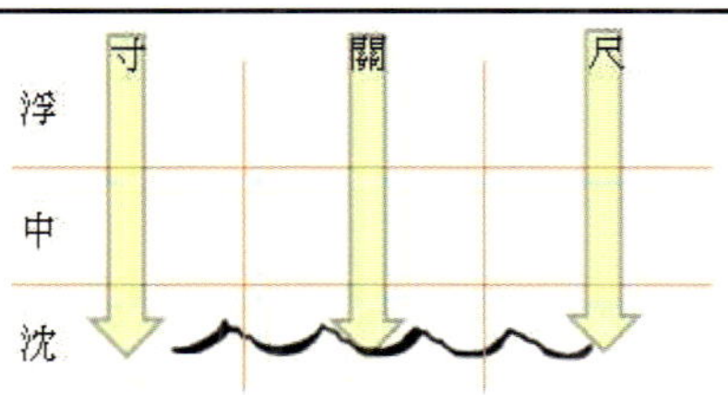

脈像

沈大而實 重按牢固 ⇨ 五積, 寒疝

沈大하고 實하며 세게 누르면 堅固하고 굳음

참고 | 牢脈의 兼脈主病

兼脈主病

牢堅 ⇨ 寒水停蓄

牢遲 ⇨ 痼冷

牢數 ⇨ 積熱

⑨ 動脈 : 脈이 옴에 매끄럽고 頻數하면서 搏動이 힘 있는 상태

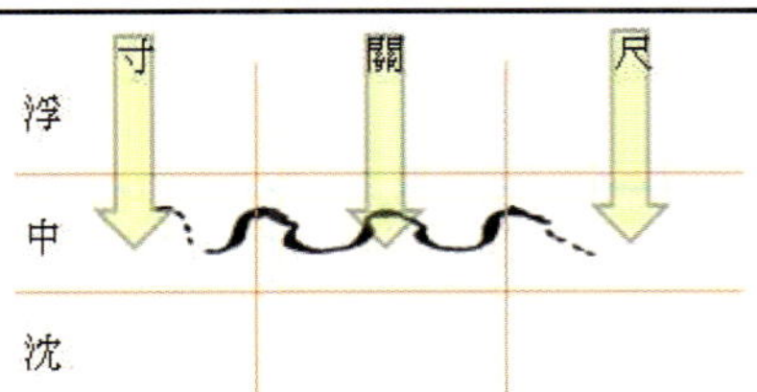

脈像

滑數如豆 關部顯見 ⇨ 痛證

脈形이 콩과 같고 짧게 뛰며 急數하면서 힘이 있음

참고 | 動脈의 兼脈主病

兼脈主病

兼脈		主病	兼脈		主病
動滑	⇨	濕痰	動實	⇨	痛痺
動數	⇨	熱	動虛	⇨	失精
動弱	⇨	驚悸	動浮	⇨	表邪

⑩ 伏脈 : 脈管이 深部에 위치하여 骨部에 近接한 상태

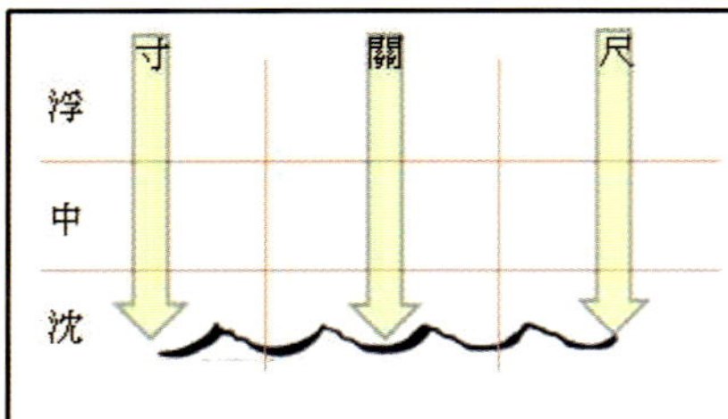

脈像

推筋着骨 重按始得 ⇨ 氣血阻滯

筋肉을 밀치고 骨에까지 대고 힘껏 눌러야 잡힘

참고 | 伏脈의 兼脈主病

兼脈主病

兼脈		主病
伏數	⇨	熱厥 火邪內鬱
伏遲	⇨	寒厥 在裏陰盛

⑪ 散脈 : 脈搏이 浮가 심하고 뿌리가 없는 상태

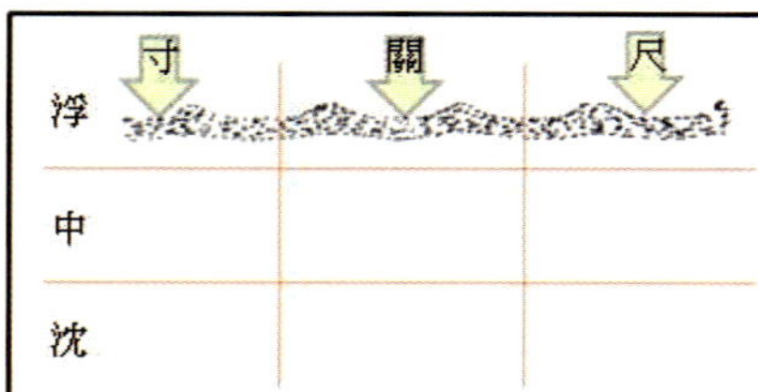

脈像

浮散無根 至數不淸 ⇨ 元氣衰竭

浮散하며 뿌리가 없고, 脈搏數가 고르지 않고 뚜렷하지 않음

⑫ 芤脈 : 脈이 浮部에 있고 파를 누른 듯하며 脈管內에 血量이 부족한 상태

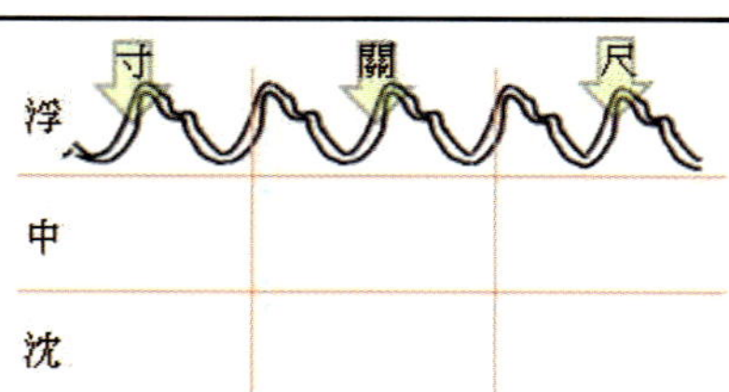

脈像

如捻葱管 外實中空 ⇨ 陰血大傷

浮大하면서 가운데가 비어 있어 마치 파를 누르는 듯함

참고 | 芤脈의 兼脈主病

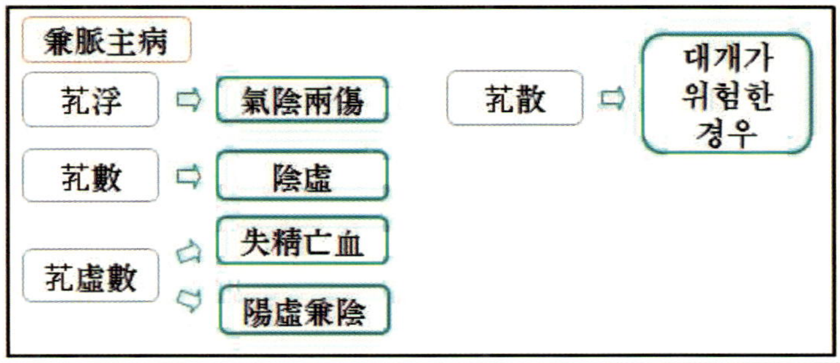

4. 脈像 정리표

	脈像		정의	主病	
深淺	浮		脈管의 搏動이 皮下의 얕은 表層에서 느껴짐	表證	
	沈		脈管의 搏動이 皮下의 깊은 부위에서 느껴짐	裏證	
多少	遲	有力	脈搏數가 정상보다 적은 경우	寒證	實寒
		無力			虛寒
	數	有力	脈搏數가 정상보다 많은 경우	熱證	實熱
		無力			虛熱
强弱	虛		脈管의 緊張度가 弱하고 血液의 充實度가 부족한 상태	虛證	
	實		脈管 內 血液의 充實度가 증강되어 緊張된 상태	實證	
맥폭의 大小	大	有力	脈管이 굵고 폭이 넓으며 脈이 올 때 가득 차고 큰 것 같은 상태	陽熱邪盛	
		無力		虛勞亡血	
	細		脈管이 가늘고 폭이 좁으며 脈이 올 때 가는 실과 같은 상태	氣血不足	
맥체의 長短	長		脈管의 搏動범위가 寸關尺 三部位를 超過한 상태	肝病, 氣逆, 火盛	
	短	有力	脈管의 搏動범위가 寸關尺 三部位에 未及한 상태	氣의 壅塞	
		無力		氣虛	

맥형의 변화	滑		脈搏의 升降速度가 지나치게 빨라서 血管의 弛緩과 收縮이 빠른 상태	實熱, 痰逆, 食滯, 蓄血
	澁	有力	脈搏의 升降速度가 느려져서 血管의 弛緩과 收縮이 느린 상태	氣, 食, 痰邪의 阻滯
		無力		氣血虧虛
	弦		脈搏이 곧바르고 有力한 상태로 正常脈이지만, 太過 或 不及하면 病脈이 됨	肝經諸病
맥주기의 변화	促		脈搏의 수가 때로는 中止하여 脈律이 일정치 않은 상태	氣滯血結, 食積痰停
	結	有力	脈搏이 遲緩한 중에 때로 한 번씩 중지하는 상태	氣滯, 痰結
		無力		氣虛
	代		脈搏이 중지되는 것이 규칙적인 상태	元氣衰竭
합병맥상	緩		느리지도 급하지도 않은 맥으로 느슨하고 더딘 상태	脾虛
	洪		脈幅이 극히 넓고 血流量 增加 때문에 搏動이 有力한 상태	熱證
	微		脈幅이 가늘고 작으며 表在動脈의 혈량이 감소하여 搏動이 무력한 상태	氣血不足, 元陽虧損
	緊		脈搏이 急하고 強한 상태	寒證, 邪實
	濡		脈位가 淺層에 위치하고 脈動이 細軟無力한 상태	虛證, 傷濕
	弱		脈管이 細小하고 沈伏하여 搏動이 無力한 상태	氣虛
	革		脈管의 搏動範圍가 크면서 有力한 상태	氣盛不固, 虛不足, 虛勞亡血
	牢		脈管이 深部에 있으며 搏動이 充實하고 有力하며 긴 상태	五積, 寒瘕
	動		脈이 옴에 매끄럽고 頻數하면서 搏動이 힘 있는 상태	痛證
	伏		脈管이 深部에 위치하여 骨部에 近接한 상태	氣血阻滯
	散		脈搏이 浮가 심하고 뿌리가 없는 상태	元氣衰竭
	芤		脈이 浮部에 있고 搏動이 비교적 有力하며 脈管內腔에 血量이 부족한 상태	陰血大傷

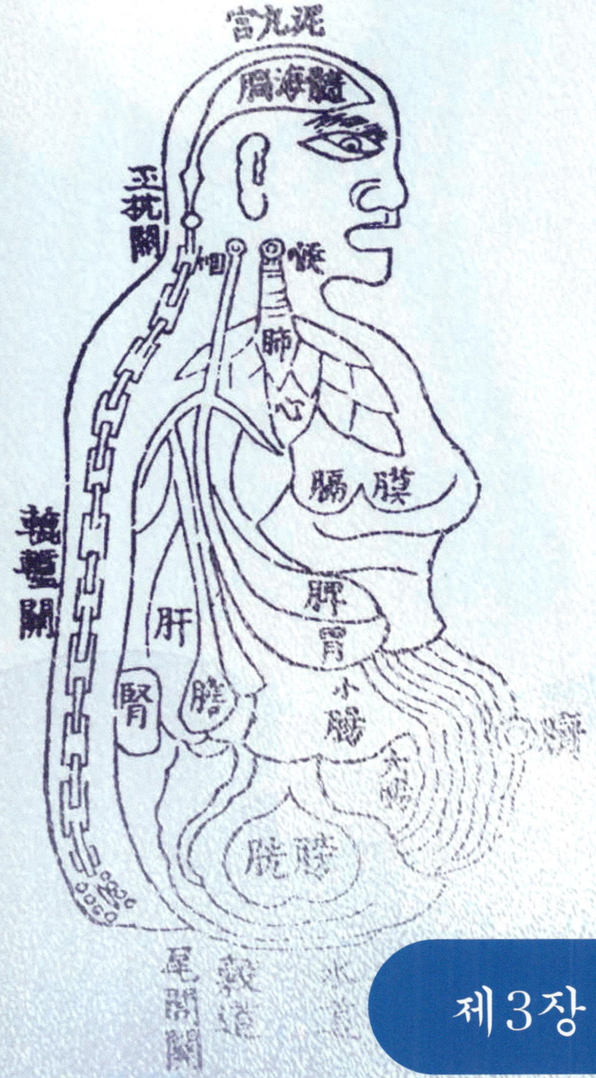

제3장 辨 證

제3장 辨 證

제1절 總 論

1. 辨證의 概念

1) 證

證이란 病證이라고도 하며 疾病이 발전되어 가는 과정중의 어떤 단계에서 疾病의 原因, 性質, 部位, 그리고 邪正關係 등 病理상태에 관한 槪括을 의미한다. 症狀에 비해 전체적이며, 정확하게 疾病의 本質을 언급한다.

예 外感風寒表實證

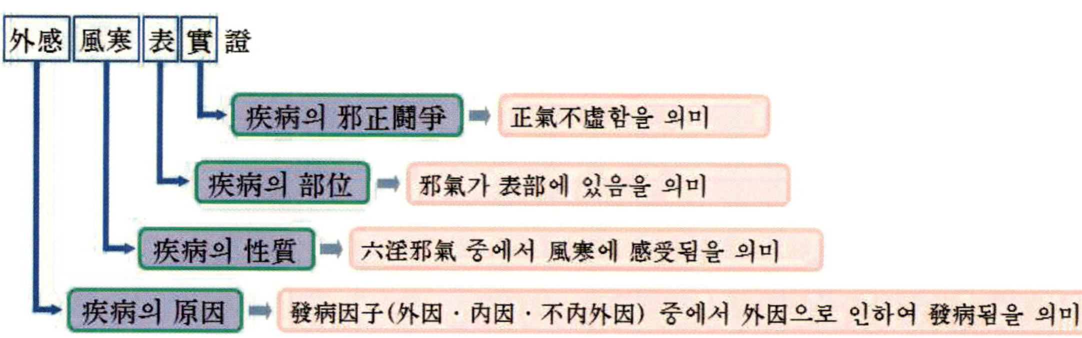

2) 辯

辯이란 辨別하고 分析하는 것을 의미한다.

3) 辨證

辨證이란 疾病의 本質을 명확하게 究明하는 과정으로 四診을 통하여 얻은 症狀과 體徵 등의 임상자료들을 東醫學理論에 根據하여 分析·歸納함으로써 복잡한 病證의 發病機轉을 파악하는 과정을 말한다.

4) 辨證과 辨病의 關係

病은 特定 病因으로 일어난 特異的 反應, 즉 疾病의 개별적 성질을 나타내며, 證은 각종의 發病因子에 의해 일어난 非特異的 反應, 즉 疾病의 공통적 성질을 반영한다. 그러므로 辨病은 特定한 病因이 인체에 작용하여 나타나는 증상을 설명하는 방법이고, 辨證은 疾病의 本質을 파악하고 分析·歸納하는 방법이다.

아래 예에서 보는 바와 같이 제시된 症狀에 대해 辨病은 '감기'라고 판단하고 해열제[1]를 처방한다. 그러나 辨證은 제시된 症狀들이 어느 證에 속하는지 分析·辨別한 다음 그에 적합한 治法과 處方을 선택한다.[2] 예를 들어 우선 惡寒·發熱의 症狀이 보이므로 外感病으로 分析한다. 다음으로 無汗·薄白苔, 浮緊脈의 증상이 보이면 外感風寒表實證으로, 有汗·白苔·浮緩脈의 증상이 보이면 外感風寒表虛證으로, 有汗·口渴·咽痛·薄白苔 或 薄黃苔·浮數脈의 증상이 보이면 外感風熱表證으로, 無汗 或 汗出不暢 或 汗出後熱不解·厚苔·濡脈의 증상이 보이면 外感風濕表證으로 辨別한다. 그런 다음 각각의 證에 적합한 治法과 處方을 선택하게 되는 것이다.

症 狀
惡寒, 發熱, 無汗 或 有汗 或 汗出不暢 或 汗出後熱不解, 薄白苔 或 白苔 或 薄黃苔 或 厚苔, 浮緊脈 或 浮緩脈 或 浮數脈 或 濡脈

辨 病	治 法	대표 약제
감기	發汗, 散熱, 血管擴張	해열제

1) 예 아세트아미노펜 함유 약물
2) 간단히 말하면 辨病은 西洋醫學的 관점이며, 辨證은 東醫學的 관점이라고 말할 수 있다.

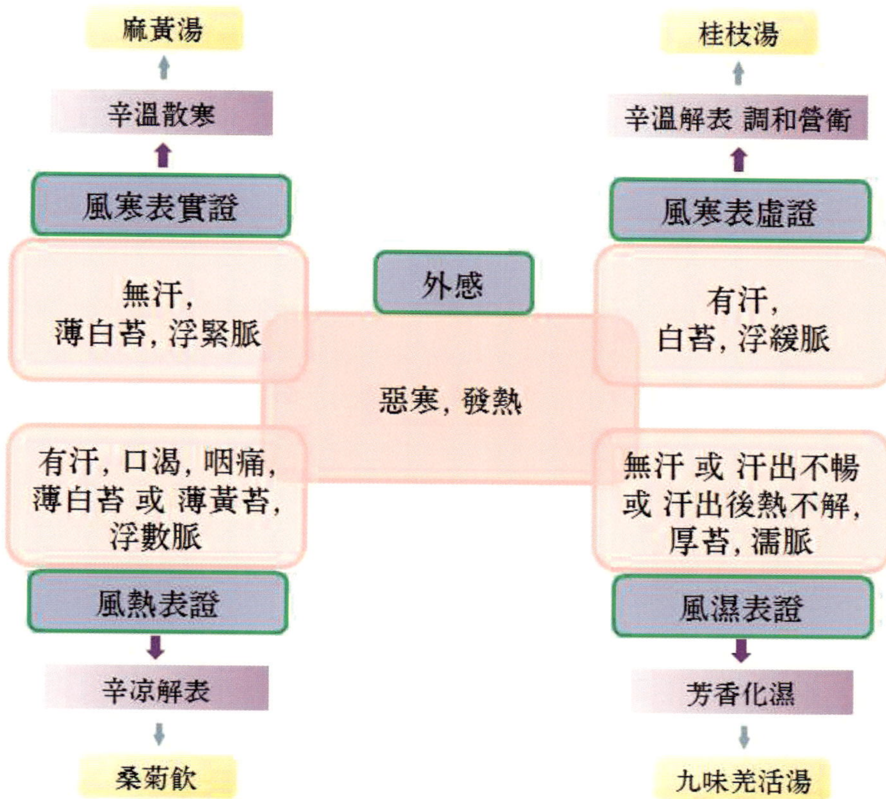

2. 辨證의 意義

陰陽五行을 根本으로 하고, 臟腑・經絡・氣・血・津液理論을 基礎로 하여, 四診・八綱을 道具로 삼아, 六淫・七情 病理에 根據하여 어떠한 病機에 의한 것인지를 전면적으로 分析・鑑別함으로써 疾病의 本質을 파악함에 있다.

3. 辨證의 內容

1) 八綱辨證

東醫學辨證의 基本綱領으로 陰・陽・表・裏・寒・熱・虛・實의 8가지 기준에 따라 辨證을 하는 방법이다.

2) 氣血津液辨證

氣血津液의 虧虛, 運行 및 代謝障碍와 관련된 病理變化를 分析하고 辨證을 하는 방법이다.

3) 臟腑辨證

한 臟腑가 가지는 특유의 機能을 根據로 臟腑間 및 臟腑와 각 조직기관 사이의 상호연관성을 고려하여 辨證을 하는 방법이다.

4) 기타 辨證

經絡・六經・衛氣營血辨證 그리고 四象醫學體質辨證 등이 있다.

제2절 八綱辨證

1. 八綱辨證의 槪念

東醫學辨證의 基本綱領으로 陰・陽・表・裏・寒・熱・虛・實의 8가지 기준에 따라 辨證을 하는 방법이다. 八綱辨證은 모든 辨證方法에서 가장 기본이 된다.

2. 八綱辨證의 意義

≪景岳全書·傳忠錄·明理≫ "陰陽既明, 則表與裏對, 虛與實對, 寒與熱對, 明此六變, 明此陰陽, 則天下之病, 固不能出此八者"

(陰陽을 '醫道의 綱領'으로 삼고 表裏 寒熱 虛實의 '六變'을 醫中의 關鍵으로 삼아 이 6가지를 분명히 알면 모든 病을 쉽게 알 수 있다)

<table>
<tr><td>陰陽</td><td>疾病의 兩大綱</td><td rowspan="4">➔</td><td rowspan="4">무릇 모든 疾病은 陰陽이라는 兩大綱으로 나눠지므로 陰陽으로써 大綱을 삼으며, 病證이 아무리 變化가 다양하고 複雜多端하여도 六變(表裏寒熱虛實)의 範疇를 벗어날 수 없다.</td></tr>
<tr><td>表裏</td><td>病位의 深淺</td></tr>
<tr><td>寒熱</td><td>疾病의 性質</td></tr>
<tr><td>虛實</td><td>邪正의 勝敗
正氣의 盛衰</td></tr>
</table>

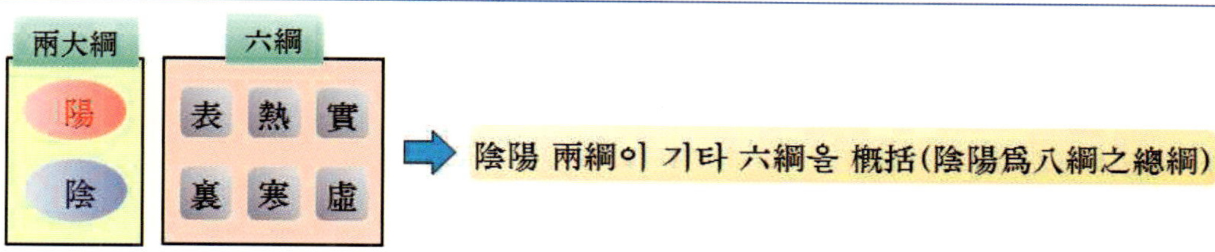

(주의) 八綱은 疾病判斷의 기준이 되나 相互關係에 따라 相兼, 轉化, 挾雜, 假象의 형태로 복잡하게 나타나므로 八類證候의 각 특징을 제대로 파악하는 것이 중요하다. 뿐만 아니라 그들 간의 相互關係에도 주의를 기울여야 정확하고도 전면적인 疾病의 認識과 診斷이 가능하게 된다.

3. 八綱辨證의 內容

1) 表裏辨證

表裏는 病位의 深淺과 病變의 진행방향(趨勢)을 辯別하는 一對綱領을 말한다. 일반적으로 病이 皮毛, 肌腠 등의 淺部에 있으면 表證에 속하고, 病이 臟腑·血脈·骨髓 등의 深部에 있으면 裏證에 속한다.

表證	外感風寒表實證, 外感風寒表虛證, 外感風熱表證, 外感風濕表證
裏證	裏熱實證, 裏寒虛證
半表半裏證	少陽證, 募原證(膜原證)

(1) 表證

≪景岳全書・傳忠錄≫ "表證者, 邪氣之自外而入者也, 凡風寒暑濕火燥, 氣有不正, 皆是也"	
槪念	病邪가 肌表에 侵入하여 發熱惡寒, 舌苔薄白, 脈浮 등의 症狀이 나타나는 一連의 證候
特徵	發病速度迅速, 病位淺, 病勢輕, 病程短, 外感初期
種類	外感風寒表實證, 外感風寒表虛證, 外感風熱表證, 外感風濕表證

① 外感風寒表實證

代表症狀	發病機理	生理
無汗 惡寒(重) 發熱(輕)	寒邪凝滯 → 腠理閉塞 衛氣鬱遏 → 失溫煦 腠理閉塞・正邪相爭・鬱久化熱	衛氣防禦外邪 衛氣溫煦腠理 衛氣推動腠理間氣血津液運行
頭痛(絞痛), 身痛	寒邪凝滯 → 腠理間氣血津液停滯 → 不通則痛	衛氣推動腠理間氣血津液運行
薄白苔 浮緊脈	薄白苔主表 浮脈主表, 緊脈主寒	淡紅舌, 薄白苔

② 外感風寒表虛證

代表症狀	發病機理	生理
自汗 惡風(重) 發熱(輕)	衛氣虛 → 腠理不攝 衛氣虛 → 失溫煦防禦 鬱久化熱(衛氣虛 → 推動無力 → 氣血津液停滯), 正邪相爭	衛氣固攝腠理 衛氣溫煦腠理・防禦外邪 衛氣推動腠理間氣血津液運行
周身疼痛	衛氣虛 → 推動無力 → 氣血津液停滯 → 不通則痛	衛氣推動腠理間氣血津液運行
白苔 浮緩脈 或 浮弱脈	浮脈主表, 緩脈主脾虛, 弱脈主氣虛	淡紅舌, 薄白苔

③ 外感風熱表證

代表症狀	發病機理	生理
有汗 惡風寒(輕) 發熱(重) 頭痛(灼痛) 口渴	熱邪開泄腠理(熱邪主開泄) 衛氣失溫煦防禦 風熱上擾(熱邪主上炎) 熱邪灼煎陰血(熱邪主燔灼) → 瘀血 → 不通則痛 熱邪傷津	衛氣主溫煦防禦固攝腠理
咽痛 或 咳嗽, 痰稠色黃	風熱上擾 → 咽喉不利 風熱熏津 → 肺津不布 → 聚成痰飮	咽喉與肺經相通 肺主宣發肅降 · 通調水道
舌尖紅 薄白苔 或 薄黃苔 浮數脈	舌尖紅主熱(心 · 肺) 薄苔主表, 黃苔主熱 浮脈主表, 數脈主熱	淡紅舌, 薄白苔

④ 外感風濕表證

代表症狀	發病機理	生理
惡寒(輕) 發熱(輕) 無汗 或 汗出不暢 或 汗出後熱不解	衛氣鬱遏 → 失溫煦 腠理閉塞 · 正邪相爭 · 鬱久化熱 濕邪粘滯 → 腠理閉塞 衛氣虛 + 濕邪粘滯 濕化熱 + 濕邪粘滯	衛氣主溫煦防禦腠理
頭痛(頭重如裹) 疼痛	濕邪重濁 濕邪粘滯 → 腠理間氣血津液停滯 → 不通則痛	衛氣推動氣血津液
肢體沈重	濕邪沈重, 濕困脾胃 → 脾失運化	脾主運化
咳嗽有痰, 粘膩不易咳出, 咳之不爽	通調水道失調 → 水津不布 → 內停於肺	肺主宣發肅降 · 通調水道
厚苔 濡脈	厚苔主濕濁停滯 濡脈主濕	淡紅舌, 薄白苔

(2) 裏證

≪景岳全書・傳忠錄≫ "裏證者, 病之在內在臟也. 凡病自內生, 則或因七情或因勞倦 或因飮食所傷 或爲酒色所因 皆爲裏證"	
槪念	病의 進行過程상 表邪가 未解하여 內로 傳入하거나, 病邪가 臟腑로 直入한 경우, 또는 內傷性 發病因子(情志・飮食・勞倦 등)로 인하여 나타나는 一連의 證候
特徵	發病速度緩慢, 病位深, 病勢重, 病程長
種類	裏熱實證, 裏寒虛證

① 裏熱實證

代表症狀	發病機理	生理
高熱	裏熱熾盛	正常人體 : 微溫狀態
大汗出, 口大渴, 喜冷飮, 煩躁	熱邪開泄腠理 → 傷津液	津液滋養全身 汗爲心之液
脘腹脹痛拒按, 便秘	熱在腸胃 → 胃濁不降	胃主降濁, 大腸主傳導糟粕
目赤, 頭痛	肝火循肝膽經 → 上擾諸竅	肝膽經行於偏頭部, 肝開竅於目
面赤 心悸, 怔忡, 心胸煩熱	心火上炎 → 循經上擾 心火上炎 → 熱擾心	面爲心之華 心主推動血脈
小便赤澁刺痛	心熱下移小腸 影響膀胱	心小腸表裏關係 小腸泌別淸濁・前滲膀胱
紅舌黃苔 數脈有力	紅舌主熱, 黃苔主熱 數脈有力主實熱	淡紅舌, 薄白苔

② 裏寒虛證

代表症狀	發病機理	生理
畏寒肢冷, 脘腹痛喜暖喜按 五更泄瀉, 小便淸長	陽虛虛寒內生 脾腎陽虛 → 二便失常, 封藏失調	陽主溫煦 脾主運化, 腎主二便, 腎主封藏
倦臥	陽氣不足 → 虛寒內生	陽主溫煦
淡舌 沈緩脈無力	淡舌主陽虛 沈脈主裏證, 緩脈主脾虛	淡紅舌, 薄白苔

(3) 半表半裏證

少陽證 : ≪傷寒論≫에서 말하기를 半表半裏證은 邪氣가 太陽과 陽明의 사이에 머물러 있으면서 寒熱往來, 口苦, 咽乾, 目眩, 胸脇苦滿, 心煩喜嘔, 嘿嘿不欲飮食, 脈弦 등의 症狀으로 나타나는 것이다. **募原證(膜原證) : ≪重訂通俗傷寒論≫ "膜者, 橫膈之膜; 原者, 空隙之外, 外通肌腠, 內近胃腑, 則三焦之關鍵, 爲內外交界之地, 實一身之半表半裏也"**	
槪念	病邪가 表나 裏에 있지 않고 表裏間에 介在하여 나타나는 一連의 證候
特徵	邪氣가 表에서 裏로 전하는 과정중에 나타남
種類	少陽證, 募原證(膜原證)

① 少陽證

代表症狀	發病機理	生理
寒熱往來	正勝則熱, 邪勝則寒	少陽於半表半裏
目眩, 胸脇苦滿 口苦 咽乾	氣機不暢邪在少陽 少陽經氣機不暢 → 膽汁上逆 少陽經氣機不暢 → 鬱久化火 → 傷津液	肝主疏泄 肝主疏泄(膽汁排泄)
心煩 喜嘔 嘿嘿不欲飮食	少陽經氣機不暢 → 鬱久化火 → 生心火 → 熱擾心神 肝鬱橫乘脾胃 → 胃濁上逆 肝鬱橫乘脾胃 → 胃失受納腐熟	心主神志 肝克脾胃, 胃主降濁 肝克脾胃, 胃主受納腐熟
薄白苔 弦脈	薄白苔主表 弦脈主肝病	淡紅舌, 薄白苔

② 募原證(膜原證)

代表症狀	發病機理	生理
憎寒壯熱	正勝則熱, 邪勝則寒	膜原於半表半裏
胸膈痞滿 心煩懊惱	溫疫邪伏於膜原 → 氣機不暢 溫熱邪轉移心 → 心神不寧	肺主宣肅, 胃主降濁 心主神志
頭暈拘泥 咳痰不爽	濕痰內停 → 濁氣上逆 通調水道失調 → 水津不布 → 內停於肺	淸氣升, 濁氣降 肺主宣發肅降 · 通調水道
厚苔(如積粉苔) 弦數脈	厚苔主濕痰 弦脈主肝病, 數脈主熱	淡紅舌, 薄白苔

(4) 表證과 裏證의 감별

證	病程長短	寒熱情況	舌苔	脈像
表證	較短	惡寒發熱	變化 少	浮
裏證	較長	但熱 或 但寒	變化 多	沈
半表半裏證	不長不短	寒熱往來	變化 較少	弦

(5) 表證과 裏證의 관계

① 表裏同病

表證과 裏證이 같은 시기에 나타나는 것으로, 發病初期에 表證과 裏證이 곧바로 나타나는 경우, 表證이 아직 낫지 않았는데 병이 裏에 파급되는 경우, 또는 裏證이 아직 낫지 않았는데 表邪의 侵襲을 받는 경우 등이 있다.

② 表邪入裏

疾病의 발전과정중 表證이 不解하고 內傳入裏하여 裏證으로 나타나는 경우이다. 이는 抗病能力의 減退, 邪氣의 過盛, 誤治, 혹은 失治 등에 기인한다. 일반적으로 表證이 裏로 들어가는 것은 病勢가 加重되는 것을 반영한다.

③ 裏邪出表

疾病의 治療과정중 어떤 裏證은 病邪가 裏에서 肌表로 透達하기도 한다. 이는 抗病能力의 增强, 正治 등에 기인한다. 일반적으로 裏證이 表로 나가는 것은 邪가 退路에 있어 病勢가 減輕되는 것을 반영한다.

2) 寒熱辨證

寒熱은 疾病의 性質을 辯別하는 一對綱領을 말한다. 寒熱은 人體 陰陽의 偏盛과 偏衰의 구체적 표현으로 寒熱을 辨別하는 것은 사실상 陰陽의 盛衰를 辨別하는 것과 마찬가지이다. 음이 성하거나(陰盛) 양이 허하면(陽虛) 寒證으로 나타나고 양이 성하거나(陽盛) 음이 허하면(陰虛) 熱證으로 나타난다.

> **≪素問・陰陽應象大論≫ "陽勝則熱, 陰勝則寒"**
> **≪景岳全書・傳忠錄≫ "寒熱乃陰陽之化也"**

寒 證				熱 證			
表		裏		虛		實	
實	虛	寒邪直中	虛寒內生	氣虛熱	陰虛熱	表	裏
表寒實	表寒虛					表實熱	裏實熱

(1) 寒證

① 表寒實證

代表症狀	發病機理	生理
無汗 惡寒(重) 發熱(輕)	寒邪凝滯 → 腠理閉塞 衛氣鬱遏 → 失溫煦 腠理閉塞 · 正邪相爭 · 鬱久化熱	衛氣防禦外邪 衛氣溫煦腠理 衛氣推動腠理間氣血津液運行
頭痛(絞痛), 身痛	寒邪凝滯 → 腠理間氣血津液停滯 → 不通則痛	衛氣推動腠理間氣血津液運行
薄白苔 浮緊脈	薄白苔主表 浮脈主表, 緊脈主寒	淡紅舌, 薄白苔

② 表寒虛證

代表症狀	發病機理	生理
自汗 惡風(重) 發熱(輕)	衛氣虛 → 腠理不攝 衛氣虛 → 失溫煦防禦 鬱久化熱(衛氣虛 → 推動無力 → 氣血津液停滯), 正邪相爭	衛氣固攝腠理 衛氣溫煦腠理 · 防禦外邪 衛氣推動腠理間氣血津液運行
周身疼痛	衛氣虛 → 推動無力 → 氣血津液停滯 → 不通則痛	衛氣推動腠理間氣血津液運行
白苔 浮緩脈 或 浮弱脈	浮脈主表, 緩脈主脾虛, 弱脈主氣虛	淡紅舌, 薄白苔

③ 裏寒證(寒邪直中)

寒邪直中은 脾肺氣虛인 상태에서 강한 外感寒邪에 직접적으로 中焦가 感受된 것으로 虛와 實이 挾雜된 病證이다.

代表症狀	發病機理	生理
惡寒	衛氣鬱遏 → 失溫煦	衛氣溫煦腠理
脘腹冷痛(痛劇急驟)	寒邪直中於腹 → 脾(胃)失溫	脾(胃)喜溫惡濕
四肢不溫 肢體倦怠, 食慾不振	脾氣虛 → 陽氣不達四肢 脾失運化升淸	脾胃主運化 · 主四肢肌肉 脾主運化升淸
口淡不渴 呑酸吐涎 泄瀉	寒邪直中 → 水濕不運 → 津液不能上承于口 胃濁不降 反上逆 脾失運化水濕	脾開竅於口 胃主降濁 脾主運化水濕
白滑苔 遲脈	白苔主脾氣虛, 滑苔主寒 遲脈主寒	淡紅舌, 薄白苔

④ 裏寒證(虛寒內生)

虛寒內生은 脾腎陽虛를 위주로 한다.

代表症狀	發病機理	生理
畏寒肢冷, 脘腹痛喜暖喜按 五更泄瀉, 小便淸長	陽虛虛寒內生 脾腎陽虛 → 二便失常, 封藏失調	陽主溫煦 脾主運化, 腎主二便, 腎主封藏
倦臥	陽氣不足 → 虛寒內生	陽主溫煦
淡舌 沈緩脈無力	淡舌主陽虛 沈脈主裏證, 緩脈主脾虛	淡紅舌, 薄白苔

(2) 熱證

① 氣虛熱證

代表症狀	發病機理	生理
肌表發熱	脾不升淸 → 水穀精微不達四末 → 鬱久化熱	脾主升淸, 脾主四肢肌肉
倦怠乏力, 食慾不振 面色萎黃	淸陽不升 脾虛則五色(黃)顯露	脾主運化精微, 氣血生化之源 脾主黃色
浮腫, 便溏	脾失運化 → 水濕下泄	脾主運化水濕, 脾喜燥惡濕
舌質淡, 薄白苔 脈洪而虛	白苔主脾氣虛 脈洪而虛主氣虛虛熱	淡紅舌, 薄白苔
甚則 帶下(白色), 胃下垂, 子宮下垂, 脫肛	脾失固托內臟 反下陷	脾主升淸 · 固托內臟

② 陰虛熱證

代表症狀	發病機理	生理
心悸, 怔忡, 兩目乾澁, 腰膝酸軟	心肝腎滋養失調	陰血滋養心肝腎
五心煩熱, 盜汗, 潮熱, 兩顴發紅	陰虛虛熱內生 → 虛火上炎	陰陽互根互用
口渴喜飮	陰虛虛熱內生 → 傷津液	津液滋養全身
紅舌少苔 細數脈	紅舌主熱, 少苔主虛 細數脈主陰虛虛熱	淡紅舌, 薄白苔
甚則 宗根易擧 擧而不堅, 早泄	陰虛 → 相火妄動 → 邪火灼煎 陰液 → 邪氣生	腎爲先天之本 主生長發育生殖

③ 表實熱證

代表症狀	發病機理	生理
有汗 惡風寒(輕) 發熱(重) 頭痛(灼痛) 口渴	熱邪開泄腠理(熱邪主開泄) 衛氣失溫煦防禦 風熱上擾(熱邪主上炎) 熱邪灼煎陰血(熱邪主燔灼) → 瘀血 → 不通則痛 熱邪傷津	衛氣主溫煦防禦固攝腠理
咽痛 或 咳嗽, 痰稠色黃	風熱上擾 → 咽喉不利 風熱熏津 → 肺津不布 → 聚成痰飮	咽喉與肺經相通 肺主宣發肅降 · 通調水道
舌尖紅 薄白苔 或 薄黃苔 浮數脈	舌尖紅主熱(心 · 肺) 薄苔主表, 黃苔主熱 浮脈主表, 數脈主熱	淡紅舌, 薄白苔

④ 裏實熱證

代表症狀	發病機理	生理
高熱	裏熱熾盛	正常人體 : 微溫狀態
大汗出, 口大渴, 喜冷飮, 煩躁	熱邪開泄腠理 → 傷津液	津液滋養全身 汗爲心之液
脘腹脹痛拒按, 便秘	熱在腸胃 → 胃濁不降	胃主降濁, 大腸主傳導糟粕
目赤, 頭痛	肝火循肝膽經 → 上擾諸竅	肝膽經行於偏頭部, 肝開竅於目
面赤 心悸, 怔忡, 心胸煩熱	心火上炎 → 循經上擾 心火上炎 → 熱擾心	面爲心之華 心主推動血脈
小便赤澁刺痛	心熱下移小腸 影響膀胱	心小腸表裏關係 小腸泌別淸濁 · 前滲膀胱
紅舌黃苔 數脈有力	紅舌主熱, 黃苔主熱 數脈有力主實熱	淡紅舌, 薄白苔

(3) 寒證과 熱證의 관계

① 上熱下寒

患者의 上部에 熱證이 나타나는 동시에 下部에는 寒證이 나타나는 病證으로 腎陽이 虛衰함으로 말미암아 陰寒이 下部에서 盛해지고 火가 歸原하지 못한 결과 虛陽이 浮越하여 나타난다.

② 上寒下熱

患者의 上部에 寒證이 나타나는 동시에 下部에는 熱證이 나타나는 病證이다.

③ 裏熱表寒

患者의 裏部에 熱證이 있고 동시에 表部에 寒證이 있는 病證으로 평소에 內熱이 있는데 風寒에 感하거나, 外邪가 入裏化熱하고 表寒이 未解한 病證에서 나타난다.

④ 裏寒表熱

患者의 裏部에 寒證이 있고 동시에 表部에 熱證이 있는 病證으로 평소에 裏寒이 있는데 風熱에 感하거나, 表熱證이 未解한데 誤下하여 脾胃陽氣가 損傷을 입은 경우에 나타난다.

⑤ 寒轉爲熱

먼저 寒證이 있고 뒤에 熱證이 나타나는 것으로 寒邪가 凝滯하여 氣血津液의 運行이 阻滯되어 久化熱하기 때문이다.

⑥ 熱轉爲寒

먼저 熱證이 있고 뒤에 寒證이 나타나는 것으로 正氣가 不足하여 邪氣를 이기지 못함으로 말미암아 邪氣에 의하여 陽氣가 耗傷되기 때문이다.

3) 虛實辨證

虛實은 邪正勝敗와 正氣盛衰를 辯別하는 一對綱領을 말한다. 虛는 正氣의 不足을 가리키므로 虛證은 正氣不足으로 인한 證候를 말하며, 實은 邪氣의 過盛을 가리키므로 實證은 邪氣過盛으로 인한 證候를 말한다.

≪素問·通評虛實論≫ "邪氣勝則實, 精氣脫則虛"

(1) 虛證

虛證은 人體의 正氣가 虛弱하여 抗病力이 떨어지고 臟腑의 生理機能이 減退하여 나타나는 證候를 말한다.

代表症狀		發病機理	生理
氣喘息短 自汗 語聲低怯 腹脹痛而喜按, 不欲食 四肢無力 便溏 或 瀉	氣虛	肺氣虛 → 肅降失調 衛氣虛 → 腠理不攝 肺氣虛 → 宗氣生成不足 脾氣虛 → 胃失受納腐熟降濁 脾虛失運化水穀精微 脾虛失運化水濕	肺主宣發肅降 衛氣主固攝腠理 肺主一身之氣, 肺主聲 胃主受納腐熟降濁 脾主運化水穀精微 脾主運化水濕
淡舌白苔 脈虛	氣虛	淡舌白苔主氣虛 虛脈主虛	淡紅舌, 薄白苔
面色蒼白 失眠, 多夢, 健忘, 易驚 心悸 兩目昏花 爪甲不榮, 肢體麻木 頭暈	血虛	心血虛 → 心之外華失滋養 心血虛 → 血不養神 → 神志不安 心血虛 → 推動血脈無力 肝血虛 → 肝竅(目)失滋養 肝血虛 → 肝之外華(筋 · 爪)失滋養 血虛 → 失滋養	面爲心之華 心主神志 心主推動血脈 肝開竅於目 爪甲爲肝華, 筋爲肝體 肝膽經行於頭部
淡白舌 細脈	血虛	淡白舌主血虛 細脈主氣血不足	淡紅舌, 薄白苔
皮膚乾燥	津液不足	津液不足 → 失滋潤	津液滋潤口 · 脣 · 舌 · 皮膚
乾舌燥苔 弱脈	津液不足	舌失滋潤 弱脈主氣虛	淡紅舌, 薄白苔

(2) 實證

實證은 邪氣의 亢盛으로 人體의 機能이 亢進되거나 혹은 代謝障碍, 病理産物의 停滯로 인해 나타나는 證候를 말한다.

代表症狀		發病機理	生理
胸脇部脹滿疼痛, 牽引及右肩背部 腹脹痛 胸滿悶	氣滯	肝氣鬱滯 → 肝膽經循行部位鬱滯 → 不通則痛 肝乘脾胃 → 脾胃運化·升降失調 肝左升肺右降失調 → 肺氣壅滯	肝膽經循行於胸脇·肩背·偏頭 肝調節脾胃相對動態平衡 肝左升肺右降 → 升降平衡維持
白苔 弦脈		白苔主氣滯 弦脈主肝病	淡紅舌, 薄白苔
刺痛(痛有定處), 拒按 肌膚甲錯	血瘀	瘀血內阻 → 不通則痛 瘀血內停·新血不生 → 肌膚失養	血液運行於脈管內 血液濡潤滋養全身
紫暗舌(見紫點紫斑) 細澁脈 或 結代脈		紫暗舌主血瘀 細澁脈主血虛	淡紅舌, 薄白苔
痰多色白易咯 胸膈痞悶 惡心嘔吐	痰飮	通調水道失調 → 水津不布 → 內停於肺 肺失宣發肅降 胃失降濁 反上逆	肺主宣發肅降·通調水道 肺主宣發肅降 胃主降濁
膩苔 滑脈		膩苔主痰	淡紅舌, 薄白苔

(3) 虛證과 實證의 관계

① 實證挾虛

實證中에 正氣가 損傷되거나 또는 원래 體虛한데 外邪를 感受한 경우에 볼 수 있다. 이때는 實邪가 위주가 되고 正虛가 부차적인 것이 된다.

② 虛證挾實

實證이 深重하고 오래된 경우, 正氣大傷한 경우, 餘邪未盡한 경우, 또는 원래 體虛한데 外邪를 感受한 경우에 볼 수 있다. 이때는 正虛가 위주가 되고 實邪가 부차적인 것이 된다.

③ 虛實倂重

嚴重한 實證이 오래되어 正氣大傷하여 實邪未減한 경우, 또는 원래 正氣가 매우 弱한데 비교적 重한 邪氣를 感受한 경우에 볼 수 있다. 이때는 正虛와 邪實 모두가 중요하다.

④ 眞虛假實

病은 본래 內臟의 氣血不足, 運化無力으로 인한 虛證인데 나타나는 증상은 實證과 유사한 證候가 나타나는 것을 말한다("至虛之病 反見盛候").

⑤ 眞實假虛

病은 본래 熱結腸胃, 痰飮停滯, 大積大聚 등의 實證인데 나타나는 증상은 虛證과 유사한 證候가 나타나는 것을 말한다("大實之病 反見虛狀").

4) 陰陽辨證

陰陽은 병을 槪括的으로 분류하는 一對綱領을 말한다. 陰陽은 八綱辨證의 總綱이며 나머지 六綱을 總括하게 되는데, 즉 表, 熱, 實證은 陽證에 속하고 裏, 寒, 虛證은 陰證에 속한다. 그 구체적 證候表現과 病因病機 등은 위의 六綱에서 이미 상술하였다.

陰陽辨證이 갖는 또 하나의 意義는 人體 內 陰陽의 偏盛과 偏衰를 辨別하는 것이다. 이에는 陰虛, 陽虛, 陰盛·陽盛이 있다.

≪景岳全書≫ "凡診脈施治, 必先審陰陽, 乃爲醫道之綱領"

(1) 陰虛

陰虛란 機體의 精, 血, 津液 등 物質이 虧耗되어 陰虛해지고 制陽하지 못해 陽이 상대적으로 亢盛해짐으로 인한 機能虛性亢進의 病理狀態이다.

代表症狀	發病機理	生理
腰膝腿足酸軟, 耳鳴耳聾	(腎)陰虛失滋養	陰主滋養濡潤
關節拘急不利, 肢體麻木	(肝)陰虛失滋養	
健忘, 不眠	(心)陰虛失滋養	
五心煩熱, 燥熱, 盜汗	陰虛虛熱內生 → 虛火上炎	陰陽互根互用
性慾旺盛, 집중력 저하	邪火煎熬眞陰 → 邪氣生	眞陽煎熬眞陰 → 元氣生成
紅舌少苔 細數脈	紅舌少苔主陰虛虛熱 細數脈主陰虛虛熱	淡紅舌, 薄白苔

(2) 陽虛

陽虛란 機體의 陽氣가 虛損하여 機能이 減退 또는 衰弱하고 機體反應性이 低下하며, 代謝活動이 減退하여 熱量이 不足하게 되는 病理狀態이다.

代表症狀	發病機理	生理
畏寒, 腹痛隱隱, 喜暖喜按	陽失溫煦 → 虛寒內生	陽主溫煦
四肢厥冷	陽氣不達 四末 · 肌表	
倦臥, 陽萎	陽失推動	陽主推動
小便短頻, 水腫	邪水生(陽虛則陰有餘)	陰陽互根互用
面如醉狀	虛陽上浮(眞陽畏陰寒 → 上越)	陰陽動態平衡 유지
淡胖舌 或 淡紫舌 尺脈沈細	淡胖舌 或 淡紫舌主陽虛 尺脈無力主腎虛	淡紅舌, 薄白苔 尺脈沈取有力

(3) 陰盛

陰盛이란 機體의 病變過程에서 臟腑組織의 機能이 減退하고 代謝活動이 低下하여 熱量形成이 不足해지고, 病理的 代謝物이 積滯되는 등의 陰濁이 偏盛한 病理狀態를 말한다.

代表症狀	發病機理	生理
惡寒 周身疼痛劇烈, 拒按	陰盛則寒 陰盛則寒 → 寒邪凝滯 → 周身氣血津液停滯	陰主寒 衛氣推動腠理間氣血津液運行
喘 腹冷, 泄瀉 小便清長 或 水腫	寒客於肺 → 肺失宣肅 寒邪直中 → 脾失健運 寒邪內侵 → 腎失主水液	肺主宣肅 脾主運化 腎主水
淡白苔 緊脈	淡白苔主寒 緊脈主寒	淡紅舌, 薄白苔

(4) 陽盛

陽盛이란 機體의 病變過程에서 나타나는 陽熱의 偏盛과 機能亢進, 그리고 代謝熱量의 과잉 및 機體의 反應性이 증가하는 등의 病理狀態를 말한다.

代表症狀	發病機理	生理
壯熱	陽盛則熱	
大汗出	熱邪開泄腠理	
面紅 目赤 耳鳴(기차소리)	火邪上炎於淸竅	面爲心之華 目爲肝之竅 耳爲腎之竅
煩燥, 失眠	熱擾心神	心主神志
口渴喜冷飮	火邪煎熬陰血 → 傷津液	津液滋潤全身
甚 神志行動異常, 眩暈, 疼痛(如刺)	火邪煎熬陰血 → 痰瘀形成 → 閉阻心竅	心主神志
性慾旺盛, 집중력 저하	火邪煎熬眞陰 → 邪氣生	眞陽蒸騰眞陰 → 元氣生成
紅舌黃苔 數脈有力	紅舌黃苔主熱 數脈有力主實熱	淡紅舌, 薄白苔

(5) 陰陽俱虛

代表症狀	發病機理	生理
嬰兒腦門遲閉, 小兒發育遲緩, 身體矮小, 易破骨	腎精不足 → 滋養失調	其體爲骨, 腎主生長發育生殖
髮少枯槁, 色不黑, 易脫	腎精不足 → 滋養失調	腎華在髮, 腎主生長發育生殖
腰膝酸軟, 耳鳴, 易恐	腎精不足 → 滋養失調	腰爲腎之府, 膝爲肝之府 腎滋養肝 腎主二便, 腎情志爲恐 腎主諸竅(耳 · 二陰)
初經遲延 或 無子	腎精不足 → 滋養失調	腎主生長發育生殖, 腎滋養肝
沈脈無力, 尺部甚	尺脈無力主腎虛	淡紅舌, 薄白苔 尺脈沈取有力

(6) 陰虛 · 陽虛 · 陰盛 · 陽盛의 감별

	虛	盛
陰	腰膝腿足酸軟, 耳鳴耳聾 關節拘急不利, 肢體痲木 健忘, 不眠 五心煩熱, 燥熱, 盜汗 性慾旺盛, 집중력 저하 紅紅舌少苔 細數脈	惡寒 周身疼痛劇烈 拒按 喘 腹冷, 泄瀉 小便淸長 或 水腫 淡白苔 緊脈
陽	畏寒, 腹痛隱隱 喜暖喜按 四肢厥冷 倦臥, 陽萎 小便短頻, 水腫 面如醉狀 淡胖舌 或 淡紫舌 尺脈沈細	壯熱 大汗出 面紅, 目赤, 耳鳴(기차소리) 煩燥, 失眠 口渴喜冷飮 甚 神志行動異常, 眩暈, 疼痛(如刺) 性慾旺盛 집중력 저하 紅舌黃苔 數脈有力

제3절 氣血津液辨證

氣血津液辨證은 氣・血・津液의 虧虛, 運行不暢 및 代謝障碍와 관련된 證候를 辨別하는 방법이다.

氣・血・津液은 生理的으로 볼 때 臟腑機能活動의 物質的 基礎가 되고, 또한 臟腑機能活動의 結果物이기도 하다. 따라서 이들의 生成과 運行, 輸布는 모두 臟腑의 機能과 밀접한 관련을 갖고 있다. 때문에 病理的으로 보면 臟腑에서 발생한 病變은 氣・血・津液의 변화에 영향을 미치고 또한 氣・血・津液의 病變 역시 臟腑의 기능에 영향을 준다. 따라서 氣血津液辨證은 全身性의 氣血津液失調 상황에 대한 파악 외에도 반드시 有關臟腑의 특징을 결합하여 분석해야만 비로소 전면적인 파악이 가능하다.

1. 氣病辨證

1) 氣의 槪念

古代人들이 自然現象을 인식함에 있어서 이 世界를 구성하는 가장 基本的인 物質을 氣로 보았듯이 東醫學에서도 人體를 구성하는 基本物質을 氣라고 보았으며 氣의 運動과 變化에 의해서 生命活動이 나타나는 것으로 보고 있다. 또한 人間의 생명활동 역시 氣가 기초가 됨을 설명하였다. 즉 東醫學에서 말하는 氣에는 두 가지 의미가 內包되어 있음을 알 수 있다. 첫 번째로 氣는 人體를 구성하는 기본적인 '物質'을 의미한다. 두 번째로 氣는 人體 生命活動 維持를 위한 臟腑組織機關의 '機能活動'을 의미한다.

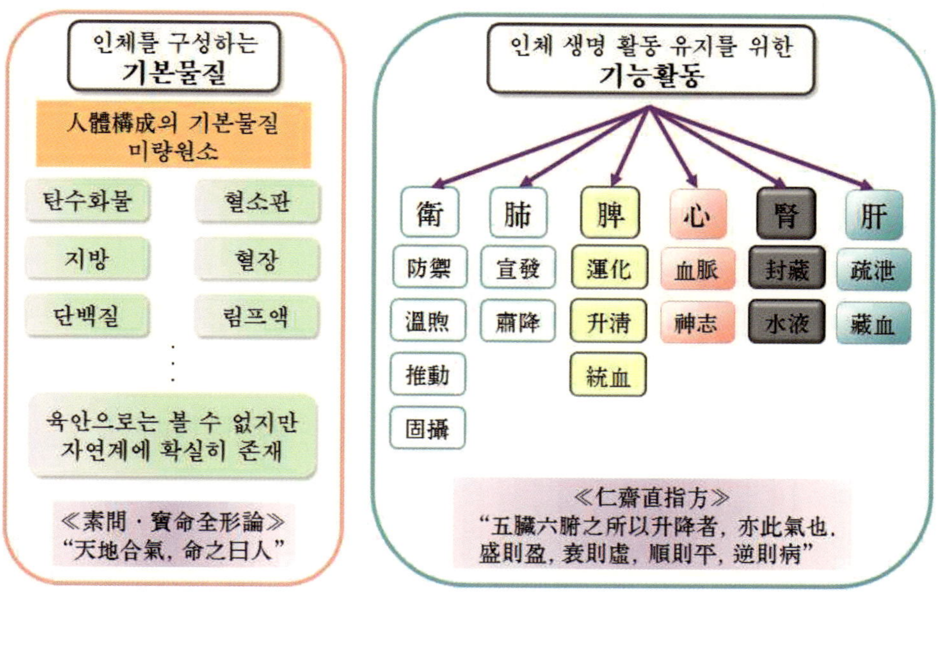

2) 氣病證候의 구분

氣病의 변화는 매우 다양하지만 여기서는 크게 5가지로 구분해서 辨證한다. 氣虛, 氣脫, 氣滯, 氣逆, 氣閉 등인데, 氣虛, 氣陷, 氣脫은 虛證에 속하고 氣滯, 氣逆, 氣閉는 實證에 속한다.

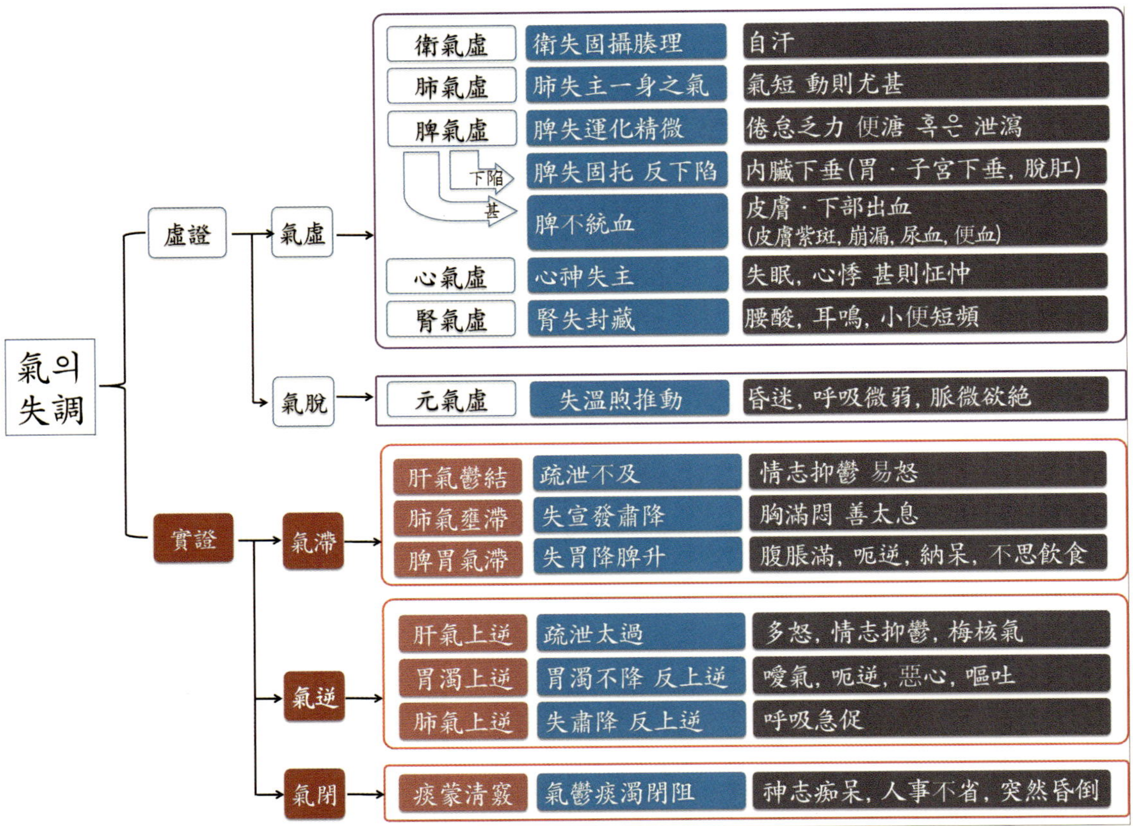

참고 | 氣病證候의 傳變

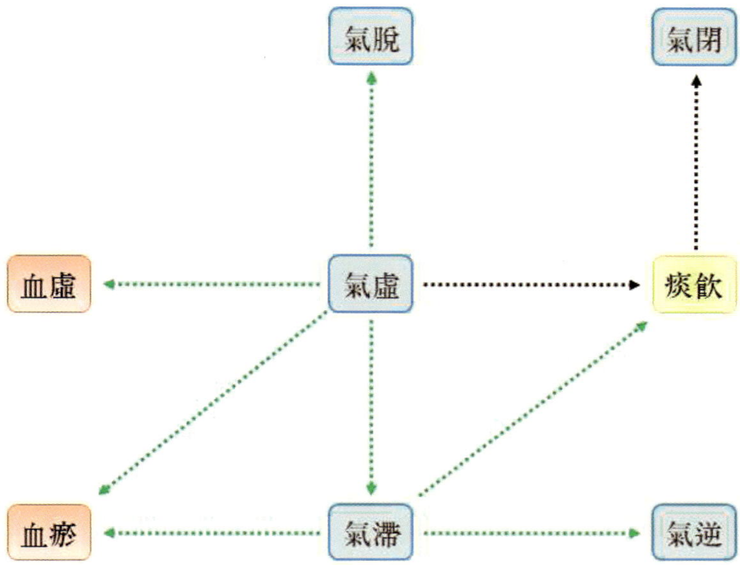

(1) 氣虛

氣虛는 주로 元氣虛損이나 臟腑機能衰退로 표현되는 證候로서 흔히 久病, 年老體弱이나 飮食失調 등으로 기인한다. 氣虛는 衛氣虛, 臟腑氣虛(肺氣虛, 脾氣虛, 心氣虛, 腎氣虛), 氣脫로 구분할 수 있다. 氣脫은 氣虛가 더욱 심해진 것으로 뒤에서 따로 다루기로 한다.

① 衛氣虛

衛氣가 虛하면 固攝, 溫煦, 防禦, 推動기능의 감퇴로 인한 병리변화가 일어나 汗出, 惡風, 疼痛, 發熱 등의 증상이 나타난다.

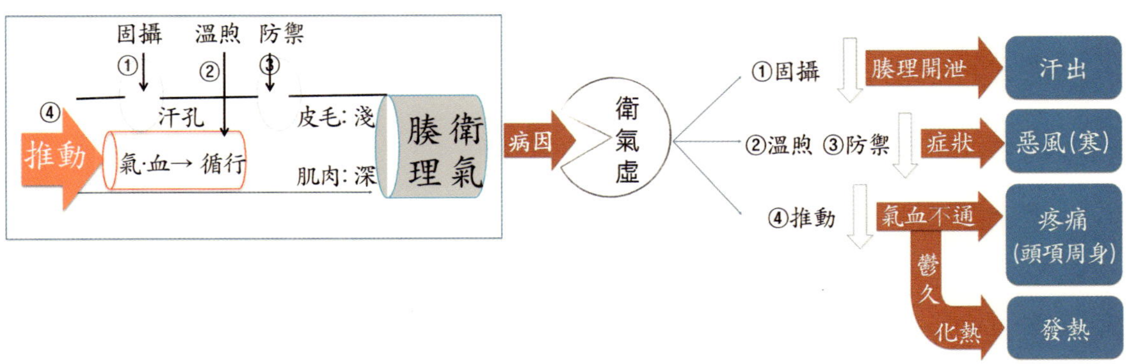

衛氣虛 1

代表症狀	發病機理	生理
汗出	衛氣虛 → 固攝汗孔失調	衛氣主固攝汗孔
惡風(寒)	衛氣虛 → 溫煦防禦 失調	衛氣主溫煦, 防禦腠理
疼痛(頭項, 周身)	推動無力 → 氣血停滯 → 不通則痛	衛氣主推動(氣血津液)
發熱	推動無力 → 氣血停滯 → 鬱久化熱	衛氣主推動(氣血津液)

衛氣虛 2

② 肺氣虛

肺氣가 虛하면 肺의 宣發肅降, 司呼吸, 主一身之氣, 通調水道 기능의 감퇴로 인한 병리 변화가 일어나 汗出, 惡風, 鼻塞, 流涕, 氣喘, 少氣短息, 語聽低怯 등의 증상이 나타난다.

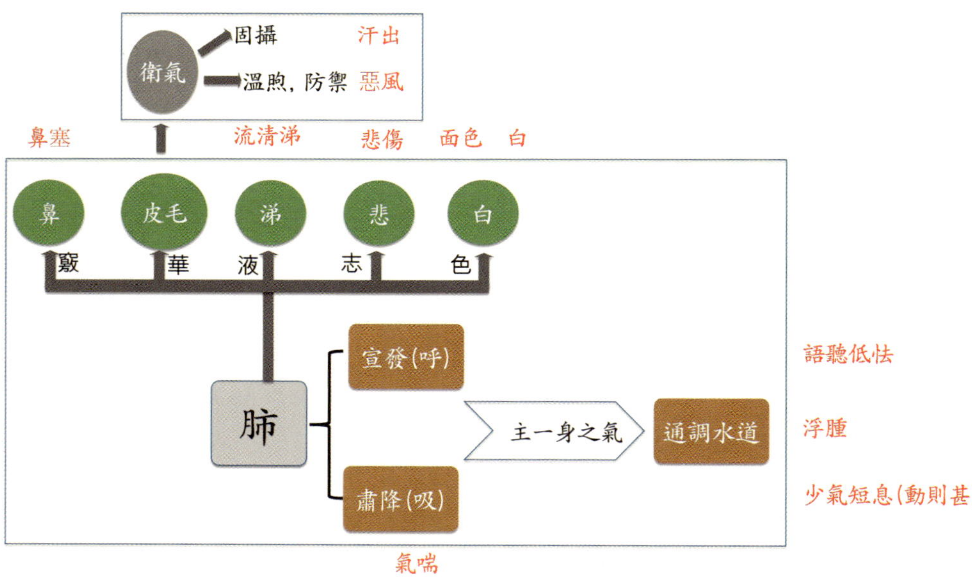

肺氣虛 1

代表症狀	發病機理	生理
自汗, 惡風	肺氣虛 → 失主宣發 ⇒ 衛氣虛	肺主宣發, 主皮毛
鼻塞, 流清涕	肺氣虛 → 鼻竅失封藏	肺開竅於鼻
神疲體倦, 面色 白	肺氣虛 → 失主一身之氣	肺主一身之氣, 主白色
語聲低怯	肺氣虛 → 宗氣生成不足	肺主一身之氣, 肺主聲
浮腫	肺氣虛 → 通調水道失常	肺主通調水道
氣喘, 少氣短息(動則甚)	肺氣虛 → 失肅降	肺主肅降, 主吸氣(清氣)
悲傷	肺氣虛 → 情志失常	悲爲肺之情志
淡舌, 白苔, 虛脈	淡舌 白苔 → 主氣虛虛脈 → 主虛	舌淡紅, 苔薄白

肺氣虛 2

③ 脾氣虛

脾氣가 虛하면 脾의 運化, 昇淸, 統血기능의 감퇴로 인한 병리 변화가 일어나 消瘦, 倦怠乏力, 食慾不振, 口淡無味, 不願思考, 面色萎黃, 浮腫, 便溏, 白帶下, 胃下垂, 子宮下垂, 久痢脫肛 便血, 紫斑 및 食少, 納呆, 痞症, 脹滿嘔吐, 呃逆 등의 증상이 나타난다.

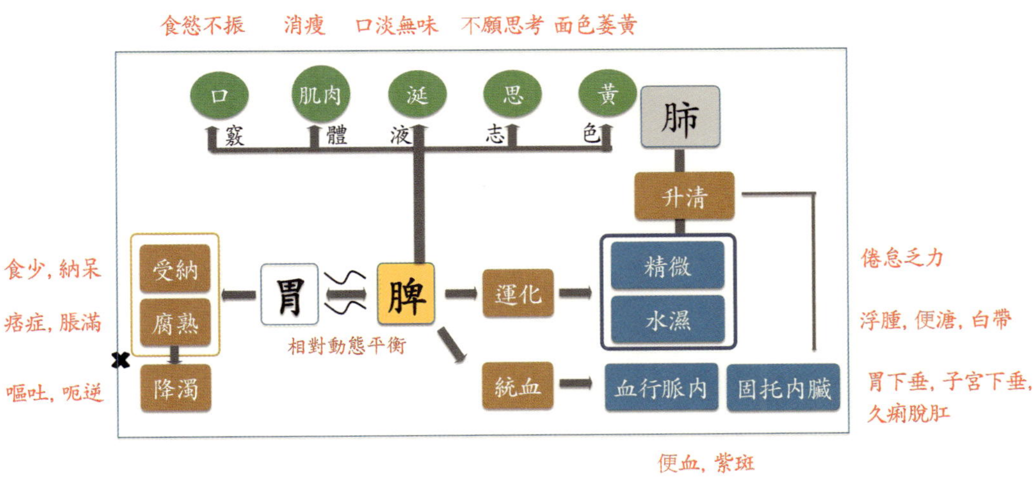

脾氣虛 1

代表症狀	發病機理	生理
倦怠乏力, 消瘦, 面色萎黃	脾氣虛 → 失運化 ⇒ 精微不足	脾主運化, 脾爲氣血生化之源, 脾主黃色
不願思考, 口淡無味	脾氣虛 → 脾系統滋養失調	脾主思, 開竅於口
浮腫, 便溏, 白帶下	脾氣虛 → 失運化水濕 ⇒ 水濕下注	脾主運化水濕, 喜燥惡濕
胃下垂, 子宮下垂, 久痢脫肛	脾氣虛 → 脾不昇淸 ⇒ 內臟下陷	脾主昇淸, 固托內臟
下部, 皮膚出血(便血, 紫斑)	脾氣虛 → 脾失統血	脾主統血
食慾不振, 食少, 嘔吐, 便秘, 痞症, 脹滿, 納呆, 噯氣, 呃逆	脾氣虛 → 胃受納腐熟, 降濁失調 → 胃濁上逆	脾胃表裏關係, 胃主受納, 腐熟降濁
白苔, 緩弱脈	白苔 → 主脾氣虛 緩脈 → 主脾虛	舌淡紅, 苔薄白

脾氣虛 2

④ 心氣虛

心氣가 虛하면 心의 神志와 血脈을 주관하는 기능의 감퇴로 인한 병리 변화가 일어나 失眠, 多夢, 健忘, 易驚, 心悸 등의 증상이 일어나며, 심하면 怔忡, 面色淡白, 弱數脈 등의 증상이 나타난다.

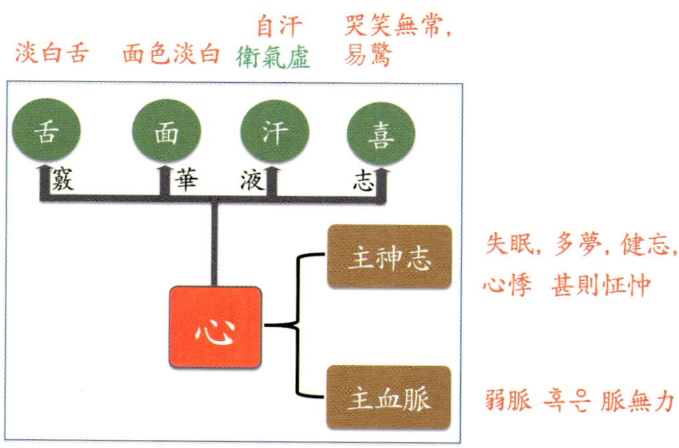

心氣虛 1

代表症狀	發病機理	生理
面色淡白	心氣虛 → 面失滋養	面爲心之華
自汗	心氣虛 → 營陰不足 → 衛氣虛	心主血脈, 衛主固攝(汗孔)
失眠, 多夢, 健忘,心悸 甚怔忡	心氣虛 → 失主神志 ⇒ 神志不安	心主神志, 血은 神志活動의 기본물질
易驚, 哭笑無常	心虛 則 五志異常	心主喜
淡白舌 脈數弱 혹은 脈無力	淡白舌主心氣虛, 弱脈主氣虛, 脈無力主虛	舌淡紅, 苔薄白

心氣虛 2

⑤ 腎氣虛

腎氣가 虛하면 封藏기능과 水液을 주관하는 기능의 감퇴로 인한 병리 변화가 일어나 滑精, 早泄, 白帶下, 胎動易滑, 喘息, 氣短, 小便頻數, 尿後餘瀝, 夜尿頻多, 水腫, 耳聾, 面色黧黑, 驚恐, 腰酸脚軟 등의 증상이 나타난다.

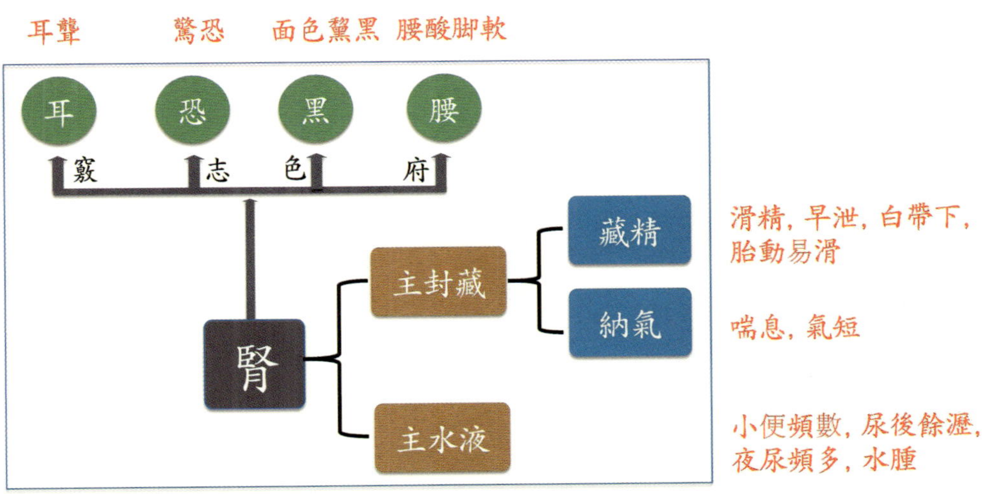

腎氣虛 1

代表症狀	發病機理	生理
腰酸脚軟	腎氣虛 → 腰, 骨 失滋養	腰爲腎之府, 腎主骨
滑精, 早泄, 白帶下, 陽萎	腎氣虛 → 失主封藏, 生殖機能活動失常	腎主封藏, 腎(精)氣主生殖
水腫, 小便短頻, 尿後餘瀝, 夜尿頻多	腎氣虛 → 失主一身之水液	腎主水, 腎主二便
喘息, 氣短	腎氣虛 → 失主納氣	腎主納氣
耳聾, 驚恐, 面色黧黑	腎氣虛 → 腎系統失滋養	耳爲腎之竅, 腎主恐, 主黑色
尺脈無力	尺脈無力主腎虛	尺脈有力

腎氣虛 2

(2) 氣脫

氣脫證은 元氣虧虛가 이미 극에 달하여 장부기능이 아주 심하게 쇠갈하여 위중한 증후를 말한다.

代表症狀	發病機理	生理
昏迷	元氣衰竭 → 心神失主	心主神志 元氣主溫煦滋養諸臟
汗出不止(식은땀)	元氣衰竭 → 失溫煦 衛氣虛 → 失固攝	元氣主溫煦滋養諸臟 衛氣主固攝腠理
呼吸微弱	宗氣大衰 → 肺失主呼吸 元氣虛 → 失納氣	肺主一身之氣 腎主納氣
脈微欲絶 或 浮大無根	微脈主元陽虧損 浮大主虛	尺脈沈取有根

(3) 氣滯

氣滯란 氣機鬱滯의 병리상태를 일컬음이다. 주로 臟腑組織의 기능장애로 인해 발생하며 悶, 脹, 悶痛 또는 脹痛 등의 증상을 나타낸다. 또한 氣機昇降出入은 肝主疏泄, 肺主宣降, 脾主升清, 胃主降濁 등의 기능활동과 관련되어 있어 氣滯는 肝·肺·脾의 氣機失調를 일으킨다.

① 肝氣鬱結

肝은 疏泄과 氣機를 調暢하는 기능이 있다. 肝氣鬱結하면 肝疏泄不及, 情志不舒, 經絡의 循行 부위가 阻滯되는 등의 병리변화를 일으킨다. 나아가 肝의 藏血기능까지 영향을 미칠 수 있으므로 여자는 월경부조 등의 증상이 나타날 수 있다. 또한 五行生克乘侮 및 陰陽昇降平衡 관계에 의거하여 肝氣鬱結은 다른 臟腑의 機能失調의 病變을 초래한다. 그 중에서도 특히 肝乘脾胃로 인한 脾胃氣滯와 肝侮肺으로 인한 肺氣壅滯가 자주 발생한다.

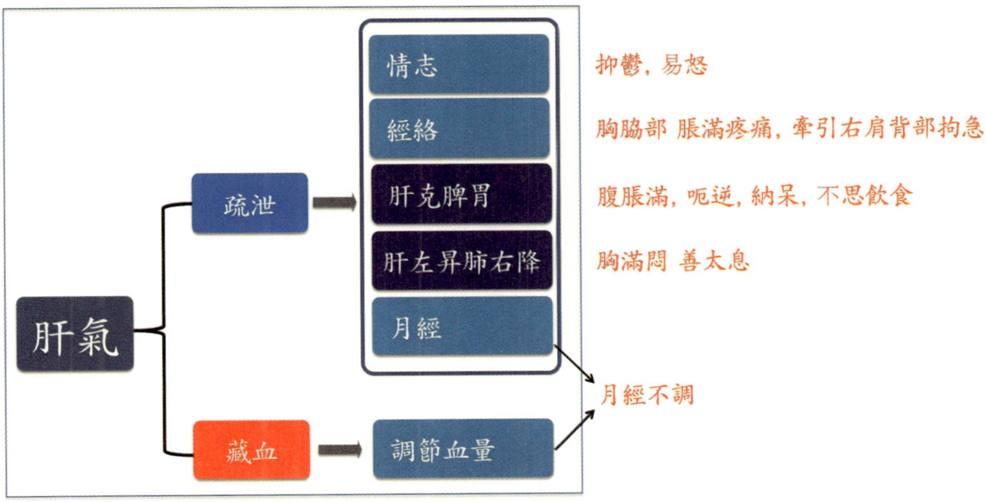

肝氣鬱結 1

代表症狀	發病機理	生理
情志抑鬱, 易怒	肝疏泄不及	肝主疏泄, 肝喜條達
胸脇部: 脹滿疼痛, 牽引右肩背部	循行部位鬱滯 → 不通則痛	肝·膽經은 胸脇 및 肩部를 循行
腹脹滿, 呃逆, 納呆, 不思飮食	肝乘脾胃, 脾胃 運化, 升降 기능 失調	肝克脾胃, 脾胃 사이의 動態 平衡을 조절
胸滿悶, 善太息	肝·肺 昇降失調 → 肺氣滯	肝左昇, 肺右降
月經不調	肝調節血量 失調	肝主藏血, 調節血量

肝氣鬱結 2

② 肺氣壅滯

肺는 宣發肅降을 主管하는 臟으로 肺氣壅滯하면 宣發肅降機能 저하의 병리 변화를 일으켜 주로 胸膈滿悶, 嘆息, 胸部脹痛 등의 증상이 나타난다. 또한 五行生克乘侮 및 陰陽昇降平衡 관계에 의거하여 肺氣壅滯는 다른 臟腑 機能失調의 病變을 초래한다. 그중에서도 특히 子(肺)病累母(脾)로 인한 脾胃氣滯와 肺乘肝으로 인한 肝氣鬱結이 자주 발생한다.

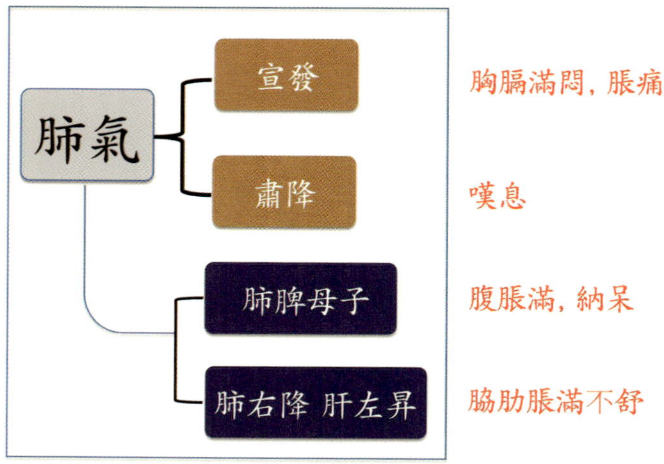

肺氣壅滯 1

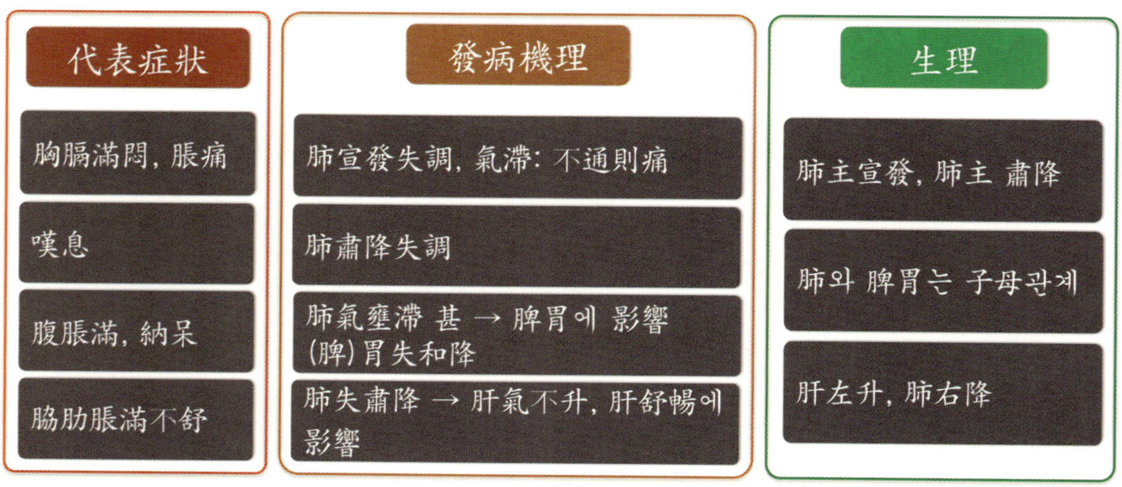

肺氣壅滯 2

③ 脾胃氣滯

脾는 運化, 胃는 受納, 腐熟, 降濁 기능이 있어 脾胃氣滯하면 脾는 運化기능이 저하되고 胃는 受納, 腐熟, 降濁기능이 저하되는 병리 변화를 일으켜 주로 納呆, 腹脹滿, 食欲不振, 痞症, 呃逆, 水腫, 便溏 등의 증상이 나타난다. 또한 五行生克乘侮 관계에 의거하여 脾胃氣滯는 다른 臟腑 機能失調의 病變을 초래한다. 그중에서도 특히 脾胃侮肝으로 인한 肝氣鬱結과 母(脾)病累子(肺)로 인한 肺氣壅滯가 자주 발생한다.

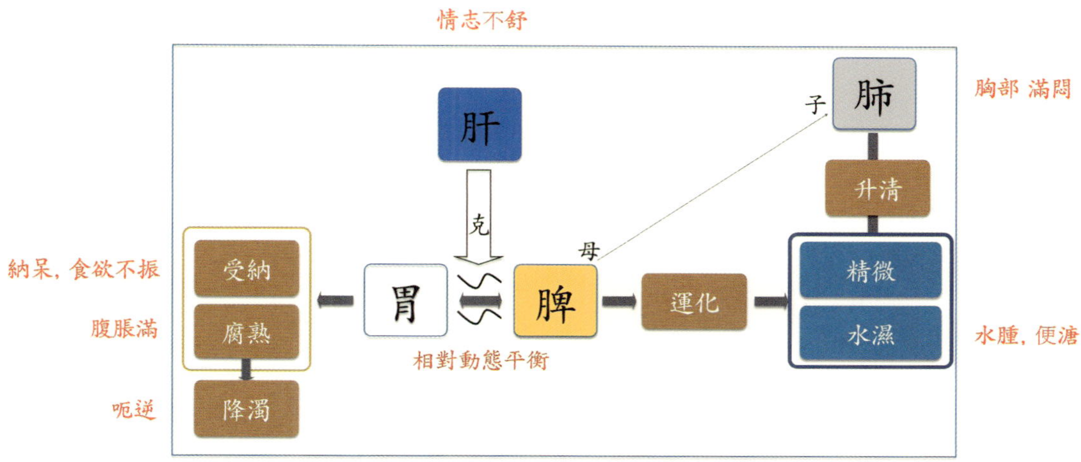

脾胃氣滯 1

代表症狀	發病機理	生理
納呆, 食欲不振	胃受納, 腐熟失調	胃主受納, 腐熟
腹脹滿	胃降濁失調	胃以通降爲順
呃逆	胃濁不降 → 反上逆	胃主降濁
胸部 滿悶	母病及子 → 肺失宣降	肺主宣發, 肅降
情志不舒	脾胃氣滯侮肝木 → 肝失疏泄	肝克脾胃

脾胃氣滯 2

(4) 氣逆

氣逆이란 氣機의 昇降失常 중 氣機上逆의 병리 변화를 말한다. 또한 氣機昇降出入은 肝主疏泄, 肺主宣降, 脾主升淸, 胃主降濁 등 機能活動과 관련이 있어서 氣逆은 肝·肺·脾의 氣機失調를 일으킨다.

① 肝氣上逆

肝은 疏泄과 氣機를 調暢하는 기능이 있다. 肝氣上逆하면 肝疏泄太過, 情志變化, 經絡의 循行 부위가 阻滯되는 등의 병리변화를 일으킨다. 나아가 藏血 기능에도 영향을 미칠 수 있으므로 여자는 月經不調 등의 증상이 나타난다. 또한 五行生克乘侮 및 陰陽昇降平衡 관계에 의거하여 肝氣上逆은 다른 臟腑 機能失調의 病變을 초래한다. 그중에서도 특히 肝乘脾胃로 인한 胃濁上逆과 肝侮肺으로 인한 肺氣上逆이 자주 발생한다.

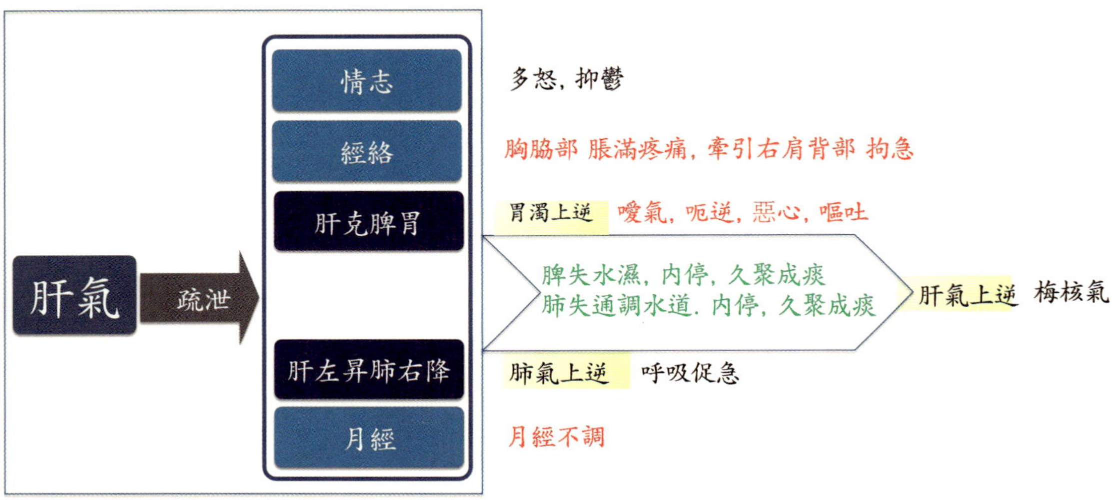

肝氣上逆 1

代表症狀	發病機理	生理
多怒, 抑鬱	肝疏泄太過	肝主疏泄, 肝喜條達
胸脇部: 脹滿疼痛, 牽引右肩背部	循行部位鬱滯 → 不通則痛	肝膽經은 胸脇 및 肩部를 循行
噯氣, 呃逆, 惡心, 嘔吐	肝乘脾胃, 脾胃 運化, 升降기능 失調	肝克脾胃, 脾胃 間의 動態平衡을 조절
呼吸促急	肝 · 肺昇降失調 → 肺氣上逆	肝左昇, 肺右降
梅核氣	肝乘脾: 肝侮肺 → 痰濕內生 氣逆과 痰濕 互結於咽部	肝克脾胃: 肝左昇, 肺右降 脾主運化水濕, 肺主通調水道
月經不調	肝調節血量 失調	肝主藏血, 調節血量

肝氣上逆 2

② 肺氣上逆

肺는 宣發肅降을 主管하는 臟으로 肺氣上逆하면 宣發肅降機能 저하의 병리변화를 일으켜, 주로 胸膈滿悶, 氣喘 등의 증상이 나타난다. 또한 五行生克 乘侮 및 陰陽昇降平衡 관계에 의거하여 肺氣上逆은 다른 臟腑 機能失調의 病變을 초래한다. 그 중에서도 특히 子(肺)病累母(脾)로 인한 胃濁上逆과 肺乘肝으로 인한 肝氣上逆이 자주 발생한다.

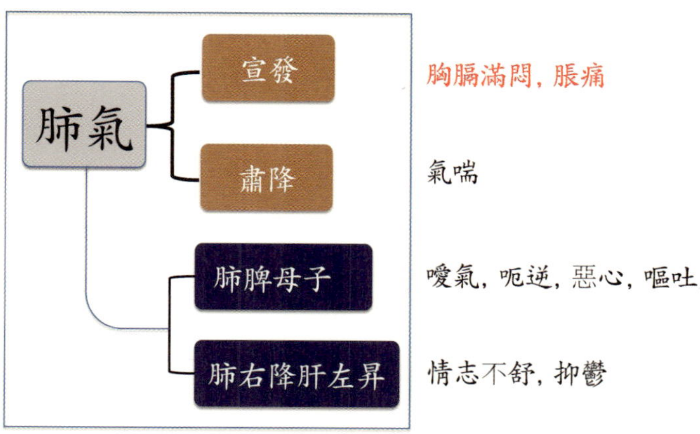

肺氣上逆 1

代表症狀	發病機理	生理
胸膈滿悶, 脹痛	肺宣發失調 → 氣滯: 不通則痛	肺主宣發, 肺主 肅降
氣喘	肺肅降失調 → 上逆	肺와 脾胃는 子母관계
噯氣, 呃逆, 惡心, 嘔吐	肺氣上逆 → 子(肺)病累母(脾) ⇒ 胃濁上逆	肝左昇, 肺右降
多怒, 抑鬱	肺氣上逆 → 乘肝 ⇒ 肝氣上逆	

肺氣上逆 2

③ 胃濁上逆

脾는 運化, 胃는 受納, 腐熟, 降濁 機能이 있어 胃濁不降하여 反上逆(胃濁上逆)하면 주로 噯氣, 呃逆, 惡心, 嘔吐, 口中腐臭 등의 증상이 나타난다. 또한 五行生克乘侮 관계에 의거하여 胃濁上逆은 다른 臟腑의 機能失調 病變을 초래한다. 그 중에서도 특히 脾胃侮肝으로 인한 肝氣上逆과 母(脾)病累子(肺)로 인한 肺氣上逆이 자주 발생한다.

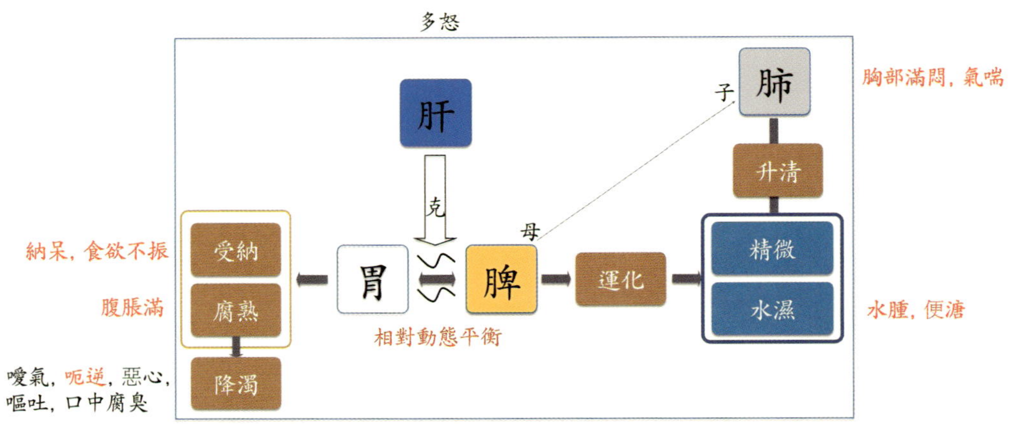

胃濁上逆 1

代表症狀	發病機理	生理
納呆, 食欲不振	胃氣上逆 → 胃失受納	胃主受納
腹脹滿	氣上逆 → 胃失腐熟	胃主腐熟
呃逆	胃氣上逆 → 胃失降濁 ⇒上逆	胃主降濁
水腫, 便溏	胃氣上逆 → 脾의 運化에 影響 ⇒ 水濕內停	脾主運化水濕
胸部 滿悶, 氣喘	母病及子 → 肺氣上逆	肺主宣發, 肅降
多怒	脾胃氣逆侮肝木 → 肝氣上逆	肝克脾胃

胃濁上逆 2

(5) 氣閉

氣閉證은 風·痰·火·瘀의 濁邪外阻나 氣鬱過極으로 인하여 氣의 出入이 閉塞되고 淸竅가 蒙蔽되어 나타나는 證候를 말한다.

代表症狀	發病機理	生理
神志痴呆, 人事不省	痰迷心竅 → 神志錯亂	心主神志, 痰屬陰, 陰主靜
突然昏倒	痰·瘀阻閉淸竅	全身氣血以通暢爲順

2. 血病辨證

1) 血의 槪念

血은 혈관 내에서 微溫 상태를 유지하면서 일정한 속도로 흐르는 적당량의 붉은색 액체이다.

2) 血의 機能

血은 人體의 五臟六腑, 四肢百骸, 孔竅를 濡潤·營養한다.

3) 血의 生成 및 關聯臟腑

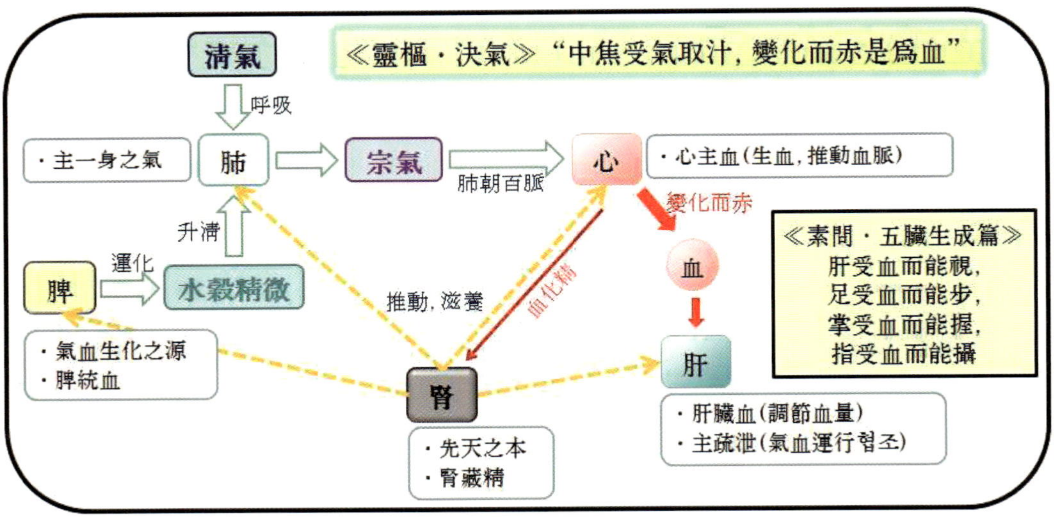

4) 血病證候의 구분

① 혈관 내에서 (出血) ② 微溫 상태를 (血燥, 血熱, 血寒) 유지하면서
③ 일정한 속도로 (瘀血) 흐르는 ④ 적당량의 (血虛) ⑤ 붉은색 액체

5) 血病證候간의 關係

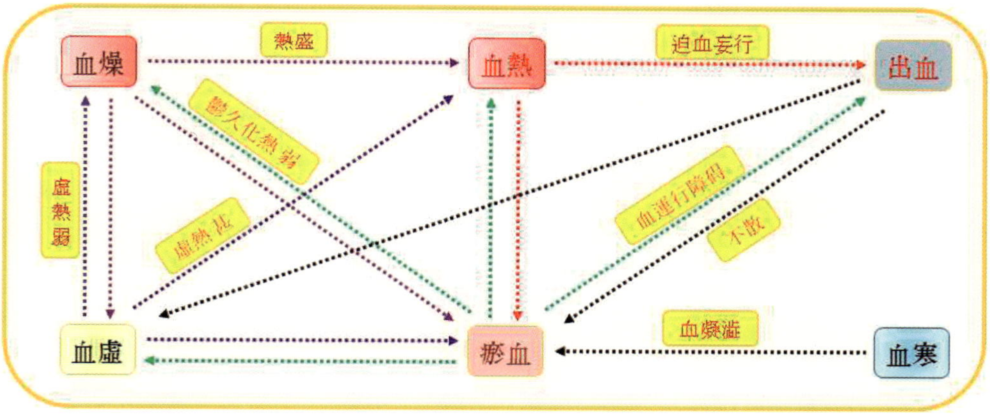

6) 血病證候

(1) 血虛

血液이 부족하면 滋養, 濡潤 기능이 감퇴되어 臟腑百骸를 滋養하지 못한다. 주로 心·肝 계통에서 그 증상이 나타나며, 증상의 특징으로는 面色蒼白, 兩目昏花, 肢體麻木 등이 있다.

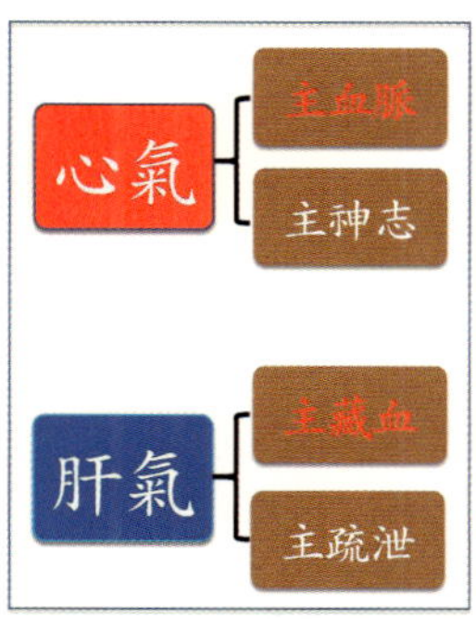

血虛 1

代表症狀	發病機理	生理
兩目昏花	血滋養失調	肝開竅於目
爪甲不榮(色淡, 劒迹)	血滋養失調	爪甲爲肝之華
易疲困, 肢體麻木	血滋養失調	筋爲肝之體
月經量少, 色淺淡	肝血虛 → 調節血量失調	肝主藏血, 調節血量
抑鬱	肝血虛 → 疏泄失調	肝主疏泄, 肝喜條達
心悸, 甚則怔忡	推動血脈無力	心主血脈
面色蒼白	心生血不足 或 脾不統血 → 面滋養失調	面爲心之華
失眠, 多夢, 健忘, 易驚	血不養神, 神志不安	心主神志

血虛 2

(2) 血液運行失常

① 血瘀

'血瘀'란 血液 순환이 遲緩하거나 鬱滯하여 血行의 流通이 不暢한 병리 상태를 말한다. 대표적인 증상으로는 疼痛(刺痛), 腫塊, 出血, 肌膚甲錯, 澁脈 혹은 結代脈 兼 口脣, 面部, 紫紺色舌 등이 있다.

代表症狀	發病機理	生理
心胸弊悶刺痛, 口脣青紫	心脈瘀阻 → 不通則痛	心主推動血脈
胸脇刺痛	循行部位鬱滯 → 不通則痛	肝膽經은 胸脇 및 肩部를 循行
腫塊: 固定不移, 質硬, 壓痛	局部의 血脈瘀阻	流暢한 血液 循行(周身)
出血: 血色紫暗, 血塊	血脈瘀阻 → 血液溢出脈外	流暢한 血液 循行(脈管 内)
月經不調, 經痛, 色紫暗	血氣瘀滯 → 胞宮(子宮)	肝主藏血, 調節血量
肌膚甲錯, 爪甲紫暗	瘀血内阻 → 血失濡潤	血主濡潤, 爪甲爲肝之華
紫暗舌, 澁脈 혹은 結代脈	紫斑色 및 澁脈 主瘀血	舌淡紅, 苔薄白

血瘀

② 血熱

'血熱'이란 血液 운행이 加速되거나, 지나치게 가속되어 血液妄行하는 병리 상태를 말한다. 대표적인 증상으로는 面紅, 心煩, 發狂, 출혈 등이 있다.

代表症狀	發病機理	生理
面紅, 心煩, 不眠, 發狂	火炎上 → 血熱上擾心神	心主神志
身熱이 夜間에는 더 심해짐 衄血, 吐血, 喀血, 經前量多	熱勢熾盛 → 迫血妄行	血得溫則行
紅絳舌, 數脈	紅絳, 數脈 → 主熱	舌淡紅, 苔薄白

血熱

③ 血寒

'血寒'이란 국부의 血脈이 凝聚하여 血行이 不暢한 병리 상태를 말한다. 대표적인 증상으로는 冷痛, 劇痛, 得溫痛減, 遇寒加重 등이 있다.

代表症狀	發病機理	生理
冷痛, 劇痛, 得溫痛減, 遇寒加重	寒邪凝滯 → 不通則痛	血得溫則行
形寒肢冷	寒陰邪 → 傷陽 → 陽失溫煦	陽主溫煦
淡暗舌, 白苔 沈遲澁脈	色淡暗, 白苔, 沈遲澁脈 → 主血寒	舌淡紅, 苔薄白

血寒

④ 出血

'出血'이란 血液運行이 脈管 外로 溢出되는 病理상태를 말한다. 주요 원인으로는 氣虛失統攝, 血熱妄行, 脈絡損傷 등이 있다. 대표적인 증상으로는 각종 출혈증이 있다.

代表症狀	發病機理	生理
皮膚 · 下部 出血 (皮膚紫斑, 尿血, 便血, 崩漏, 月經量多色鮮, 淋漓不止)	脾氣虛, 脾失統血	脾主統血(血液이 脈中循行)
衄血, 吐血, 喀血, 經前量多	血得熱邪, 迫血妄行	血得溫則行
皮膚腫塊, 紫暗色, 痛症	脈絡損傷	血液이 脈中循行

出血

3. 氣血同病辨證

1) 氣와 血의 관계

“氣爲血之帥, 血爲氣之母”
“氣行則血行, 氣滯則血瘀, 故氣血平衡則病不生” ≪血證論≫

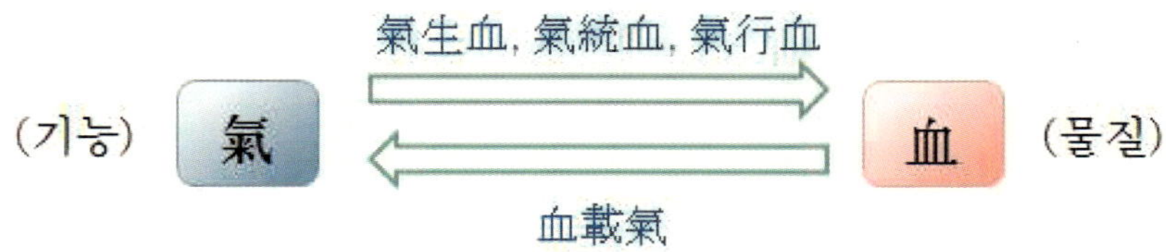

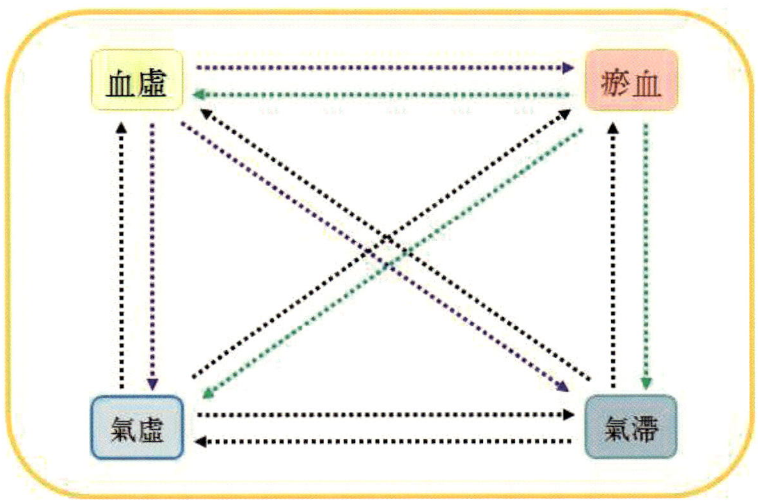

2) 氣血同病證候

(1) 氣虛血虛證

代表症狀	發病機理	生理
身倦乏力 少氣懶言 自汗	脾氣虛 肺氣虛 衛氣虛	脾主運化升淸 肺主一身之氣 衛氣主固攝
心悸, 怔忡, 失眠, 多夢	心氣虛 → 推動無力	心主神志 · 推動血脈
精神疲憊 健忘 面色淡白	心脾氣虛 → 氣血生化失調 心神失養 其華不榮	脾主運化升淸, 氣血生化之源 心主神志 · 推動血脈, 心生血 面爲心之華
甚則 下部出血(尿血, 便血, 崩漏, 月經超前量多色淡), 皮部出血 或 帶下	脾不統血 → 血液外溢	脾主統血(血液運行於脈中)
淡舌 細緩脈	淡舌主血虛 細脈主氣血不足, 緩脈主脾虛	淡紅舌, 薄白苔

(2) 氣虛血瘀證

代表症狀	發病機理	生理
身倦乏力 少氣懶言 自汗	脾氣虛 肺氣虛 衛氣虛	脾主運化升淸, 氣血生化之源 肺主一身之氣 衛氣主固攝
痛如針刺(痛處不移, 拒按)	氣虛 → 運行無力 → 血行瘀阻	脾爲氣血生化之源, 肺主氣 心推動血脈
面色淡白 或 晦滯	氣虛 → 運行無力 → 血行瘀阻	面爲心之華
淡暗舌 或 有紫斑 沈澁脈	淡舌主氣虛, 舌暗或紫斑主血瘀 澁脈主瘀血	淡紅舌, 薄白苔

(3) 氣滯血瘀證

代表症狀	發病機理	生理
情志抑鬱, 易怒	肝失疏泄	肝主疏泄(情志) · 喜條達惡抑鬱
胸脇肩部脹滿, 脹刺痛	肝氣鬱結 → 推動血液運行失權 → 血瘀內停	肝膽經循行於胸脇 · 上肩
月經不調, 痛經	氣滯血瘀於胞宮 → 不通則痛	肝主藏血, 肝經下饒陰器, 肝主胞宮
舌邊紫暗 或 紅 弦澁脈	紫暗舌主瘀血 弦脈主肝病	淡紅舌, 薄白苔

(4) 血虛氣虛證

代表症狀	發病機理	生理
面色蒼白	心血虛 → 不能上營於面	面爲心之華
臟躁(精神恍惚, 悲傷欲哭, 不能自主, 睡眠不安, 甚則 言行失常 阿欠頻作)	脾虛 → 血虛 → 心虛 → 心神失養	心主神志
淡舌 芤脈 或 脈沈細而微	淡舌主血虛 芤脈主陰血不足	淡紅舌, 薄白苔

(5) 血虛脾虛氣滯證

代表症狀	發病機理	生理
神疲 食少	脾虛 → 運化精微失調 胃受納機能減弱	脾運化精微 胃受納腐熟降濁
眩暈	脾虛 → 血虛 → 血不上營於淸竅	脾爲氣血化生之源, 脾主升淸
情志憂鬱, 易怒	血虛 → 肝失疏泄(血虛 → 氣鬱)	肝主疏泄(情志) · 喜條達惡抑鬱
乳房作脹(婦女)	肝膽經循行部位鬱滯 (血虛 → 氣滯)	肝膽經循行於胸脇
月經不調 月經量少	肝失疏泄 肝藏血 · 調節血量失調	肝主疏泄 肝藏血 · 調節血量
脈弦而虛	弦脈主肝病, 虛脈主虛	

4. 津液病辨證

1) 津液의 槪念

津液은 人體를 濡潤하는 모든 종류의 水液을 말한다.

2) 津液代謝 과정

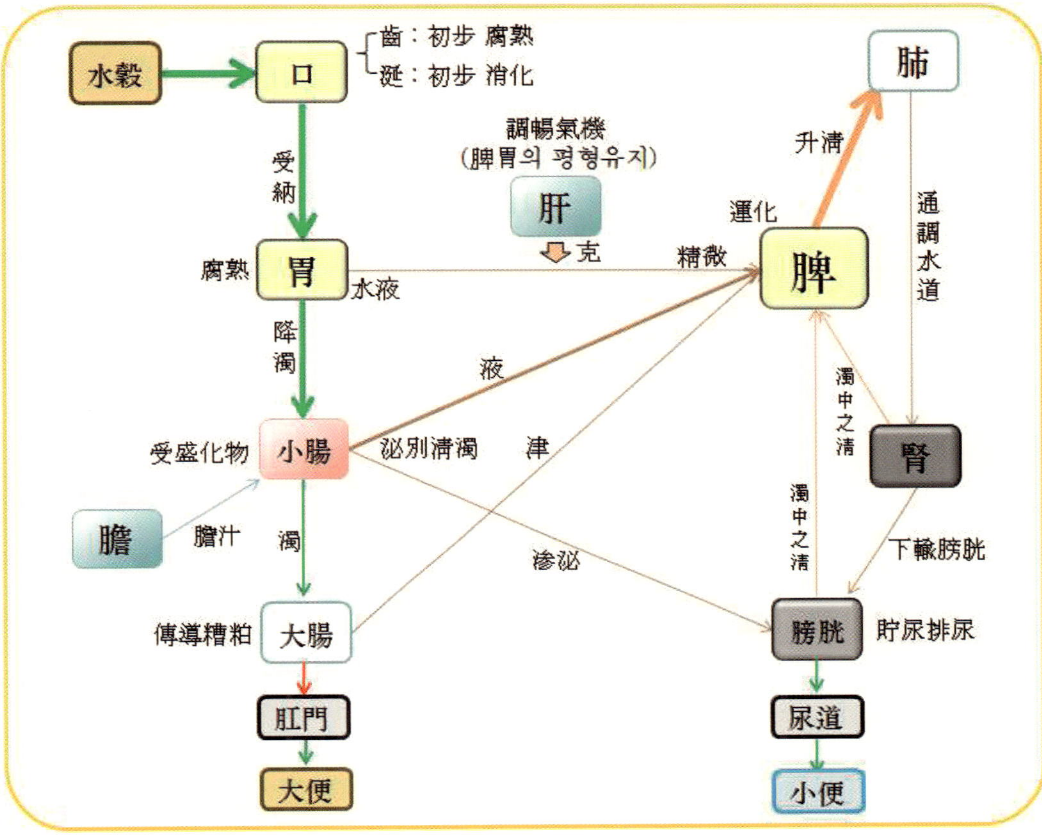
水穀
口
齒 : 初步 腐熟
涎 : 初步 消化
受納
胃
腐熟
水液
調暢氣機
(脾胃의 평형유지)
肝
克
精微
運化
脾
升淸
肺
通調水道
降濁
液
小腸
受盛化物
泌別淸濁
津
膽
膽汁
濁
滲泌
濁中之淸
腎
下輸膀胱
大腸
傳導糟粕
膀胱
貯尿排尿
肛門
尿道
大便
小便

3) 津液病證候의 구분

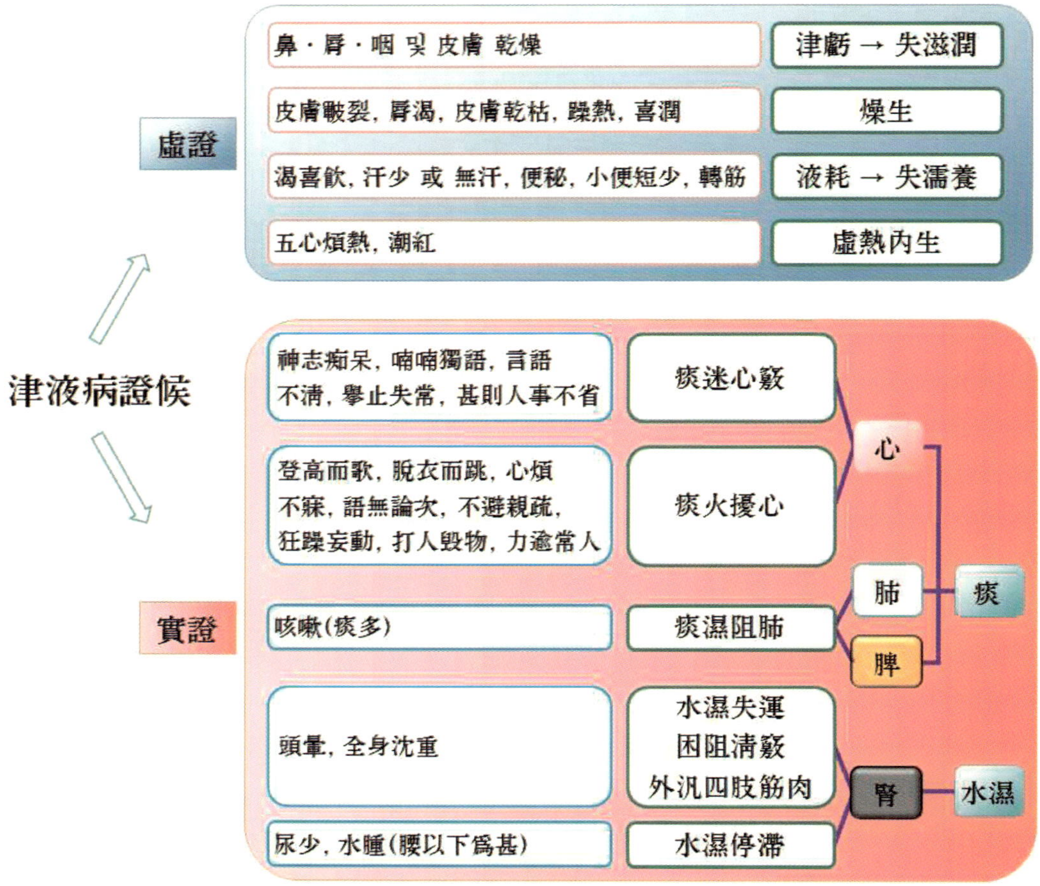

제4절 臟腑辨證

臟腑辨證은 臟腑의 生理機能과 病理表現에 의거하여 疾病·證候를 分析·歸納하고, 이로써 病機를 究明하여 病位, 病性 및 正邪의 盛衰狀態를 판단하는 辨證方法의 일종이다.

1. 心系辨證

1) 心의 系統表

自然界					五行	人體界					
五味	五色	五氣	五方	五季		五臟	六腑	五官	形體	情志	五液
酸	青	風	東	春	木	肝	膽	目	筋	怒	淚
苦	赤	暑	南	夏	火	心	小腸	舌	脈	喜	汗
甘	黃	濕	中	長夏	土	脾	胃	口	肉	思	涎
辛	白	燥	西	秋	金	肺	大腸	鼻	皮毛	悲	涕
鹹	黑	寒	北	冬	水	腎	膀胱	耳	骨	恐	唾

2) 心의 특성

① 心爲君主之官 五臟六腑之大主
② 心爲神之府 神明出焉
③ 心主一身之血

3) 心과 小腸의 生理

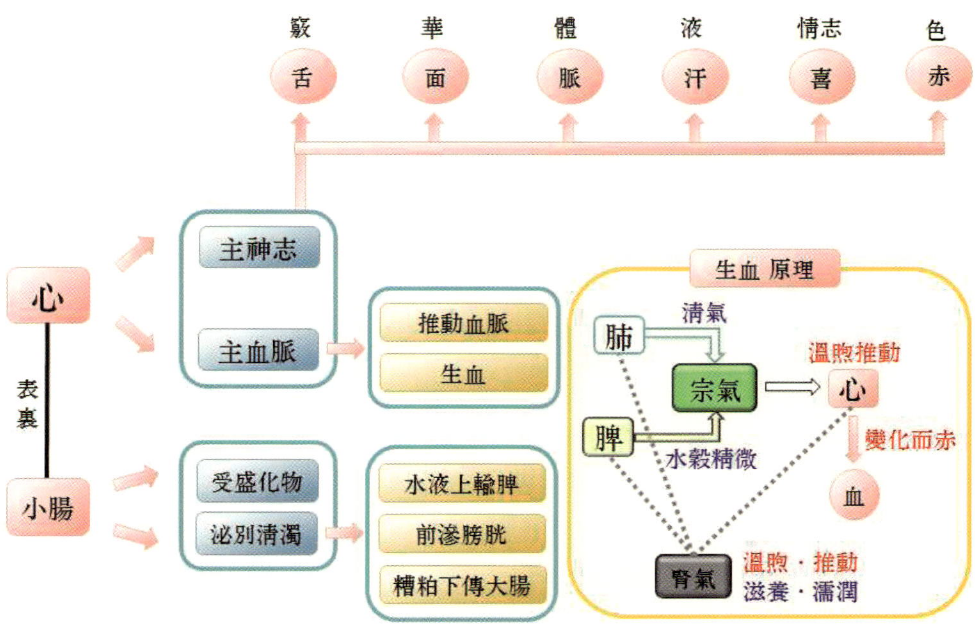

4) 心病證候의 구분

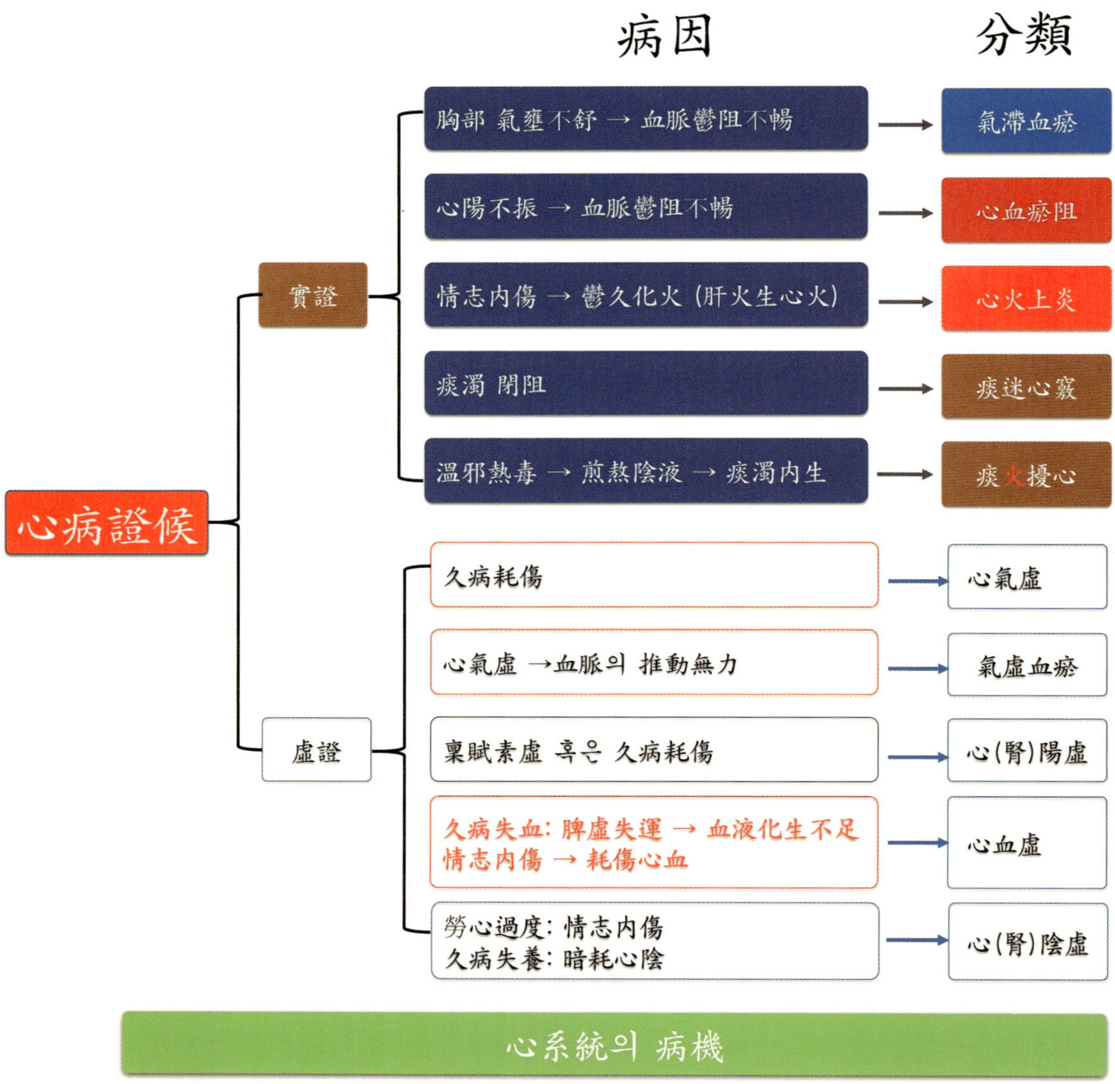
病因
分類
心病證候
實證
胸部 氣壅不舒 → 血脈鬱阻不暢
氣滯血瘀
心陽不振 → 血脈鬱阻不暢
心血瘀阻
情志内傷 → 鬱久化火 (肝火生心火)
心火上炎
痰濁 閉阻
痰迷心竅
溫邪熱毒 → 煎熬陰液 → 痰濁内生
痰火擾心
虛證
久病耗傷
心氣虛
心氣虛 →血脈의 推動無力
氣虛血瘀
稟賦素虛 혹은 久病耗傷
心(腎)陽虛
久病失血: 脾虛失運 → 血液化生不足
情志内傷 → 耗傷心血
心血虛
勞心過度: 情志内傷
久病失養: 暗耗心陰
心(腎)陰虛
心系統의 病機

(1) 實證

① 氣滯血瘀

氣는 血을 行하게 하며, 心氣의 推動機能은 血을 일정한 속도로 미온 상태를 유지하면서 혈관 내를 벗어나지 않게 흐르게 한다. 心氣鬱滯하면 血脈循行이 失調되어 血瘀가 생기고 氣滯血瘀(주로 胸部)의 증상을 일으킨다.

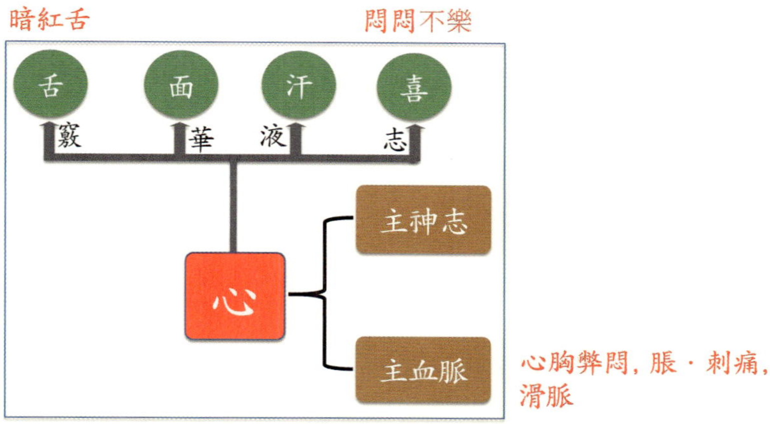

氣滯血瘀 1

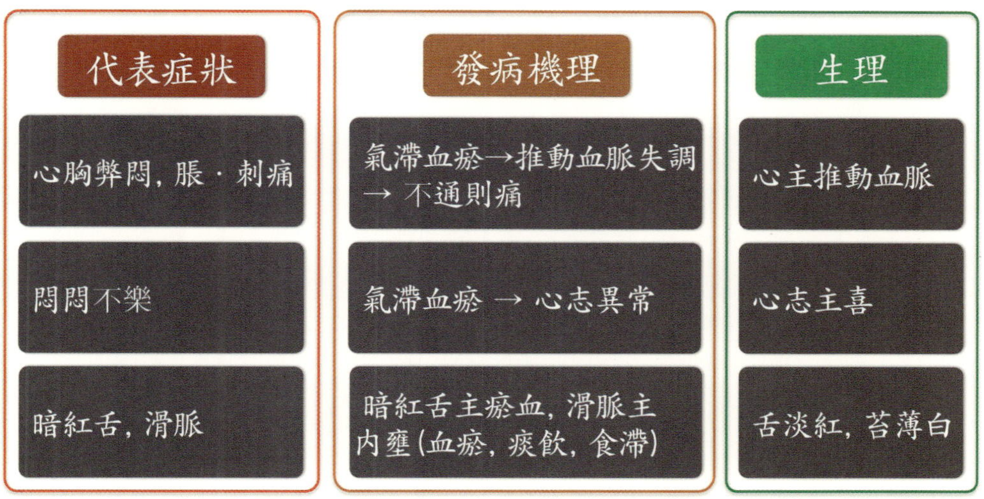

氣滯血瘀 2

② 心血瘀阻

心은 血脈을 주관하는데 心血瘀阻는 血脈의 運行이 滯塞不利하여 心脈이 阻한 病變을 일컬음이다. 그러므로 心血瘀阻하면 瘀血諸症을 일으켜 心胸弊悶, 痛如鍼刺, 舌紫暗 등의 증상을 나타낸다.

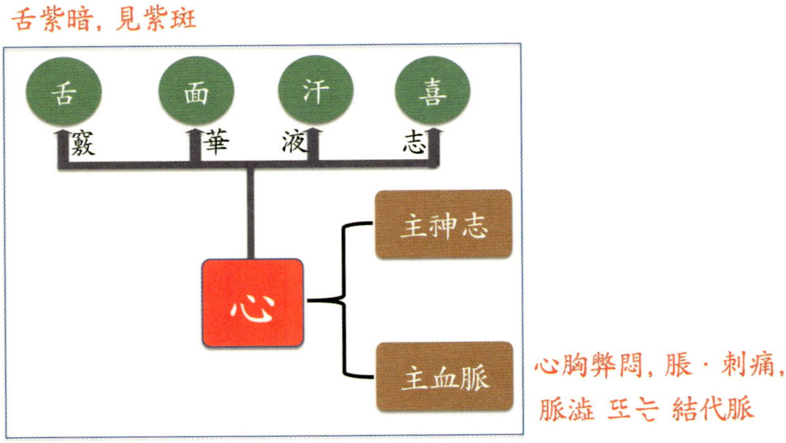

心血瘀阻 1

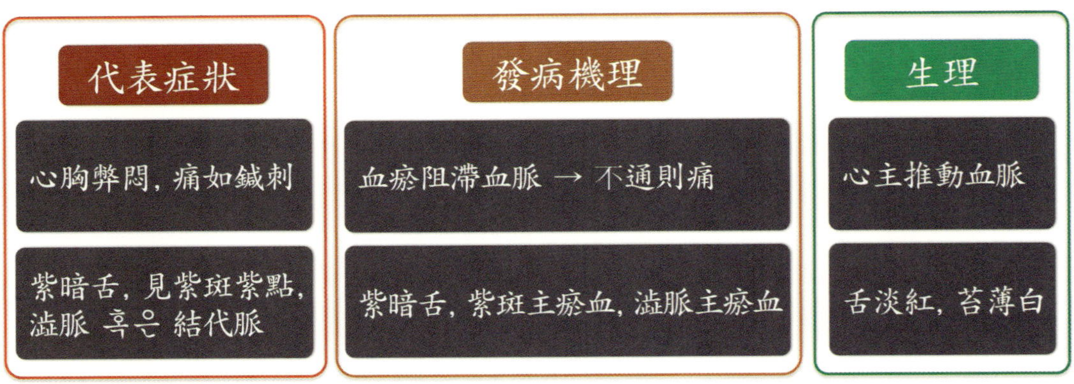
代表症狀
心胸弊悶, 痛如鍼刺
紫暗舌, 見紫斑紫點, 澁脈 혹은 結代脈
發病機理
血瘀阻滯血脈 → 不通則痛
紫暗舌, 紫斑主瘀血, 澁脈主瘀血
生理
心主推動血脈
舌淡紅, 苔薄白

心血瘀阻 2

③ 心火上炎

心火가 왕성해지면 循經上炎하여 面(華)과 舌(竅)에 영향을 준다. 心火로 인해 內擾心神하면 心神不安이 나타나며, 心火가 小腸으로 下移하면 小便에 영향을 미친다.

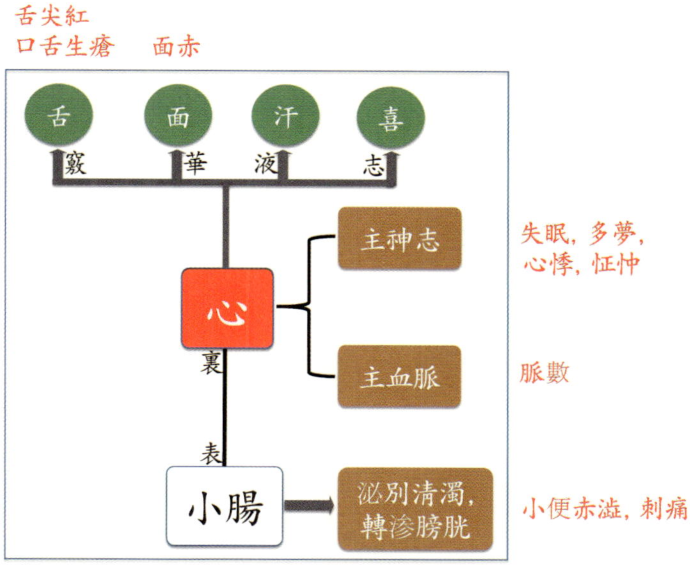

心火上炎 1

代表症狀	發病機理	生理
面赤, 口舌生瘡	心火上炎 → 循經上擾	面爲心之華, 心開竅於舌
夜不成眠 혹은 多夢	熱擾心神	心主神志
心悸, 怔忡	熱擾心	心主推動血脈
小便赤澁, 刺痛	心熱下移小腸 → 影響膀胱	心與小腸表裏關係, 小腸主泌別淸濁, 前滲膀胱
舌尖紅, 數脈	舌尖主心 / 紅色, 數脈 → 主熱	舌淡紅, 苔薄白

心火上炎 2

④ 痰迷心竅

心은 神志를 주관하고 面으로 華한다. 또한 痰은 陰에 속하며 靜的인 성질을 나타낸다. 따라서 痰迷心竅로 神志痴呆, 喃喃獨語, 言語不清, 擧止失常 등의 증상을 일으킬 수 있다.

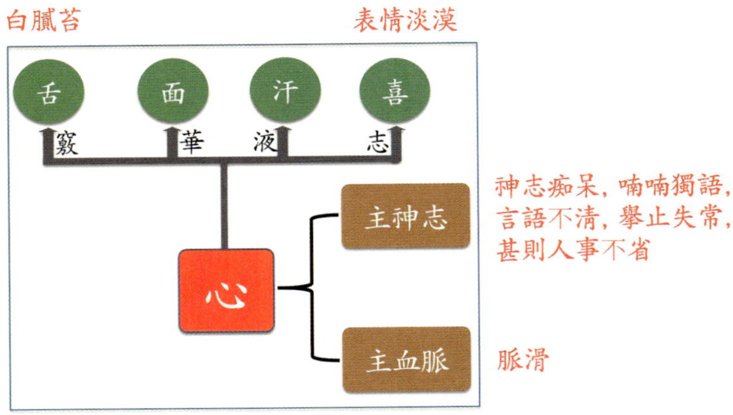

痰迷心竅 1

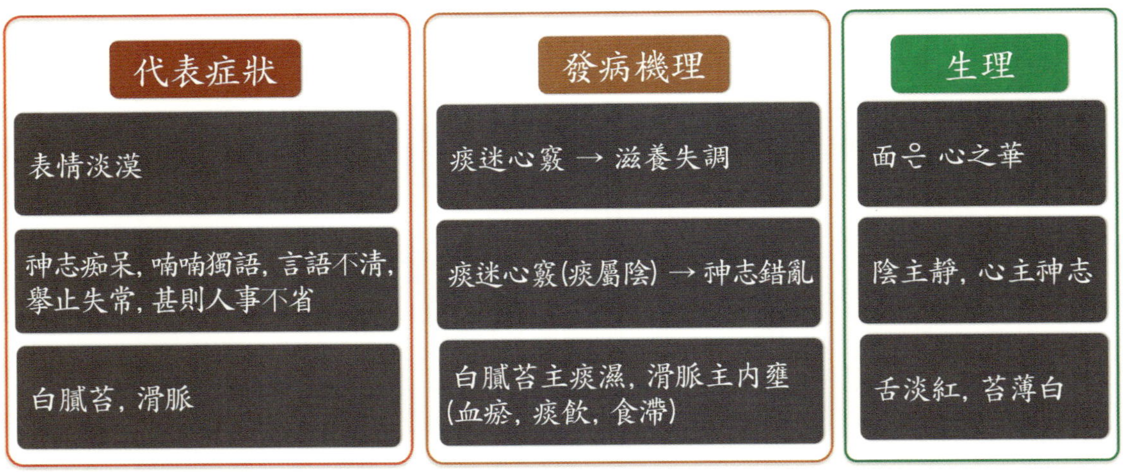

痰迷心竅 2

⑤ 痰火擾心

心은 神志를 주관하고 面으로 華한다. 또한 火는 陽에 속하며 動的인 성질을 나타낸다. 따라서 痰火搖心하면 神志錯亂을 일으켜 狂躁妄動, 打人毀物, 擧止失常 등의 증상을 일으킬 수 있다.

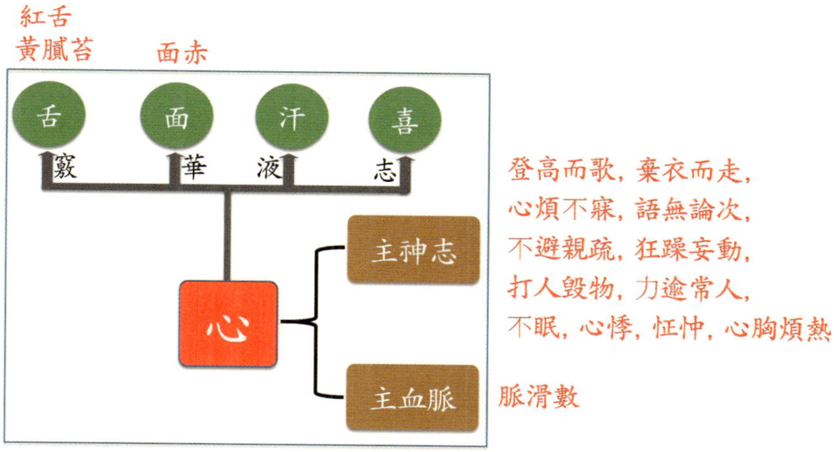

痰火擾心 1

代表症狀	發病機理	生理
面赤	心火上炎	面爲心之華
登高而歌, 棄衣而走, 心煩不寐, 語無論次, 不避親疏, 狂躁妄動, 打人毀物, 力逾常人	痰火擾心 → 神志錯亂	陽主動, 心主神志
不眠	陽不入陰 → 神志不安	心主神志
心悸, 怔忡, 心胸煩熱	熱擾心 → 神志不安	心主推動血脈
紅舌, 黃膩苔, 滑數脈	色紅, 黃苔, 數脈 → 主熱 膩苔, 滑脈 → 主痰	舌淡紅, 苔薄白

痰火搖心 2

(2) 虛證

① 心氣虛

心은 神志와 血脈을 주관한다. 心氣가 虛하면 心神失養, 血脈不足의 증상을 일으킨다. 또한, 小腸에 영향을 미치면 小便不利 증상을 일으킬 수 있다.

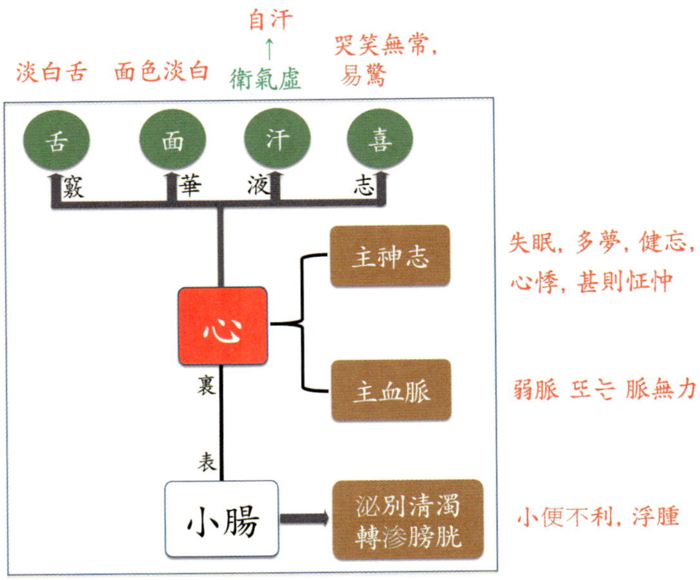

心氣虛

代表症狀	發病機理	生理
面色淡白	心氣虛 → 面失滋養	面爲心之華
自汗	心氣虛 → 營陰不足 → 衛氣虛	心主血脈: 衛主固攝(汗孔)
失眠, 多夢, 健忘, 心悸 甚怔忡	心氣虛 → 失主神志 ⇒ 神志不安	心主神志, 血은 神志活動의 基本物質
易驚, 哭笑無常	心虛 則 五志異常	心主喜
淡白舌, 弱數脈 혹은 脈無力	淡白舌主心氣虛, 弱脈主氣虛, 脈無力主虛	舌淡紅, 苔薄白, 心主推動血脈

心氣 虛

② 氣虛血瘀

氣는 行血하며 心氣는 血脈을 주관한다. 心氣가 虛하면 血脈推動無力, 血瘀內停 증상을 일으킬 수 있다.

代表症狀	發病機理	生理
面色淡白, 心悸, 失眠, 健忘	心氣虛, 失溫煦, 失主血脈 → 失主神誌	心主生血(主血脈): 主神志
心胸刺痛, 痛有定處, 拒按	心氣虛, 推動血脈無力 → 血瘀 內生	心主行血(主血脈)
紫暗舌, 細澁脈 或 結代脈	色紫暗, 澁脈, 結代脈 → 主瘀血細脈主虛	舌淡紅, 苔薄白

氣虛血瘀

③ 心(腎)陽虛

陽은 전신을 溫煦한다. 陽虛하면 虛寒內生, 心陽虛, 心神 및 血脈失調 증상을 일으킬 수 있다.

代表症狀	發病機理	生理
畏寒肢冷	心(腎)陽虛 → 虛寒內生	陽主溫煦
心悸 甚則怔忡	腎陽虛, 水寒內盛, 上凌心陽	心腎上下交通(腎陰上濟心陰, 心陽下溫腎陽)
失眠, 多夢, 健忘, 易驚	心神失養	心主神志, 心志: 驚
頭暈	血氣不上升, 清竅失養	心主血脈
小便清長, 혹은 小便不利, 浮腫	心陽虛 → 小腸泌別清濁失調	心與小腸表裏關係, 小腸主泌別清濁, 滲膀胱
淡胖舌, 結代脈	淡胖舌主陽氣虛 / 結代脈主臟衰	舌淡紅, 苔薄白

心陽虛

④ 心血虛

心은 神志와 血脈을 주관한다. 心血이 虛하면 心神失養, 血脈不足으로 인해 失眠, 多夢, 健忘, 心悸, 眩暈 등의 증상을 일으킨다.

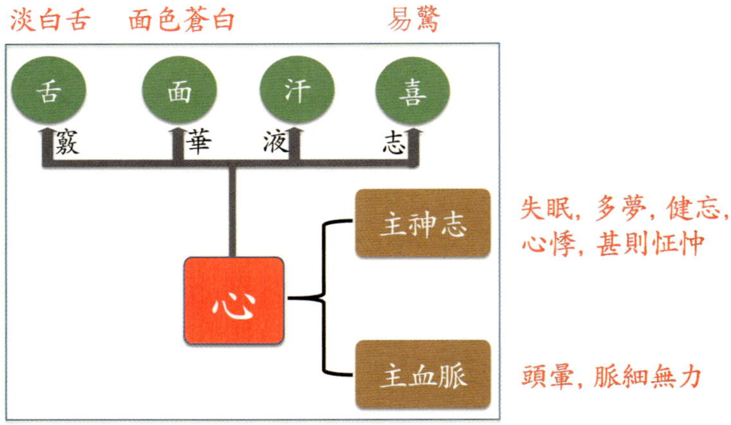

心血虛 1

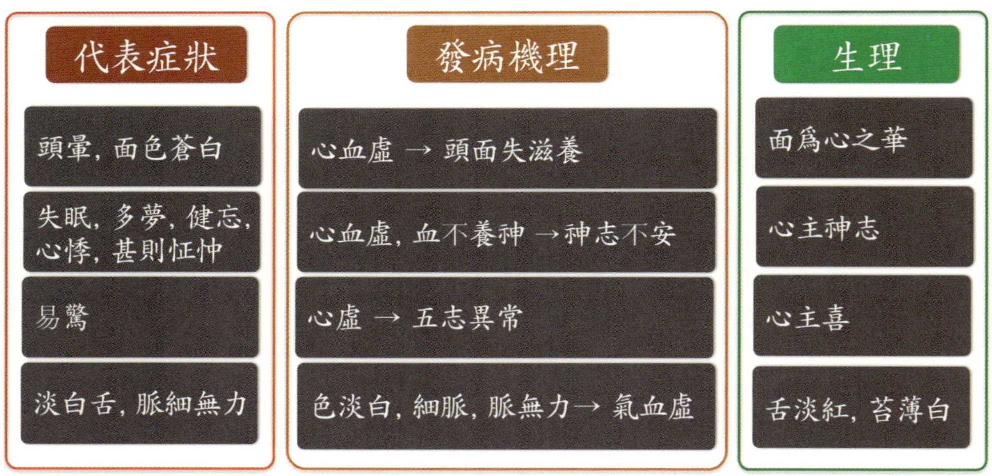

心血虛 2

⑤ 心(腎)陰虛

陰은 전신을 滋潤한다. 陰虛하면 虛熱內生, 心神과 血脈에 滋養失調로 潮熱, 盜汗, 五心煩熱 등의 症狀을 일으킬 수 있다.

代表症狀	發病機理	生理
兩顴發紅	陰虛, 虛火上炎 → 循經上搖	面爲心之華
五心煩熱, 潮熱, 盜汗	陰虛, 虛熱內生 → 虛火上炎	陰陽互根互用
心悸, 怔忡	心血虛, 血不養神 →神志不安	心主神志
頭暈	陰血虛 → 血不上昇, 清竅失養	心主血脈
小便不利, 浮腫	心腎陰虛 → 小腸泌別, 清濁失調	心小腸表裏關係
紅舌, 少津, 細數脈	色紅, 數脈 → 熱, 舌少津 → 陰虛, 細脈 → 虛	舌淡紅, 苔薄白

心陰虛

2. 肺系辨證

1) 肺의 系統表

自然界					五行	人體界					
五味	五色	五氣	五方	五季		五臟	六腑	五官	形體	情志	五液
酸	靑	風	東	春	木	肝	膽	目	筋	怒	淚
苦	赤	暑	南	夏	火	心	小腸	舌	脈	喜	汗
甘	黃	濕	中	長夏	土	脾	胃	口	肉	思	涎
辛	白	燥	西	秋	金	肺	大腸	鼻	皮毛	悲	涕
鹹	黑	寒	北	冬	水	腎	膀胱	耳	骨	恐	唾

2) 肺의 특성

① 肺爲五臟之華蓋
② 肺爲嫩臟，不耐寒熱
③ 肺主一身之氣

3) 肺와 大腸의 生理

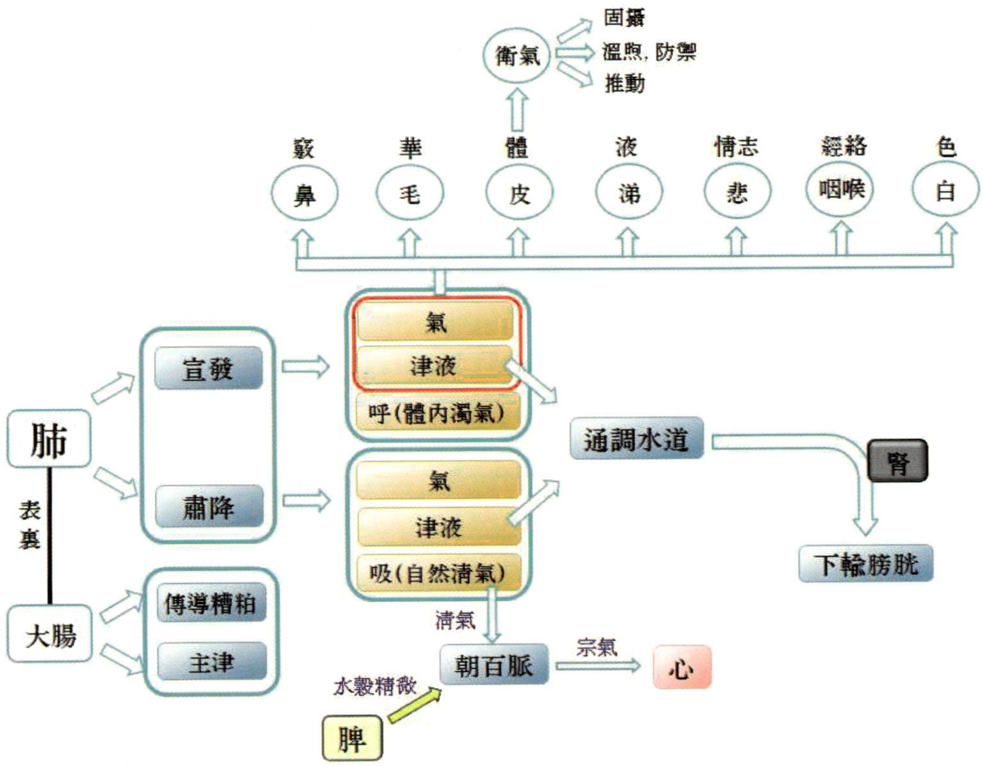
衛氣
固攝
溫煦, 防禦
推動
竅
華
體
液
情志
經絡
色
鼻
毛
皮
涕
悲
咽喉
白
肺
表裏
大腸
宣發
肅降
傳導糟粕
主津
氣
津液
呼(體內濁氣)
氣
津液
吸(自然淸氣)
通調水道
腎
下輸膀胱
淸氣
朝百脈
宗氣
心
水穀精微
脾

4) 肺病證候의 구분

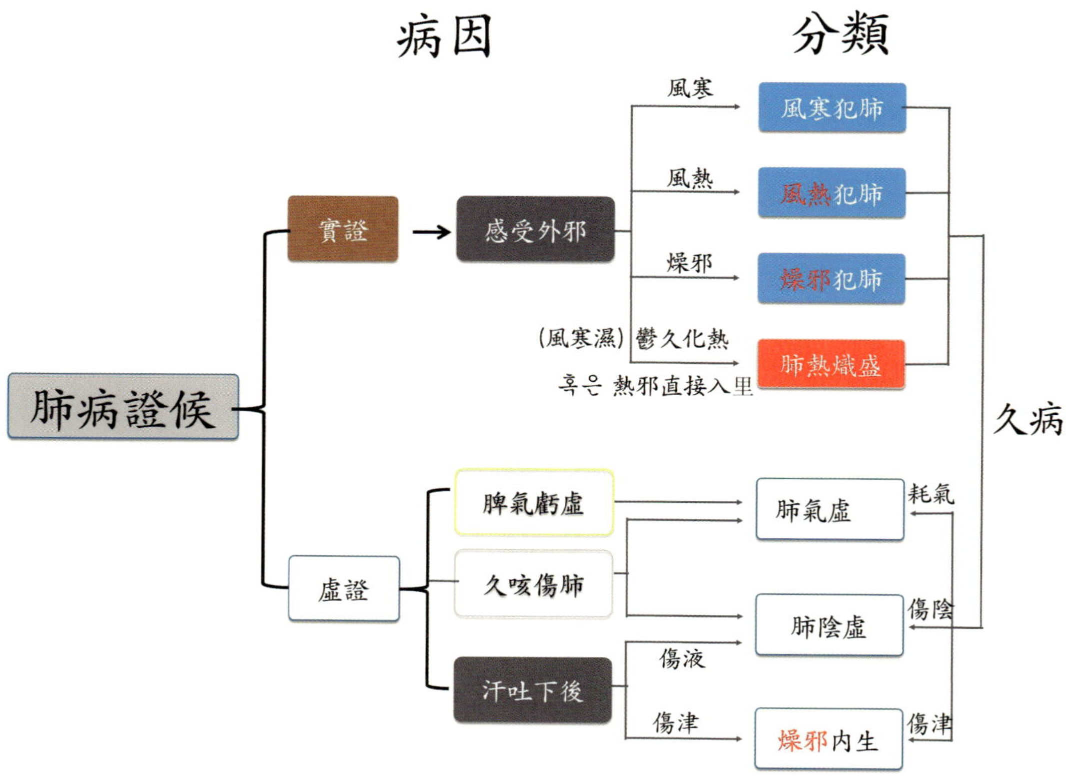
病因
分類
肺病證候
實證
感受外邪
風寒
風寒犯肺
風熱
風熱犯肺
燥邪
燥邪犯肺
(風寒濕) 鬱久化熱
혹은 熱邪直接入里
肺熱熾盛
久病
虛證
脾氣虧虛
久咳傷肺
汗吐下後
肺氣虛
耗氣
肺陰虛
傷陰
傷液
傷津
燥邪內生
傷津

(1) 實證

① 風寒犯肺

外感風寒의 邪氣가 肺의 宣發肅降기능의 저하를 유발하여 鼻塞, 流清涕, 咯痰清稀, 氣喘 등의 증상을 일으킨다.

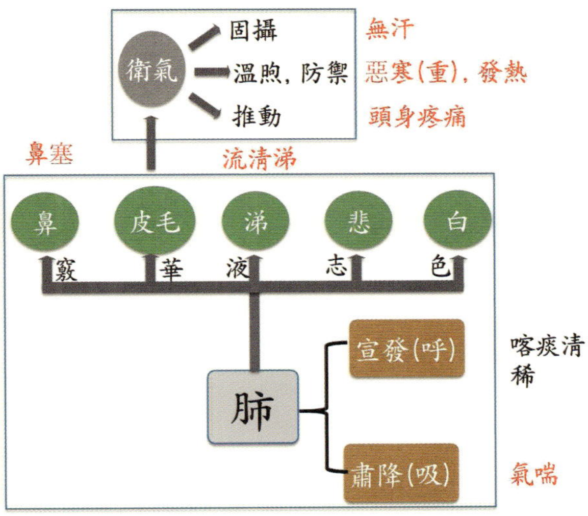

風寒犯肺 1

代表症狀	發病機理	生理
鼻塞, 流清涕	寒凝肺經 → 鼻竅失暢 ↘ 失固封	肺開竅於鼻
無汗	寒邪凝滯 → 腠理閉塞	肺主宣發, 主皮毛 衛氣主溫煦, 推動, 固攝
惡寒(重)	衛氣溫煦失調	
發熱	衛氣鬱遏 → 鬱久化熱 正邪相爭	
頭身疼痛	寒邪凝滯氣血 → 不通則痛	
咳嗽, 咯痰清稀	肺失通調水道 → 津液不布	肺主宣發肅降, 通調水道
氣喘	肅降失調	肺主肅降
薄白苔, 浮緊脈	浮脈主表, 緊脈主寒	苔薄白

風寒犯肺 2

② 風熱犯肺

外感風熱의 邪氣가 肺의 宣發肅降기능의 저하를 유발하여 黃稠涕, 咽痛, 咯痰稠黃 등의 증상을 일으킨다.

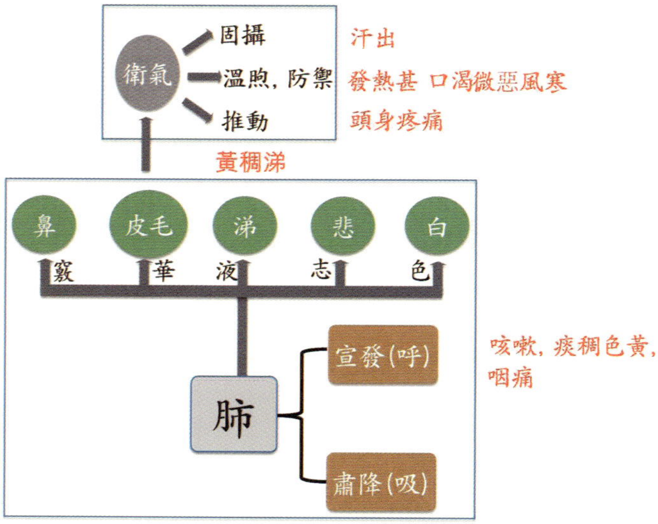

風熱犯肺 1

代表症狀	發病機理	生理
黃稠涕	風熱襲肺經 → 鼻竅開泄	肺開竅於鼻
咽痛	風熱上擾 → 咽喉不利	咽喉與肺經相通
汗出	熱開泄腠理	肺主宣發, 主皮毛, 衛氣主溫煦, 推動, 固攝
惡風寒(輕), 發熱(重), 頭痛, 口渴	衛氣鬱遏 → 風熱上擾	
咳嗽	通調水道失調	肺主宣發肅降, 通調水道
痰稠色黃	肺津不布 → 聚成痰飮	
舌尖紅, 薄白苔 或 薄黃苔, 浮數脈	舌尖紅主肺心熱 / 黃苔主實熱 數脈主熱 / 浮脈主表	舌淡紅, 苔薄白

風熱犯肺 2

③ 燥邪犯肺

肺는 清虛之體이므로 淸潤을 좋아하되 燥熱을 싫어한다. 燥邪犯肺하면 肺의 宣發・肅降기능의 저하를 유발하여 鼻燥, 皮膚皸裂, 咽喉乾燥, 乾咳無痰 또는 少痰 등의 증상을 일으킨다.

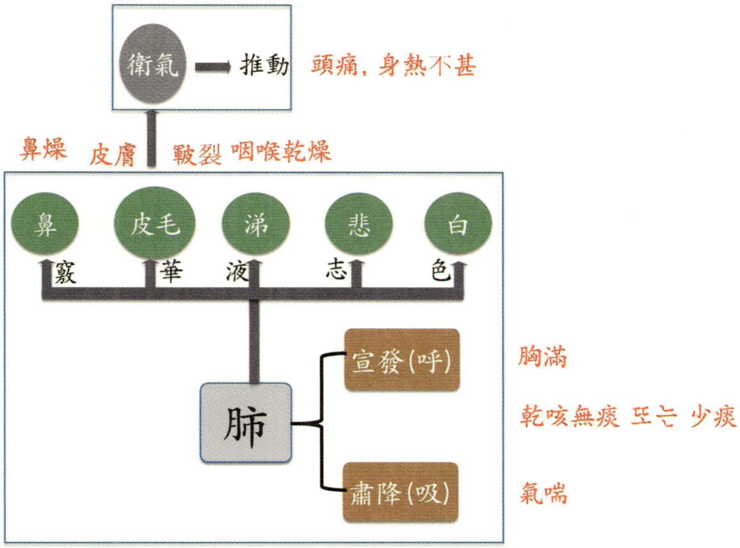

燥邪犯肺 1

代表症狀	發病機理	生理
鼻燥	燥邪乾澁傷津 → 鼻竅津傷	肺開竅於鼻
咽喉乾燥 皮膚皸裂	燥邪乾澁傷津 → 咽喉津傷	咽喉與肺經相通
頭痛, 皮膚皸裂, 身熱不甚	燥爲陽邪, 傷津灼血 → 不通則痛燥邪乾澁傷津 → 皮膚津傷	肺主皮毛
氣喘, 胸滿	宣發肅降失調	肺主宣發肅降
乾咳無痰 或 少痰	燥傷肺津 → 肺津不布	肺主通調水道
乾舌, 浮數脈	乾舌主燥, 數脈主熱 / 脈浮主表	舌淡紅, 苔薄白

燥邪犯肺 2

④ 肺熱熾盛

火熱의 邪氣는 燔灼하는 특성에 의해 鼻翼扇動, 咽乾紅腫疼痛, 咳嗽, 胸痛, 大便乾結 등의 증상을 일으킨다.

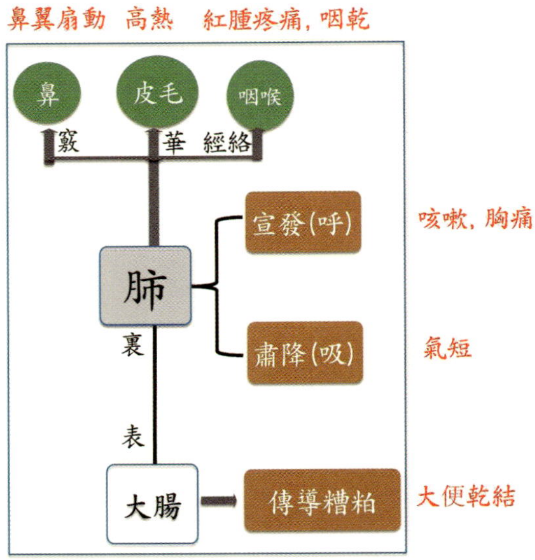

肺熱熾盛 1

代表症狀	發病機理	生理
鼻翼扇動	肺熱上熏	肺開竅於鼻
咽喉紅腫疼痛, 咽乾	肺熱循經上擾	咽喉與肺經相通
高熱	肺熱蒸騰	肺主皮毛
氣短, 咳嗽, 胸痛	肺失宣發肅降	肺主宣發肅降
大便乾結	裏熱煎熬, 大腸中津液	肺大腸表裏關係
紅舌, 黃苔, 數脈	舌尖紅 → 主肺心熱 數脈主熱	舌淡紅, 苔薄白

肺熱熾盛 2

(2) 虛證

① 肺氣虛

肺는 宣發肅降, 通調水道 기능이 있다. 肺氣가 虛하면 宣發肅降, 通調水道 기능이 失調되어 面色㿠白, 少氣短息(動則甚), 氣喘, 語聽低怯 등의 증상을 일으킨다.

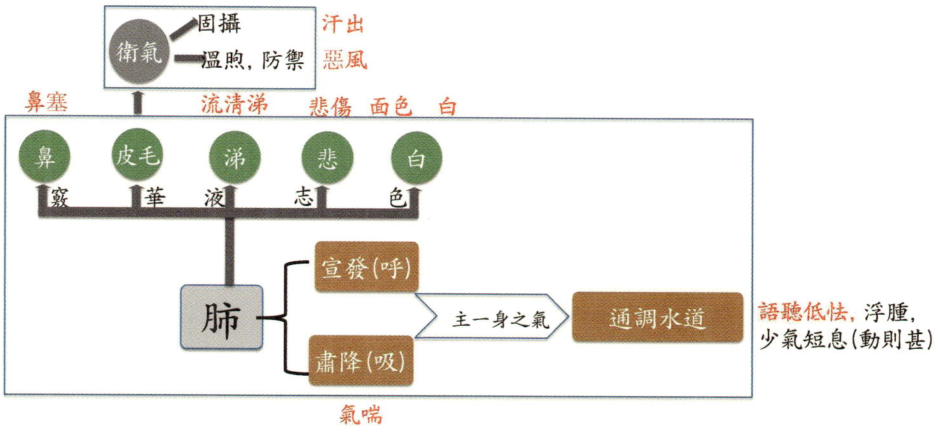

肺氣虛 1

代表症狀	發病機理	生理
自汗, 惡風	肺氣虛 → 失主宣發 ⇒ 衛氣虛	肺主宣發, 主皮毛
鼻塞, 流清涕	肺氣虛 → 鼻竅失封藏	肺開竅於鼻
神疲體倦, 面色 白	肺氣虛 → 失主一身之氣	肺主一身之氣, 主白色
語聲低怯	肺氣虛 → 宗氣生成不足	肺主一身之氣, 肺主聲
浮腫	肺氣虛 → 通調水道失常	肺主通調水道
氣喘, 少氣短息(動則甚)	肺氣虛 → 失肅降	肺主肅降, 主吸氣(清氣)
悲傷	肺氣虛 → 情志失常	悲爲肺之情志
淡舌, 白苔, 虛脈	淡舌 白苔 → 主氣虛, 虛脈 → 主虛	舌淡紅, 苔薄白

肺氣虛 2

② 肺(腎)陰虛

陰은 전신을 滋潤한다. 陰虛하면 虛熱內生 및 肺의 宣發肅降, 通調水道의 機能失調를 일으킬 수 있다.

代表症狀	發病機理	生理
痰少而粘, 咯痰不爽	虛火上炎 → 虛火煎津 生痰	肺主宣發肅降 肺爲貯痰之器
口渴, 口乾咽燥	陰虛 → 咽喉失滋養	咽喉與肺經相通
聲音嘶啞	肺陰虛 → 肺氣虛	肺主一身之氣
乾咳無痰, 腰痠足軟	肺腎陰虛, 失滋養 → 肺葉萎, 腰足失充	肺主呼吸, 腰者腎之府
手足心熱, 潮熱, 盜汗	陰虛, 虛熱內生 → 虛火上炎	陰陽互根互用
紅舌, 少苔, 虛數脈	紅舌, 少苔 → 主陰虛. 數脈主熱, 虛脈主虛證	舌淡紅, 苔薄白

肺陰虛

③ 燥邪內生

水津不足으로 인하여 燥邪內生이 발생한다. 이로 인해 肺를 滋潤하지 못하므로 鼻燥, 口乾咽燥, 乾咳無痰 또는 痰少而粘, 胸滿, 大便秘結 등의 증상이 나타난다.

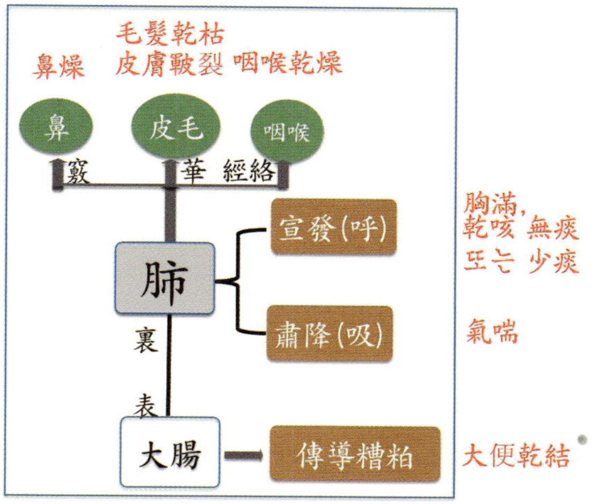

燥邪內生

代表症狀	發病機理	生理
鼻燥	水津不足, 燥邪內生 → 鼻竅失潤	肺開竅於鼻
咽喉乾燥	水津不足, 燥邪內生 → 咽喉失潤	咽喉與肺經相通
毛髮乾枯, 皮膚皸裂	水津不足, 燥邪內生 → 皮膚失潤	肺主皮毛
乾咳無痰 혹은 痰少而粘	水津不足, 肺津不布 → 凝聚成痰	肺主宣發肅降
大便秘結	水津不足, 肺津不布 → 大腸津虧	肺與大腸相表裏
乾舌, 細數脈	乾舌主燥 / 細脈主裏虛, 數脈主熱	舌淡紅, 苔薄白

燥邪內生

3. 脾系辨證

1) 脾의 系統表

自然界					五行	人體界					
五味	五色	五氣	五方	五季		五臟	六腑	五官	形體	情志	五液
酸	靑	風	東	春	木	肝	膽	目	筋	怒	淚
苦	赤	暑	南	夏	火	心	小腸	舌	脈	喜	汗
甘	黃	濕	中	長夏	土	脾	胃	口	肉	思	涎
辛	白	燥	西	秋	金	肺	大腸	鼻	皮毛	悲	涕
鹹	黑	寒	北	冬	水	腎	膀胱	耳	骨	恐	唾

2) 脾의 특성

① 脾爲 後天之本 氣血化生之源
② 脾爲 氣機升降之樞
③ 喜燥惡濕

3) 脾와 胃의 生理

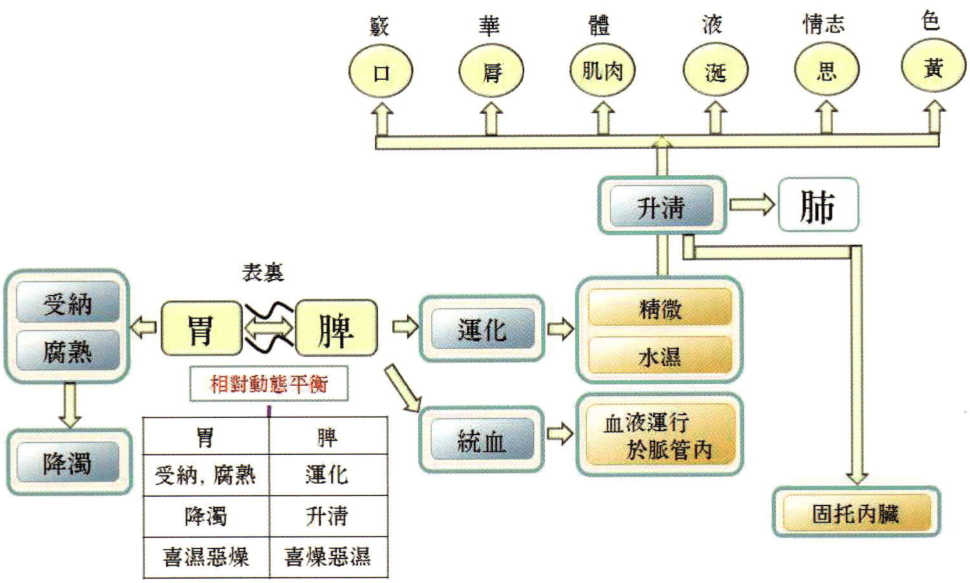

胃	脾
受納, 腐熟	運化
降濁	升淸
喜濕惡燥	喜燥惡濕

4) 脾病證候의 구분

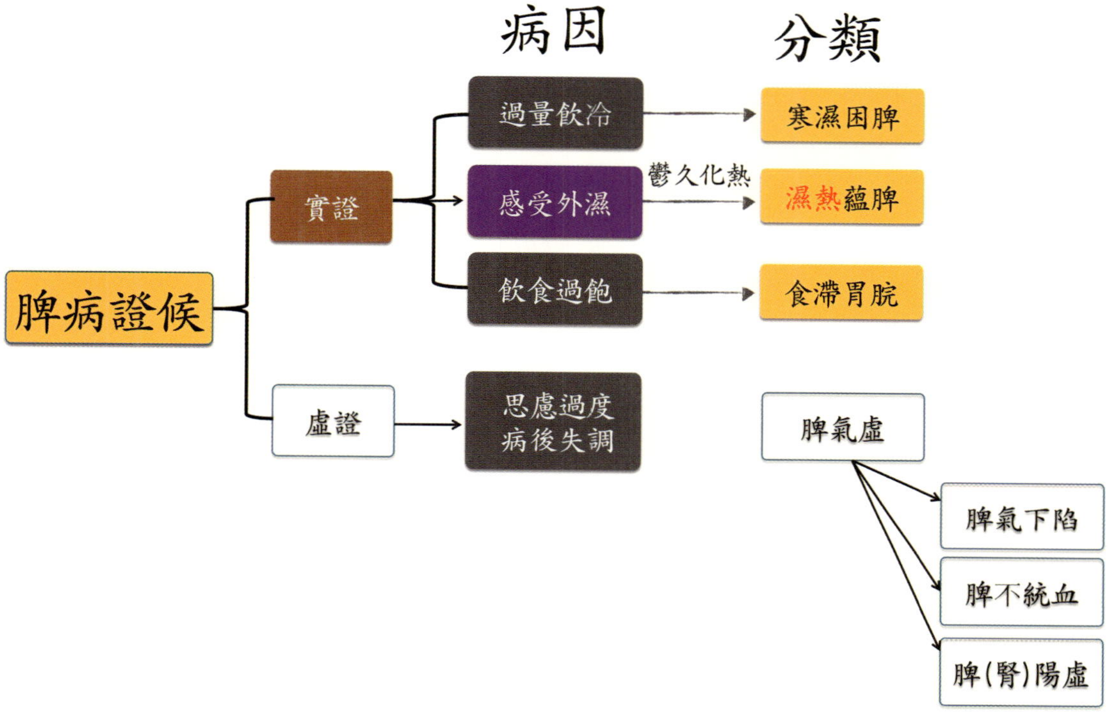
病因
分類
脾病證候
實證
虛證
過量飮冷
感受外濕
飮食過飽
思慮過度
病後失調
鬱久化熱
寒濕困脾
濕熱蘊脾
食滯胃脘
脾氣虛
脾氣下陷
脾不統血
脾(腎)陽虛

5) 脾病證候

(1) 實證

① 寒濕困脾

寒濕(夏季의 水果類와 生冷한 음식 과다섭취 및 環境潮濕)으로 인해 脾胃의 受納腐熟 및 運化기능의 저하를 유발하여 食少, 納呆, 痞悶, 濕滿, 腫, 白帶下, 便溏, 頭重如裹 등의 증상을 일으킨다.

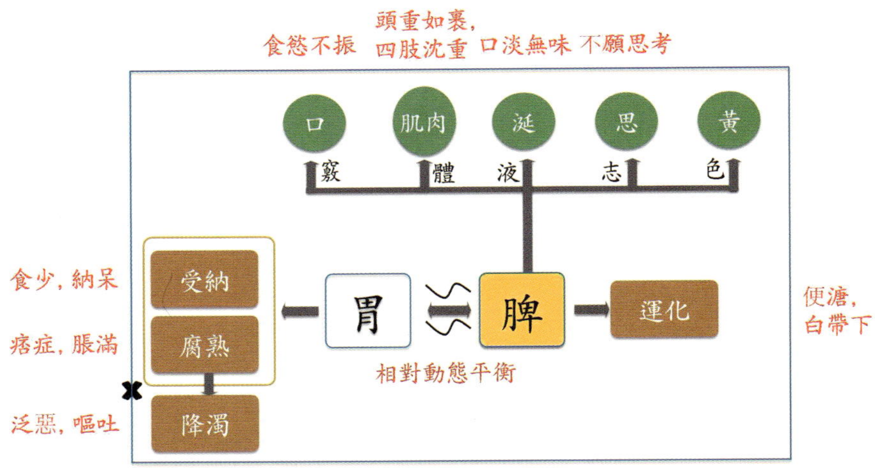

寒濕困脾 1

代表症狀	發病機理	生理
食慾不振, 四肢沈重, 頭重如裹, 口淡無味, 不欲思考	寒濕困脾 → 脾失運化, 升清	脾主運化, 升清 脾系統: 口, 四肢肌肉, 涎, 思
便溏, 白帶下	寒濕困脾 → 失運化 → 水濕內停, 下注	脾主運化水濕, 喜燥惡濕
食少, 納呆, 痞悶,,泛惡嘔吐, 腹滿	寒濕困胃 → 胃失納腐, 降濁	胃主受納, 腐熟, 降濁
白膩苔, 濡緩脈	膩苔 濡脈 → 主濕 / 緩脈 → 主脾	舌淡紅, 苔薄白

寒濕困脾 2

② 濕熱蘊脾

濕熱(辛熱肥甘한 음식섭취의 과다)로 인해 脾胃의 受納腐熟 및 運化 기능의 저하를 유발하여 浮腫, 頭身如裹, 帶下(黃色), 便溏不爽, 濕疹 등의 증상을 일으킨다.

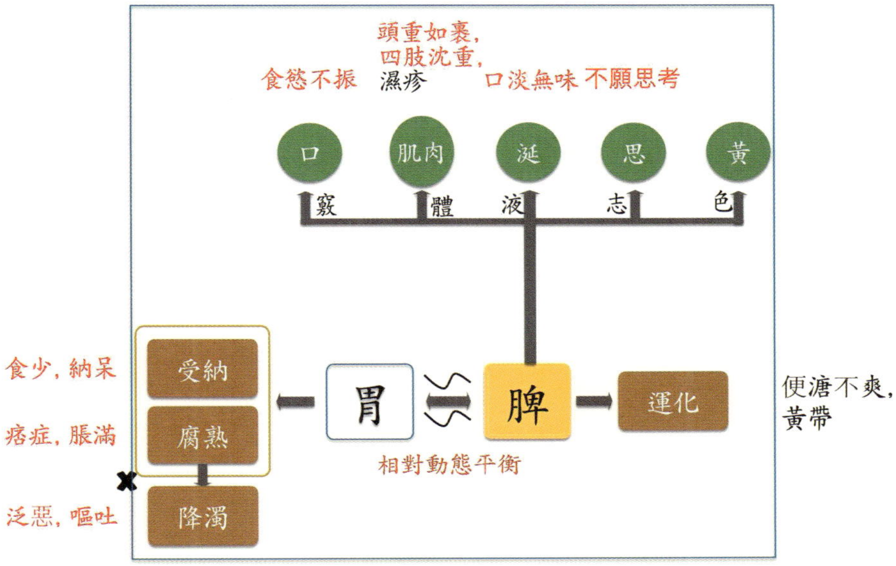

濕熱蘊脾 1

代表症狀	發病機理	生理
食慾不振, 四肢沈重, 濕疹, 頭重如裹, 口淡無味, 不欲思考	濕熱蘊脾 → 脾失運化, 升淸	脾主運化, 升淸 脾系統: 口, 四肢肌肉, 涎, 思
帶下(黃色), 便溏不爽	濕熱蘊脾, 失運化→ 水濕內停, 下注	脾主運化水濕, 喜燥惡濕
食少, 納呆, 嘔惡, 痞滿	濕熱蘊胃 → 胃納腐, 降濁	胃主受納, 腐熟, 降濁
紅舌, 黃膩苔, 濡數脈	紅舌, 黃苔, 數脈 → 主熱 苔膩, 濡脈 → 主濕	舌淡紅, 苔薄白

濕熱蘊脾 2

③ 食滯胃脘

食滯胃脘으로 인해 脾胃의 受納腐熟 및 運化기능의 저하를 유발하여 胃脘脹悶, 甚則疼痛, 嘔吐酸腐食物, 吐後脹痛得減, 噯氣呑酸, 便溏(酸腐臭穢한 瀉下物) 등의 증상을 일으킨다.

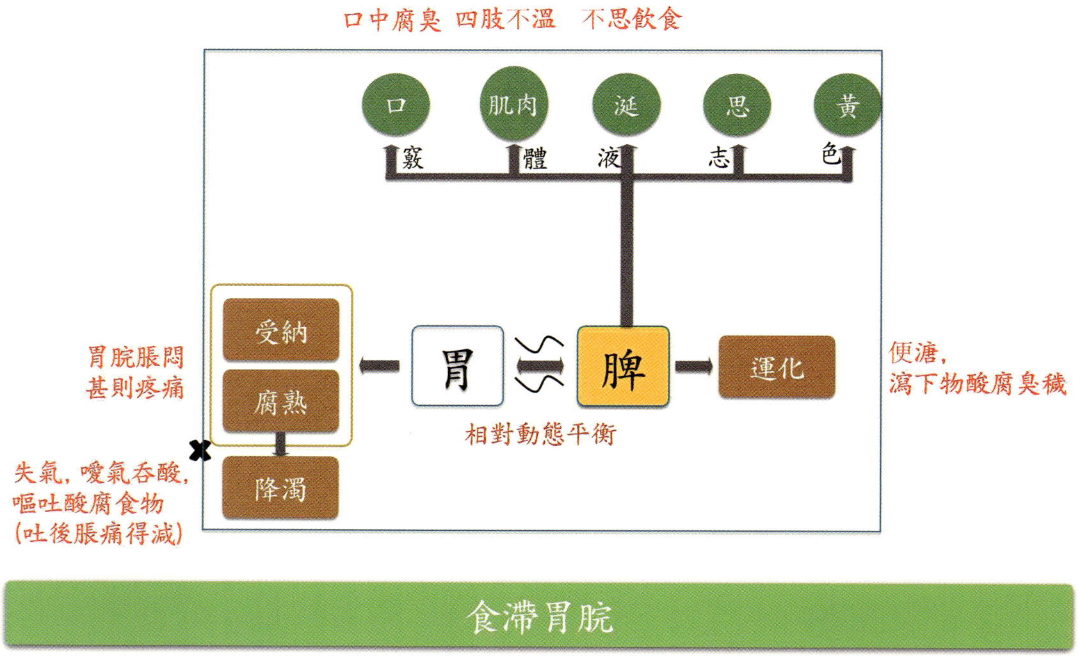

代表症狀	發病機理	生理
四肢不溫	食滯脾胃 → 脾失運化, 升淸 (脾氣不達四肢肌肉)	脾主運化, 升淸
便溏(瀉下物酸腐臭穢)	食滯胃脘, 脾失運化 → 水濕內停, 下注	脾主運化水濕
口中腐臭, 噯氣呑酸, 失氣, 嘔吐酸腐食物(吐後脹痛得減), 胃脘脹悶(甚則疼痛), 不思飮食	食滯胃脘 → 胃失納熟, 降濁 → (甚)胃濁上逆	胃主受納, 腐熟, 降濁
白膩苔, 濡緩脈	膩苔 濡脈 → 主濕 / 緩脈 → 脾	舌淡紅, 苔薄白

食滯胃脘

(2) 虛證

① 脾氣虛

脾는 水穀精微를 運化한다. 脾氣가 虛하여 運化기능이 저하되면 精微物質의 부족과 水濕內停이 발생한다. 또한 胃의 納腐, 降濁기능의 저하를 유발하여 倦怠乏力, 浮腫, 便溏, 食少, 納呆, 痞症, 脹滿, 噯氣, 呃逆, 구토, 변비 등의 증상을 일으킨다.

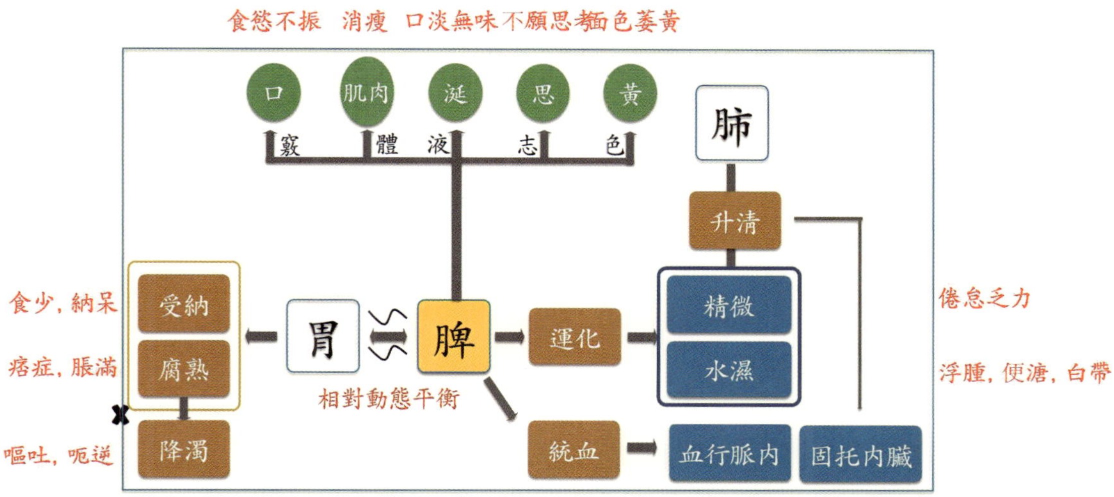

脾氣虛 1

代表症狀	發病機理	生理
倦怠乏力, 消瘦, 面色萎黃	脾氣虛 → 失運化 ⇒ 精微不足	脾主運化, 脾主黃色 脾爲氣血生化之源
不願思考, 口淡無味	脾氣虛 → 脾系統滋養失調	脾主思, 開竅於口
浮腫, 便溏, 白帶下	脾氣虛 → 失運化水濕 ⇒ 水濕下注	脾主運化水濕, 喜燥惡濕
食慾不振, 食少, 嘔吐, 便秘, 痞症, 脹滿, 納呆, 噯氣, 呃逆	脾氣虛 → 胃受納腐熟降濁失調 → 胃濁上逆	脾胃表裏關係 胃主受納腐熟降濁
白苔, 緩弱脈	白苔 → 氣虛 緩脈 → 主脾虛	舌淡紅, 苔薄白

脾氣虛 2

② 脾氣下陷

脾는 運化升淸하는 기능이 있다. 脾氣의 虛가 심하면 運化기능뿐만 아니라 升淸기능도 영향을 받아 內臟失固托하므로 胃下垂, 子宮下垂, 久痢脫肛 등의 증상을 일으킨다.

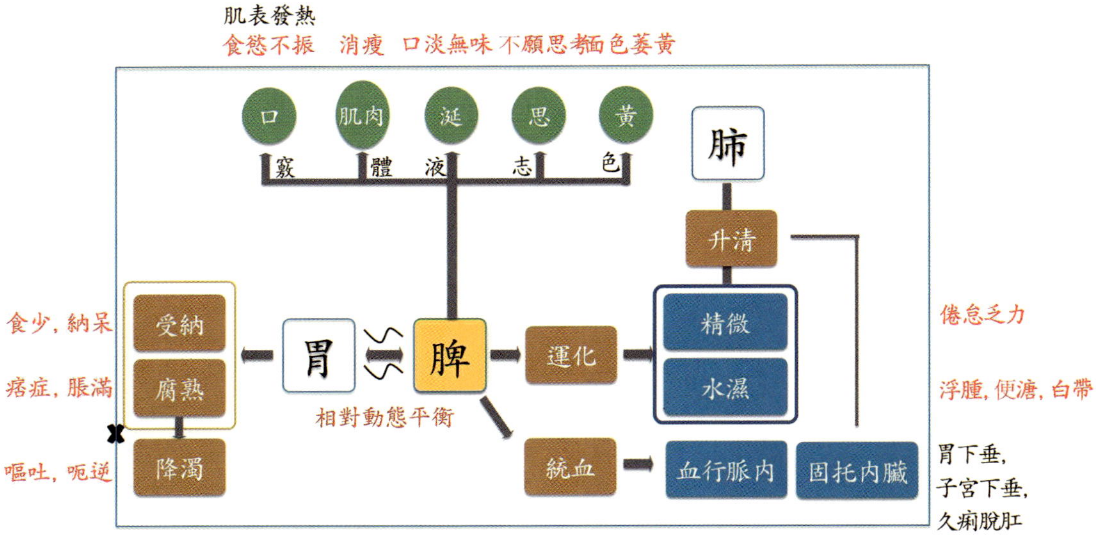

脾氣下陷 1

代表症狀	發病機理	生理
脾氣虛證과 동일		
胃下垂, 子宮下垂, 久痢脫肛	脾虛失升淸 → 固托內臟失調 → 下陷	脾主升淸, 固托內臟
肌表發熱	脾不升淸 → 水穀精微不運四末 → 鬱久化熱	脾主升淸, 四末爲脾系統
淡舌, 白苔, 緩虛脈	淡舌 虛脈 → 主虛 / 緩脈 → 主脾虛	舌淡紅, 苔薄白

脾氣下陷 2

③ 脾失統血

脾는 運化·升淸·統血의 기능이 있다. 脾氣가 虛하면 運化·升淸뿐만 아니라 統血기능도 저하되어 인체 外로 出血(주로 피부 및 하부의 출혈을 보이고 색깔은 신선하며 過量)하는 증상을 일으킨다.

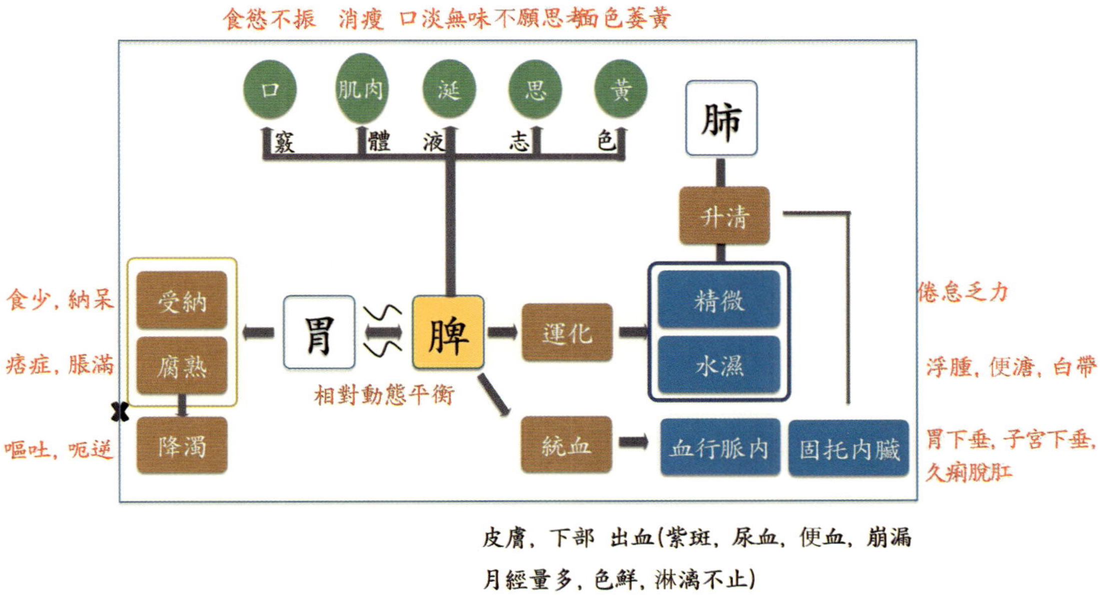

脾失統血 1

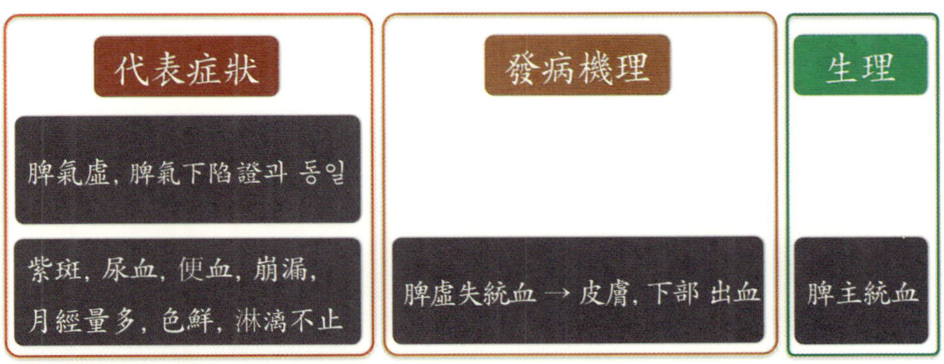

脾失統血 2

④ 脾(腎)陽虛

陽은 전신을 溫煦하는데, 陽虛하면 虛寒內生하게 된다. 脾陽虛는 脾氣虛보다 심한 상태이므로 腹痛喜溫喜按, 五更泄瀉, 畏寒肢冷 등의 증상도 나타난다.

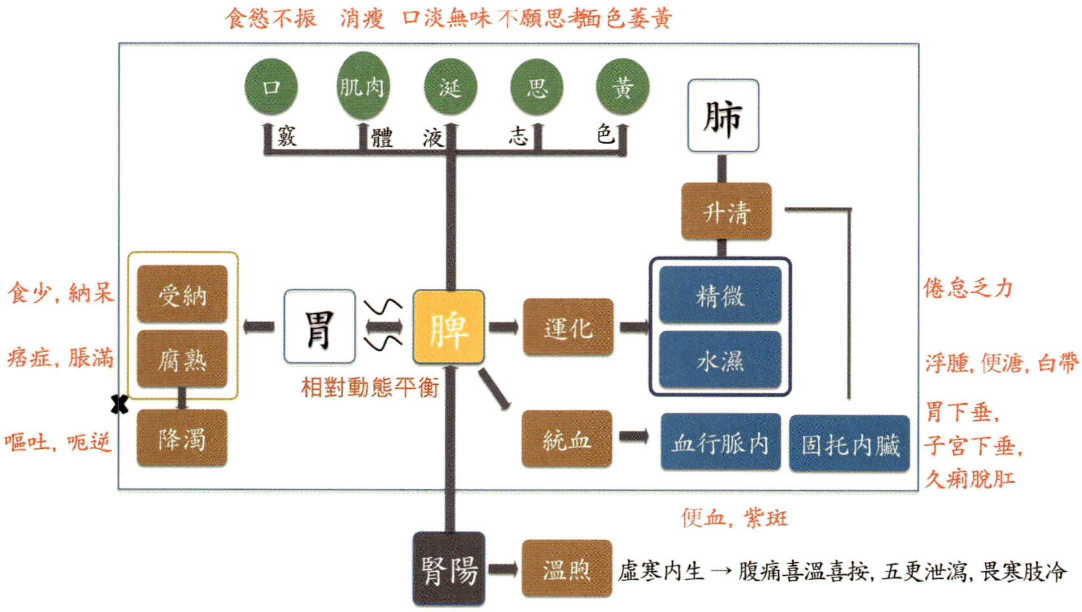

脾腎陽虛 1

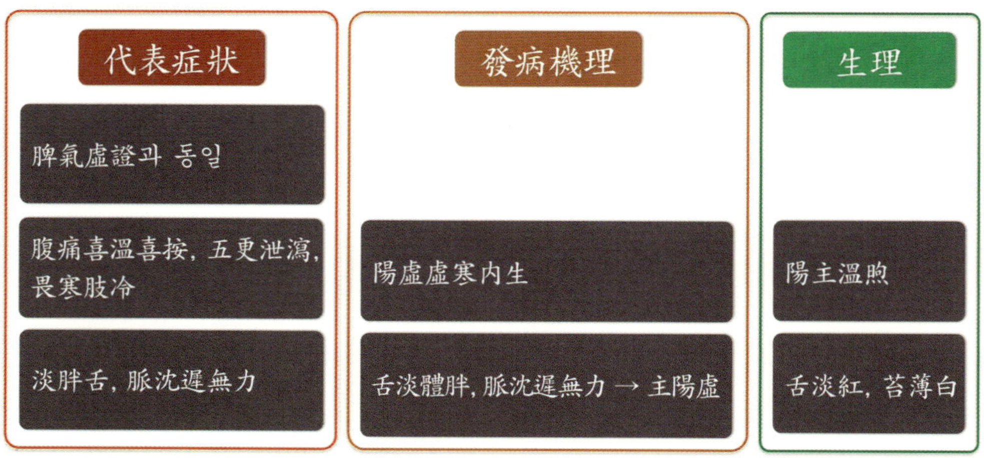

脾腎陽虛 2

4. 肝系辨證

1) 肝의 系統表

自然界					五行	人體界					
五味	五色	五氣	五方	五季		五臟	六腑	五官	形體	情志	五液
酸	靑	風	東	春	木	肝	膽	目	筋	怒	淚
苦	赤	暑	南	夏	火	心	小腸	舌	脈	喜	汗
甘	黃	濕	中	長夏	土	脾	胃	口	肉	思	涎
辛	白	燥	西	秋	金	肺	大腸	鼻	皮毛	悲	涕
鹹	黑	寒	北	冬	水	腎	膀胱	耳	骨	恐	唾

2) 肝의 특성

① 肝爲剛臟, 將軍之官
② 肝惡抑鬱
③ 肝喜條達
④ 罷極之官

3) 肝과 膽의 生理

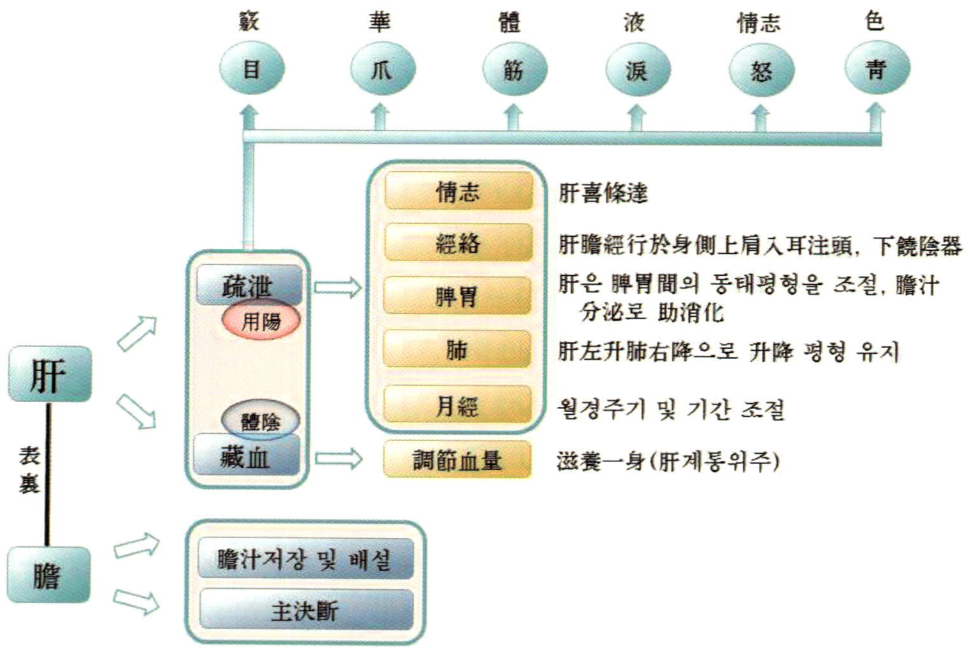

참고 | 疏泄의 의미

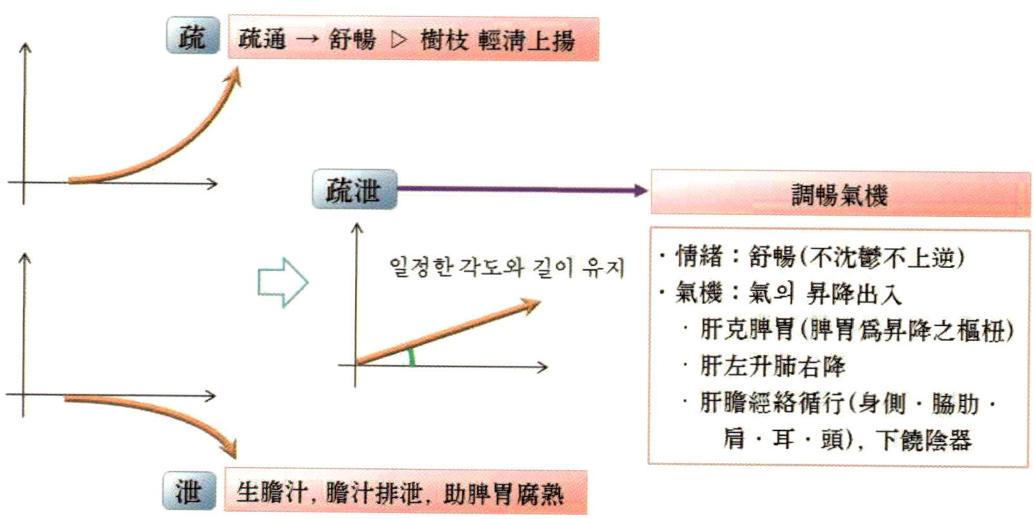

4) 肝病證候의 구분

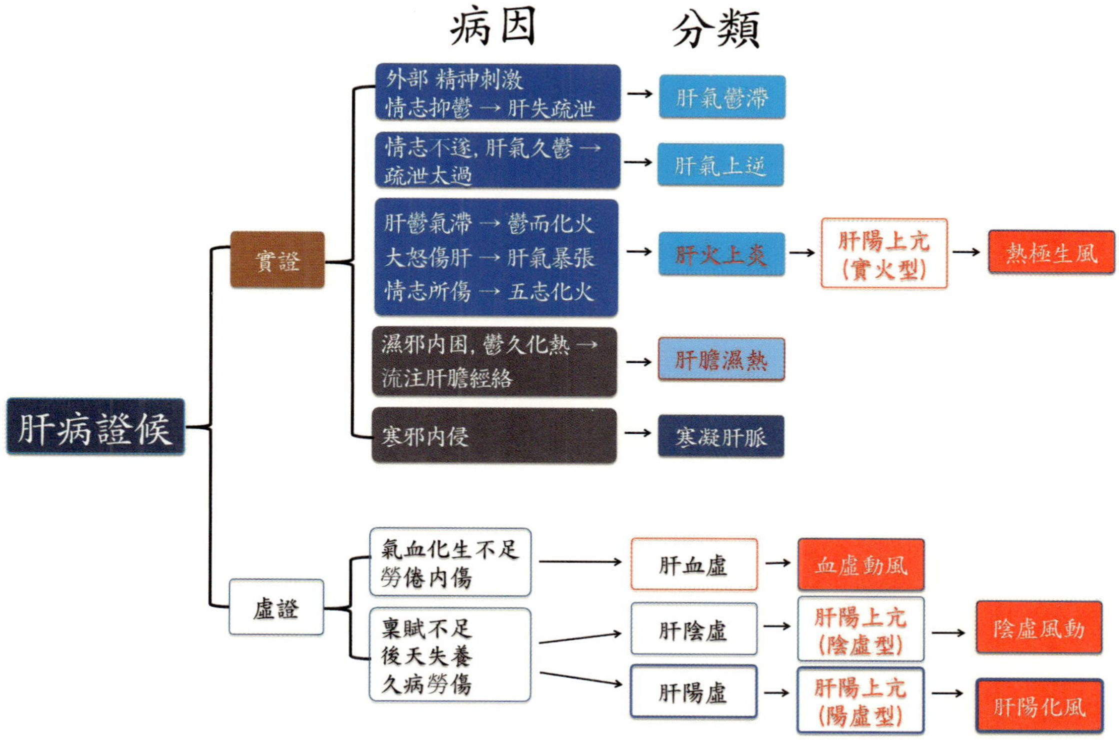

肝系統의 病機

(1) 實證

實證에는 肝氣鬱滯, 肝氣上逆, 肝火上炎, 肝陽上亢(實火), 熱極生風, 肝膽濕熱, 寒凝肝脈이 있다.

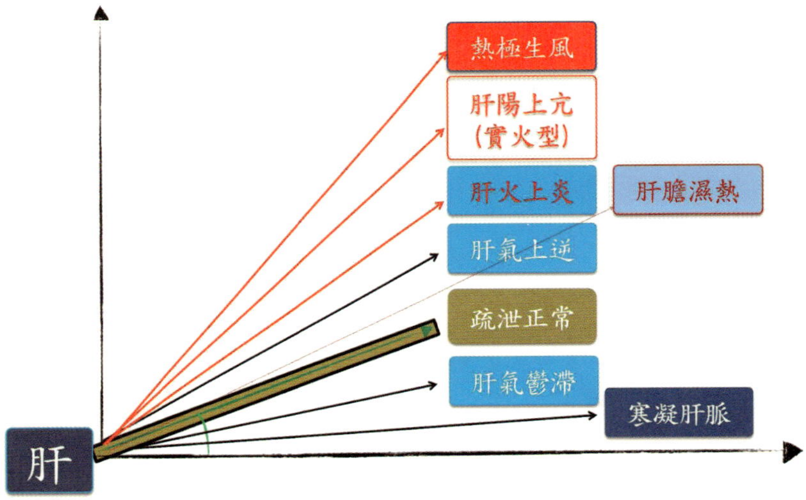

肝의 實證

① 肝氣鬱滯

肝은 疏泄(氣機의 調暢, 惡抑鬱)과 藏血(血量調節) 기능과 특징이 있다. 이를 가르켜 '體陰, 用陽'이라 한다. 肝氣鬱滯하면 肝의 疏泄藏血기능의 저하를 유발하여 情志失調, 經絡循行의 阻滯, 血量調節 失調 및 脾胃의 運化失調, 肺의 肅降失調 등의 병리변화를 일으킨다.

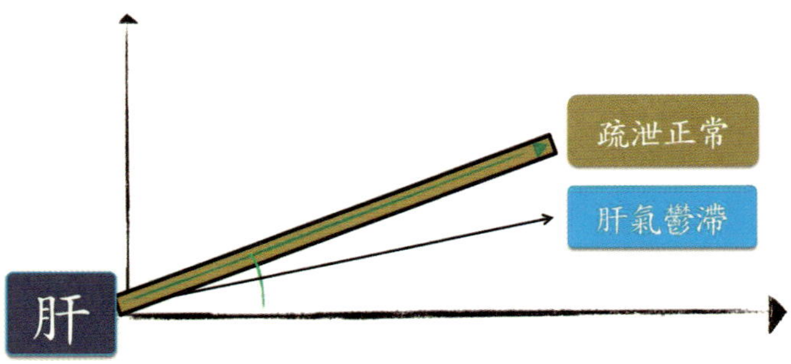

肝氣鬱結 1

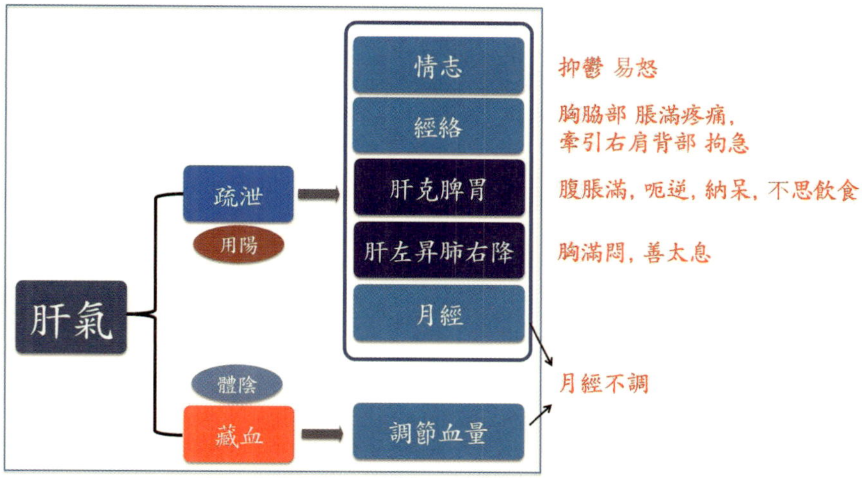

肝氣鬱結 2

代表症狀	發病機理	生理
情志抑鬱, 易怒	肝疏泄不及	肝主疏泄, 肝喜條達
胸脇脹痛, 右肩背까지 牽引	肝鬱 → 經脈循行鬱滯 → 不通	肝膽經은 胸脇 및 肩部를 循行
腹脹滿, 呃逆, 納呆, 不思飮食	肝乘脾胃, 脾胃運化, 升降기능 失調	肝克脾胃, 脾胃 사이의 動態平衡을 조절
胸滿悶, 善太息	肝·肺 昇降 失調 → 肺氣滯	肝左昇, 肺右降
月經不調	肝調節血量 失調	肝主藏血, 調節血量

肝氣鬱結 3

② 肝氣上逆

肝은 疏泄과 氣機를 調暢하는 기능이 있다. 또한 肝은 쉽게 怒하는 특징이 있어 肝氣가 정상범위보다 지나치게 盛하면 肝氣上逆을 일으킨다. 임상에서 多怒, 抑鬱, 噯氣, 呃逆, 惡心, 嘔吐, 梅核氣, 呼吸促急, 月經不調 등의 증상을 나타낸다.

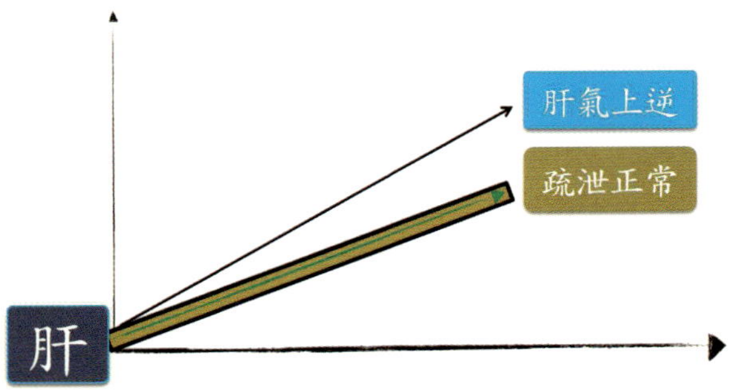

肝氣上逆 1

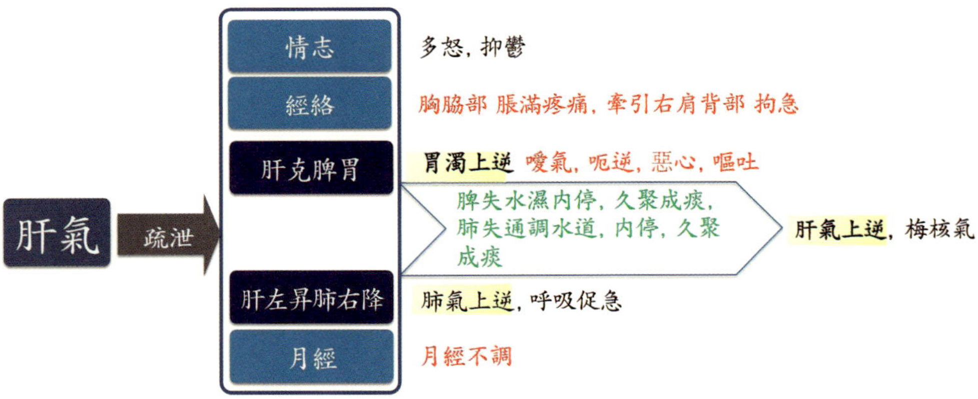

肝氣上逆 2

代表症狀	發病機理	生理
多怒, 抑鬱	肝疏泄太過	肝主疏泄, 肝喜條達
胸脇 및 右肩背部를 牽引作痛	循行部位鬱滯 → 不通則痛	肝膽經은 胸脇 및 肩部를 循行
噯氣, 呃逆, 惡心, 嘔吐	肝乘脾胃, 脾胃運化, 升降 기능 失調	肝克脾胃, 脾胃 사이의 動態平衡을 조절
呼吸促急	肝·肺昇降失調 → 肺氣上逆	肝左昇, 肺右降
梅核氣	肝乘脾, 肝侮肺 → 痰濕內生 氣逆과 痰濕 互結於咽部	脾運水濕, 肺通調水道
月經不調	肝調節血量 失調	肝主藏血, 調節血量

肝氣上逆 3

③ 肝火上炎

肝火가 발생하면 循經을 통해 上炎하여 目(華)·耳(膽經)에 영향을 주고, 나아가 肝의 疏泄과 氣機를 調暢하는 기능에도 영향을 줄 수 있다.

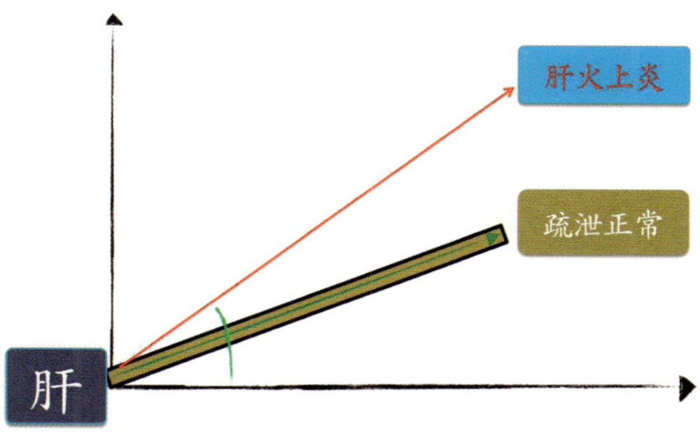

肝火上炎 1

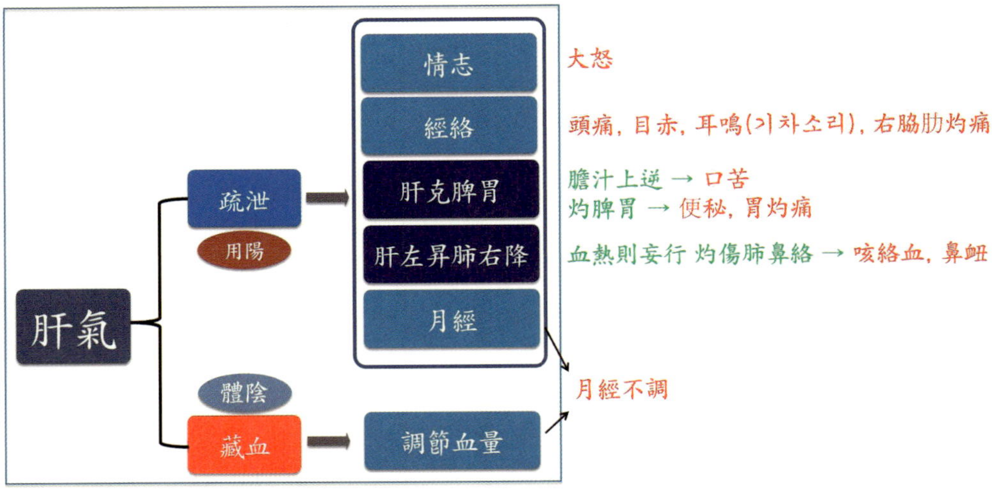

肝火上炎 2

代表症狀	發病機理	生理
大怒	肝疏泄失調(疏泄太過)	肝主疏泄, 肝喜條達
頭痛, 目赤	肝火循經上擾諸竅	肝膽經은 開竅於目
右脇肋灼痛, 耳鳴(기차소리)	肝火灼經絡, 血脈	肝膽經은 胸脇 및 耳를 循行
咳絡血, 鼻衄	血得熱則妄行 灼傷肺鼻絡	血得溫而行
面紅	肝火生心火, 上炎	木生火, 面爲心之華
口苦	膽汁上逆	膽主膽汁貯藏排泄, 膽汁流入於腸腔, 胃腸의 消化를 促進
便秘, 胃灼痛	肝灼脾胃絡脈	肝克脾胃
紅舌, 黃苔 弦滑, 數脈	紅舌, 黃苔 → 主熱證 弦脈主肝病, 數脈主熱證	舌淡紅, 苔薄白

肝火上炎 3

④ 肝膽濕熱

濕熱之邪가 肝膽經을 침습하면 경락을 따라 상부로는 目面, 외부로는 피부, 측면으로는 脇部, 하부로는 陰器에까지 영향을 주어 다양한 증상을 일으킨다.

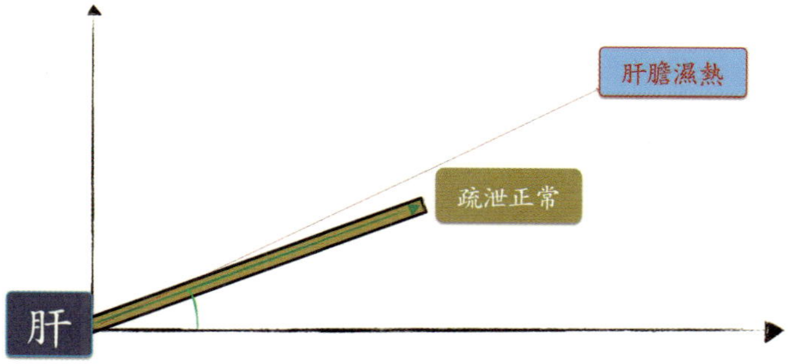

肝膽濕熱 1

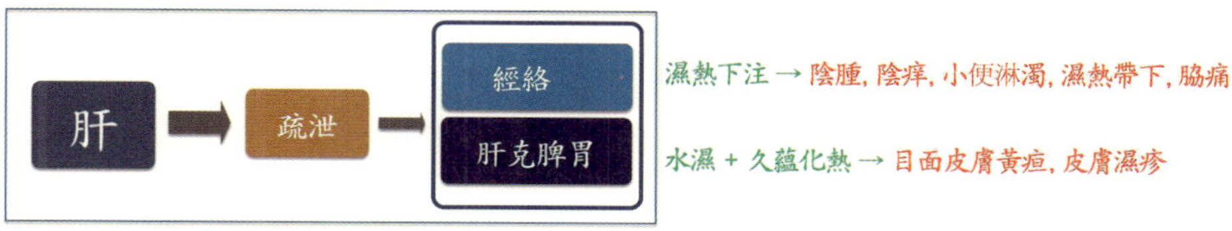
肝
疏泄
經絡
肝克脾胃
濕熱下注 → 陰腫, 陰痒, 小便淋濁, 濕熱帶下, 脇痛
水濕 + 久蘊化熱 → 目面皮膚黃疸, 皮膚濕疹

肝膽濕熱 2

代表症狀	發病機理	生理
目, 面, 皮膚 → 黃疸	肝乘脾胃 → 水濕內停 → 久蘊化熱 膽汁外溢 → 熏蒸皮膚 → 上注面目	肝膽은 表裏관계, 肝은 開竅於目
皮膚濕疹	濕熱外注皮膚	脾主四肢肌肉
陰腫, 陰痒, 小便淋濁, 婦女濕熱帶下	濕熱은 循肝經下注(陰器)	足厥陰肝經은 陰器(外生殖器)를 下繞
脇痛	肝膽經循行部位鬱滯 → 不通	肝 · 膽經은 胸脇 및 肩部를 循行
黃膩苔, 濡數脈 혹은 弦滑數脈	黃苔主熱, 膩苔 → 主濕 濡脈主濕, 弦脈 → 主肝病 數脈主熱證, 滑脈 → 主痰	舌淡紅, 苔薄白

肝膽濕熱 3

⑤ 寒凝肝脈

寒邪는 凝滯하는 특징이 있다. 足厥陰肝經은 陰器(外生殖器)를 돌아 循行한다. 즉, 寒凝肝脈은 寒邪가 肝經의 순행 부위(陰器)를 凝滯하므로 少腹墜脹牽引陰部作痛, 疝氣, 睾丸偏墜 등의 증상을 일으킨다.

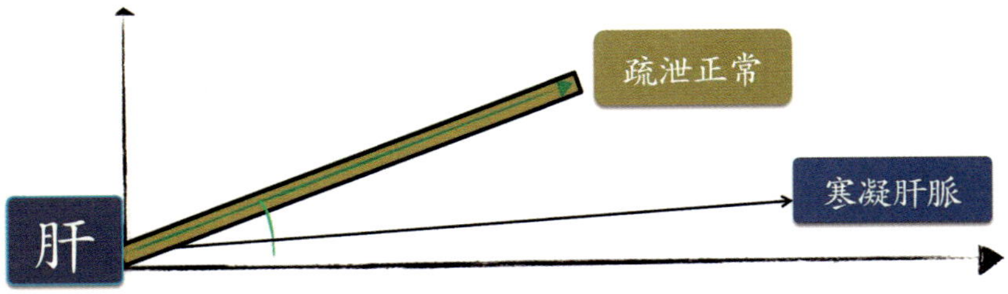

寒凝肝脈 1

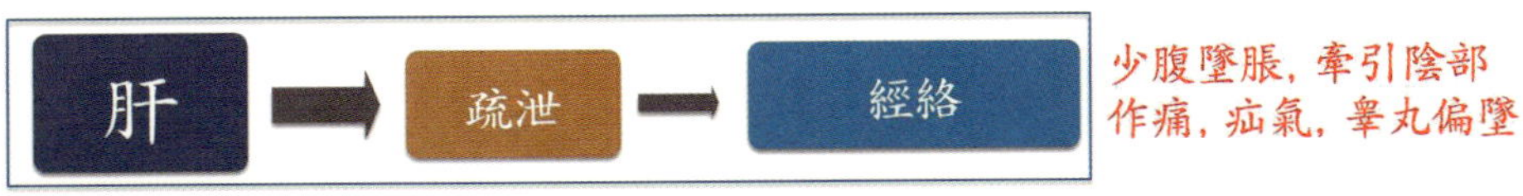

寒凝肝脈 2

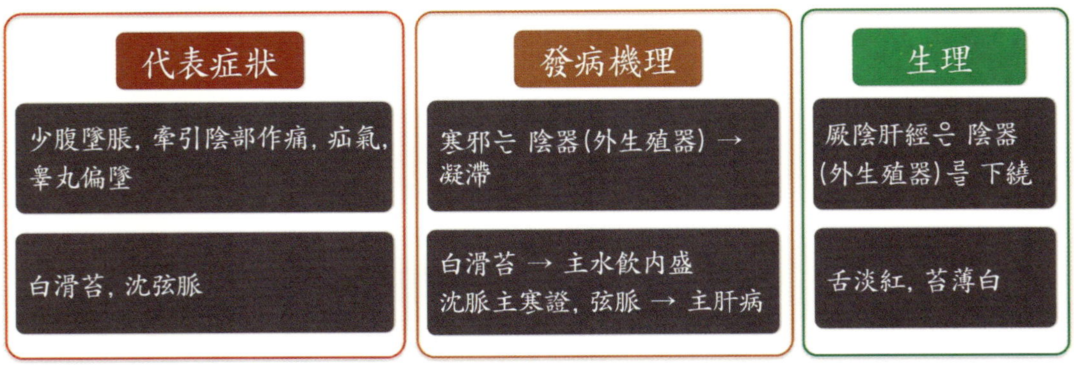

寒凝肝脈 3

⑥ 肝陽上亢(實火)

肝火上炎이 過하면 頭痛欲裂, 眩暈, 兩目圓掙, 目赤目痛 등의 증상을 일으킬 수 있으며 이를 肝陽上亢(肝火旺型)이라고 한다.

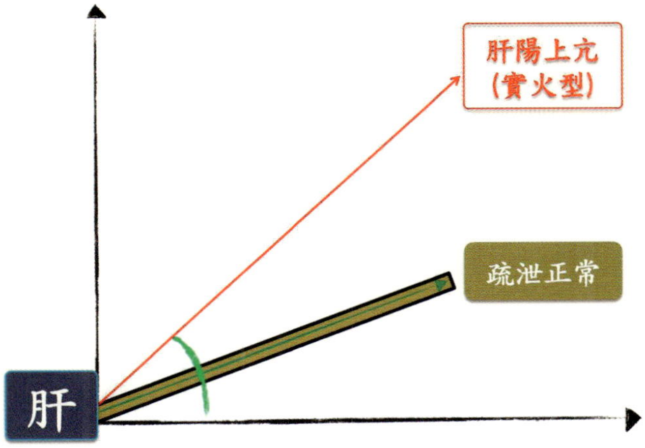

肝陽上亢(實火型) 1

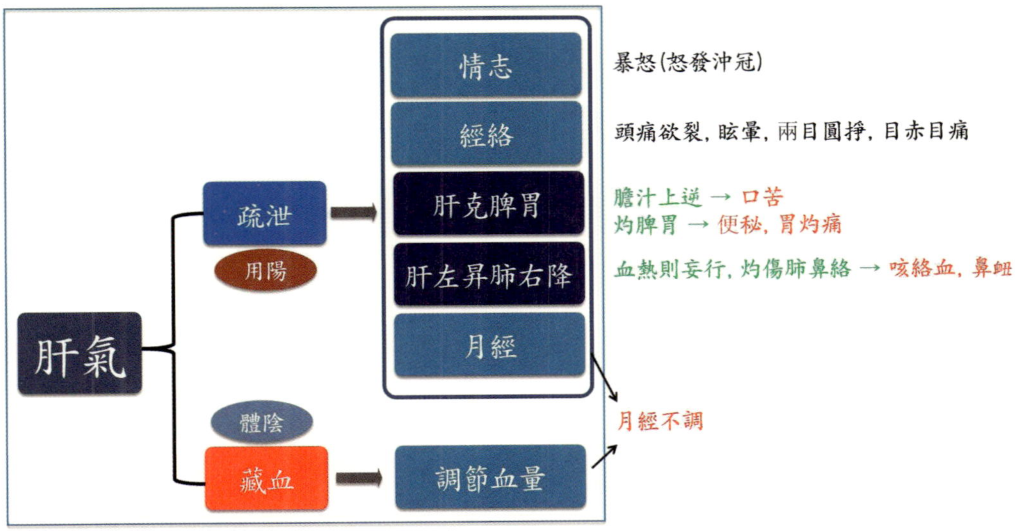

肝陽上亢(實火型) 2

代表症狀	發病機理	生理
肝火上炎과 동일		
兩目圓掙, 目赤目痛	肝火甚 → 上炎	肝開竅於目
頭痛欲裂, 眩暈	肝火甚 → 血隨氣逆於上	肝膽經은 偏頭 및 耳를 循行
暴怒(怒發沖冠)	肝火(甚) → 情志上逆	怒爲肝之情志

肝陽上亢(肝火旺)

(2) 虛證

虛證에는 肝血虛, 肝(腎)陰虛, 肝(腎)陽虛, 肝陽上亢(肝腎陰虛型, 肝腎陽虛型), 肝內氣動(血虛動風, 陰虛風動, 肝陽化風)이 해당한다.

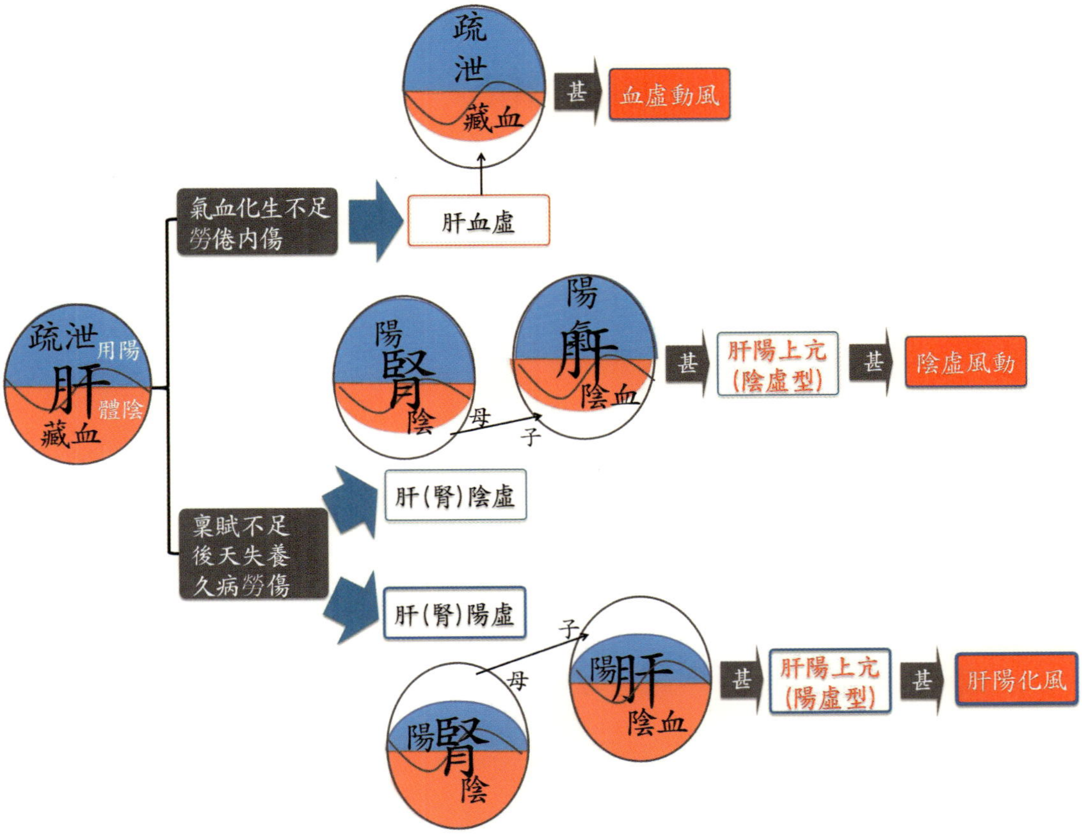

肝의 虛證

① 肝血虛

肝은 藏血과 疏泄기능이 있다. 肝血이 虛하면 肝계통을 滋養하지 못하므로 兩目昏花, 肢體麻木, 月經失調 등의 증상이 나타나고 이로 인해 疏泄기능도 저하되어 肝鬱內生하여 情志不舒를 일으킨다.

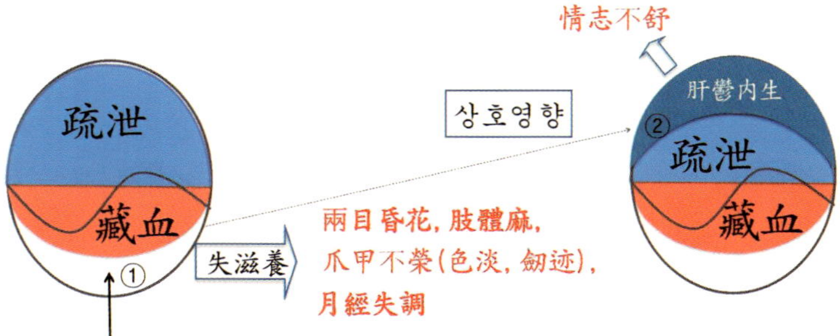

肝血虛 1

代表症狀	發病機理	生理
兩目昏花	血滋養失調	肝開竅於目
爪甲不榮(色淡, 劬迹)	血滋養失調	爪甲爲肝之華
肢體麻木	血滋養失調	筋爲肝之體
月經量少	調節血量 失調	肝藏血, 調節血量
情志不舒	肝血虛 → 疏泄失調	肝主疏泄, 肝喜條達
淡舌, 弦細脈	淡舌主血虛 弦脈主肝病, 細脈主血虛	舌淡紅, 苔薄白

肝血虛 2

② 肝(腎)陰虛

陰은 전신을 滋養한다. 陰虛하면 肝(腎)계통을 滋養하지 못하여 耳鳴, 腰膝酸軟 등의 증상이 나타난다. 陰陽互根互用의 원리에 따라 陽에도 영향을 미쳐 虛熱內生하므로 潮熱, 盜汗, 五心煩熱 등의 증상이 나타난다.

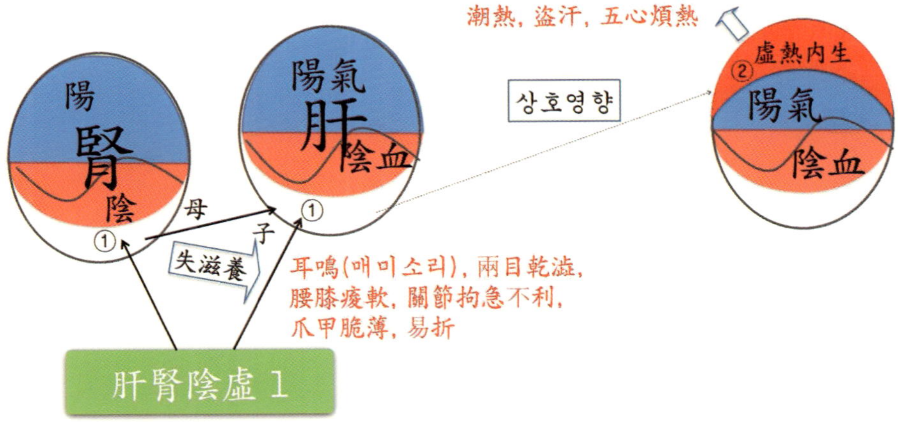

代表症狀	發病機理	生理
兩目乾澁, 耳鳴(매미소리)	肝腎陰血不足 → 目耳失滋養	肝開竅於目, 腎開竅於耳
陰虛潮熱, 盜汗, 五心煩熱	陰虛虛熱內生 虛火上炎	陰陽互根互用
爪甲脆薄, 易折	陰血不足 → 爪甲失滋養	爪甲爲肝之華
腰膝痠軟, 關節拘急不利, 肢體痲木	滋養失調	筋爲肝之體

肝(腎)陰虛 2

③ 肝陽上亢〔肝腎陰虛가 심할 때〕

肝(腎)陰虛가 지나치면 虛熱內生하고 더욱 심해지면 虛陽上浮하고 虛火上炎하여 眩暈, 頭目脹痛 등의 증상이 나타난다. 이후 滋養기능이 저하되어 筋骨萎弱 등의 증상이 나타날 수 있는데, 이를 肝陽上亢(陰虛型)이라고 한다.

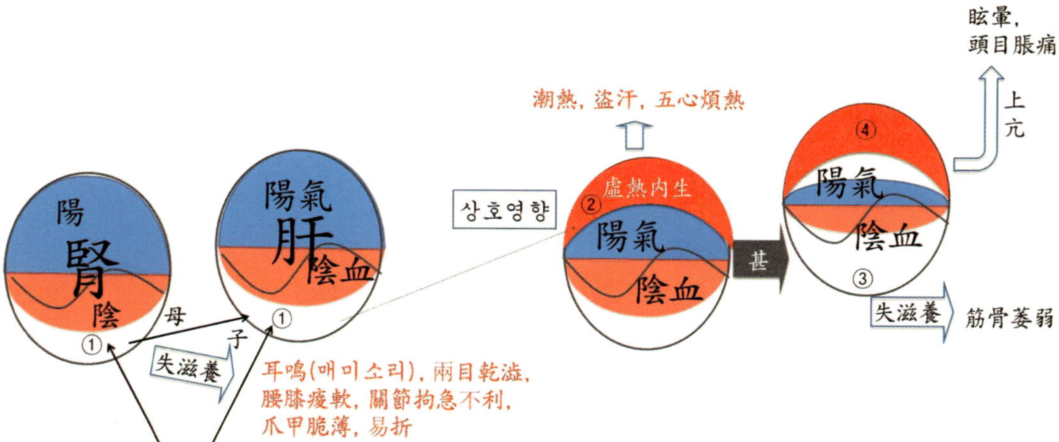

肝陽上亢[陰虛型] 1

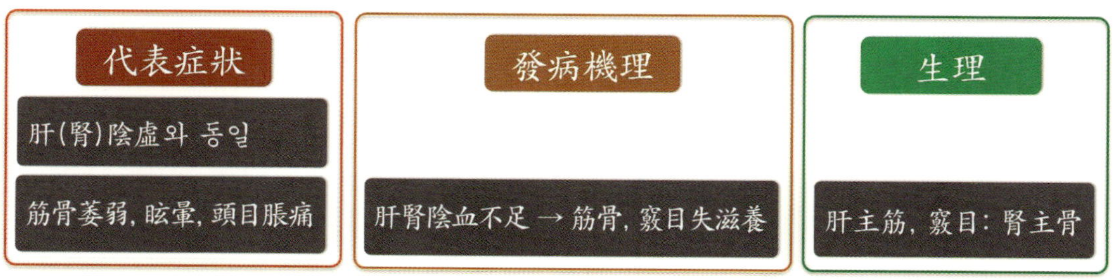
代表症狀
肝(腎)陰虛와 동일
筋骨萎弱, 眩暈, 頭目脹痛
發病機理
肝腎陰血不足 → 筋骨, 竅目失滋養
生理
肝主筋, 竅目: 腎主骨

肝陽上亢[陰虛型] 2

④ 肝腎陽虛

陽은 전신을 溫煦한다. 陽虛하면 虛寒內生하게 된다. 肝腎陽虛하면 內生된 寒邪가 肝經의 순행 부위(陰器)를 凝滯하므로 少腹隱隱冷痛, 疝氣, 睾丸偏墜 등의 증상을 일으킨다.

肝(腎)陽虛 1

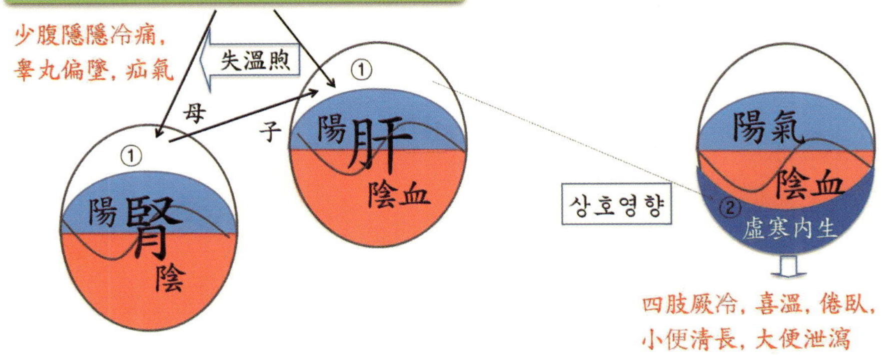

代表症狀	發病機理	生理
四肢厥冷, 小便淸長, 倦臥, 喜溫, 大便泄瀉	肝腎陽虛 → 溫煦失調, 虛寒內生	陽主溫煦
少腹隱隱冷痛, 疝氣, 睾丸偏墜	肝腎陽虛, 溫煦失調, 虛寒內生 → 寒主凝滯: 不通則痛	足厥陰肝經下繞陰器(外生殖器)
淡舌, 虛弦脈	淡舌主陽虛, 虛脈主虛	舌淡紅, 苔薄白

肝(腎)陽虛 2

⑤ 肝陽上亢〔肝腎陽虛가 심할 때〕

肝(腎)陽虛로 인해 溫煦기능이 저하되어 少腹隱隱冷痛, 疝氣 등의 증상이 나타나고 陰陽互根互用의 원리에 의해 虛寒內生하여 四肢厥冷, 喜溫, 倦臥, 小便淸長, 大便泄瀉 등의 증상을 보인다. 이후 더욱 심해지면 虛陽上浮하여 頭暈, 頭痛, 目眩, 面如醉狀 증상까지 일으킬 수 있는데, 이를 肝陽上亢(陽虛型)이라고도 한다.

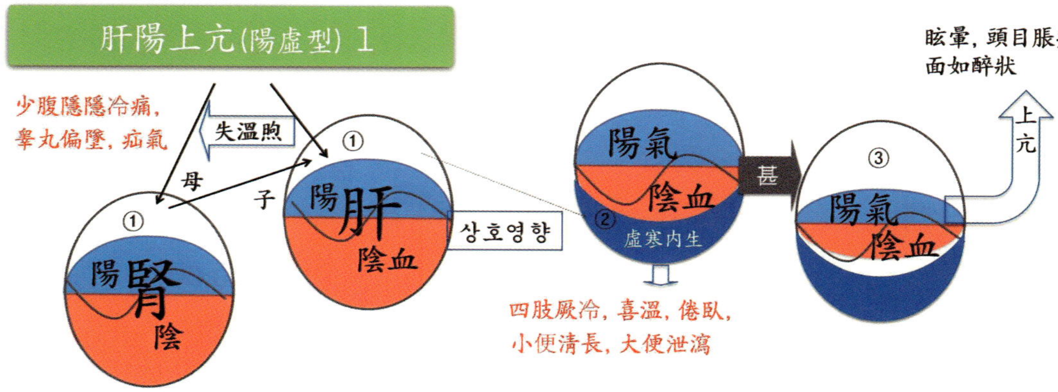

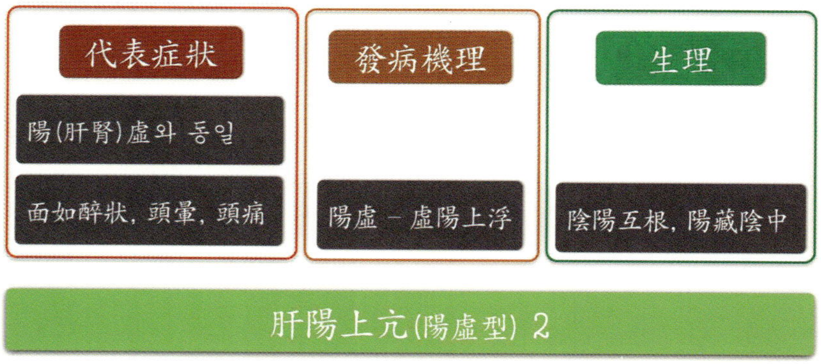

⑥ 肝風內動

≪素問・至眞要大論≫에서는 "諸暴強直, 皆屬於風", "諸風掉眩, 皆屬於肝"이라 하였다. 즉, 肢體動搖不定, 痙攣, 眩暈 증상의 원인은 대부분 '肝風'이라는 뜻이다. 구체적으로 '血虛生風', '陰虛風動', '肝陽化風', '熱極生風' 등이 '肝風內動'에 속한다.

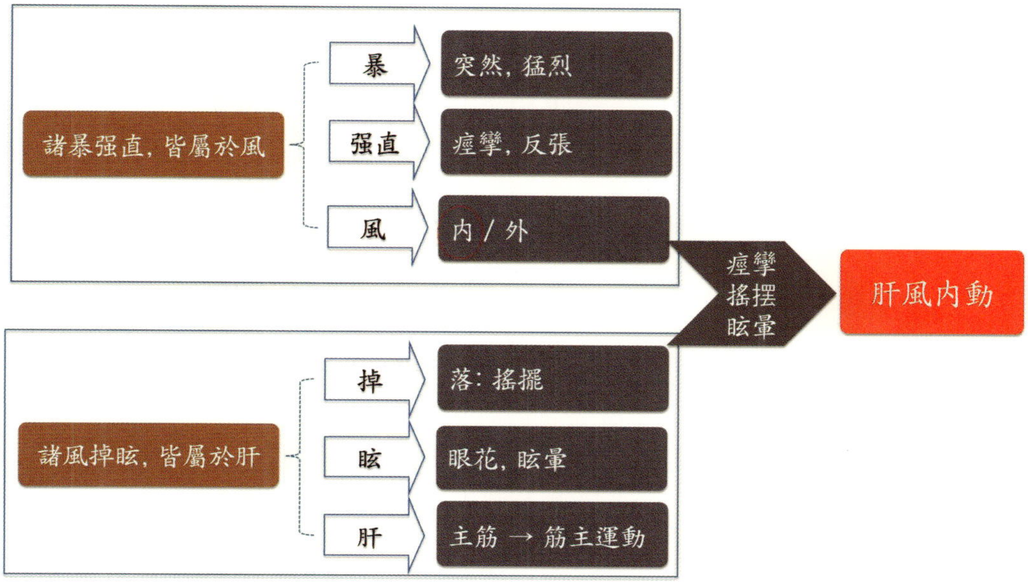

肝風內動 1

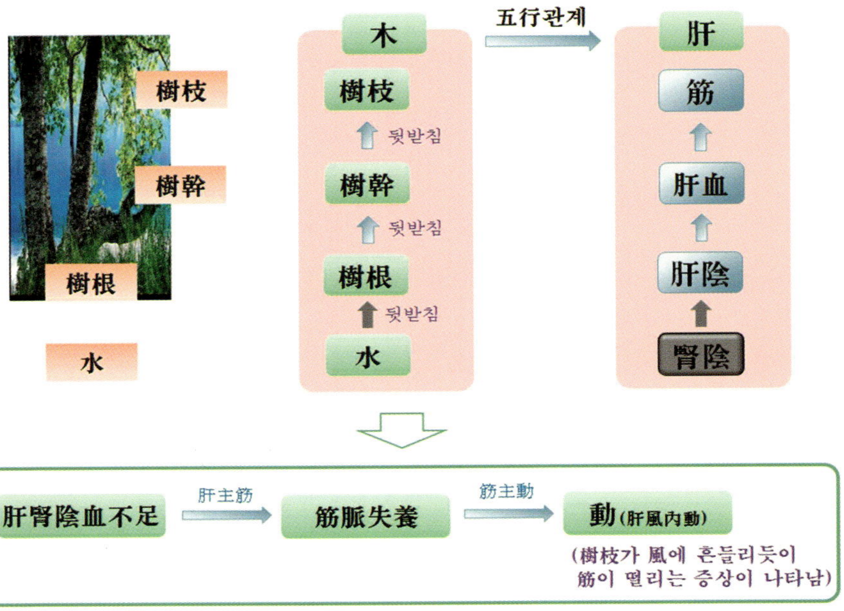

肝風內動 2

ⓐ 血虛生風

樹幹에 液汁이 부족하면 葉萎枝枯되고 심하면 나무가 搖擺不定이 될 수 있다. 樹幹의 液汁不足을 肝血虛에 비유하여 설명하면 우선 肝 계통이 失養된다. 肝血虛가 심하면 瘀痰內阻하여 肝血이 더욱 부족하게 되어 肌肉瞤動, 手足振顫 등의 증상이 일어난다. 肝血虛를 일으킬 수 있는 원인에는 脾虛로 인한 氣血化生 부족이나 久病暗耗 및 失血 과다 등이 있다.

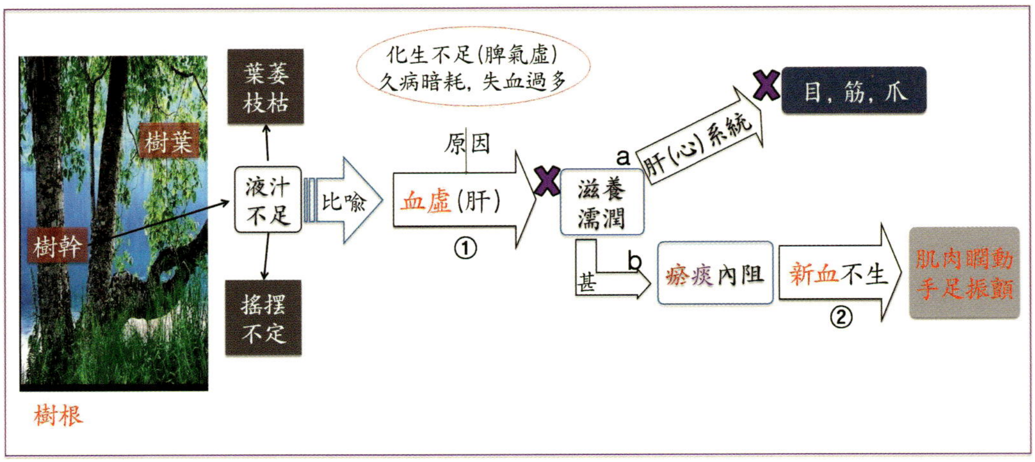

血虛生風

ⓑ 陰虛生風

樹根에 水液이 부족하면 나무 전체를 滋養하지 못하고 심하면 파손이 일어날 수 있다. 樹根의 水液 부족을 인체의 腎肝陰血虛에 비유하여 설명하면 우선 腎肝系統에 심한 失養된 증상이 일어날 수 있다. 그리고 陰虛로 인해 虛熱이 內生되며 나아가 瘀痰內阻하여 肝血이 더욱 부족해져 搖頭, 欲仆, 關節拘急 등이 나타나고 瘀痰內阻淸竅로 인한 語言不流利 등의 증상이 일어난다. 腎肝陰血虛를 일으킬 수 있는 원인은 先天不足, 久病暗耗, 약물 및 기타요소 등이 있다.

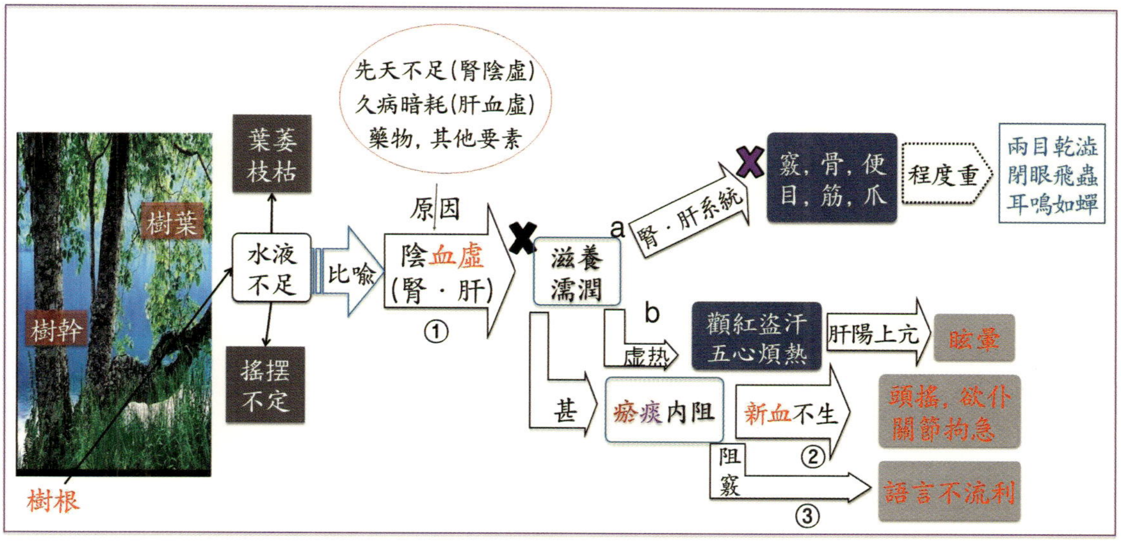

陰虛生風

ⓒ 陽虛生風

樹根 부위가 冰凍상태이면 실제로 樹根이 활용할 수 있는 水液이 부족하여 나무 전체를 滋養하지 못하며, 심하면 파손이 일어날 수 있다. 樹根 부위의 冰凍을 인체의 腎肝陽虛에 비유하여 설명하면 우선 腎肝系統에 失養된 증상이 일어나고, 심하면 瘀痰內阻하여 新血을 생성하지 못해 足軟, 骨關節脫節, 瘀痰內阻淸竅로 인한 語澁 등의 증상이 일어난다.

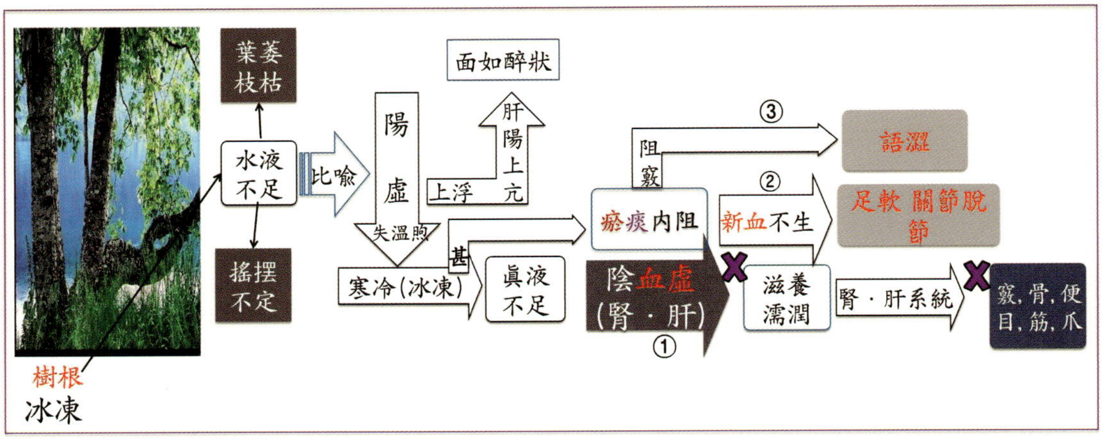

陽虛生風 1

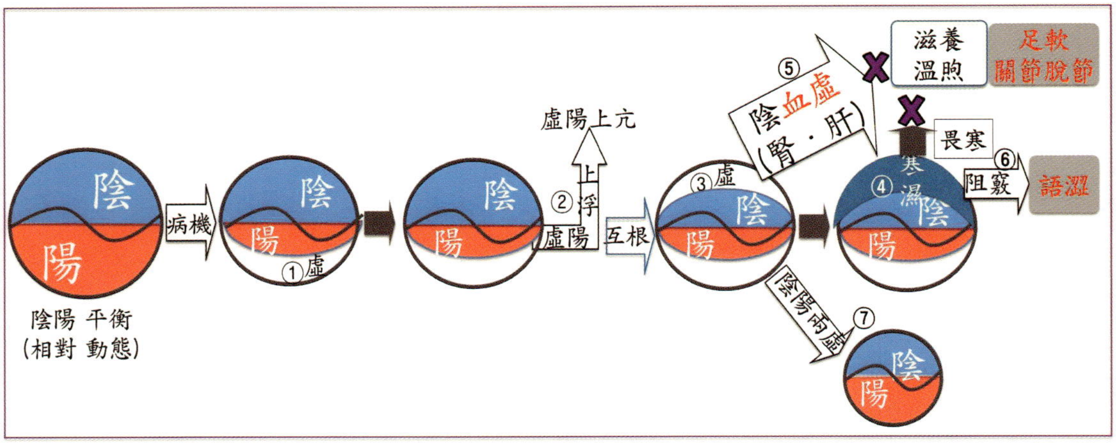

陽虛生風 2

ⓓ 熱極生風

肝火旺하면 인체의 陰血이 燔灼하여 肝火上炎으로 인해 目赤目痛이 생기고, 나아가 肝陽上亢으로 인해 兩目圓掙, 頭痛欲裂, 眩暈, 暴怒(怒發沖冠) 등의 증상이 일어난다. 또한 肝火旺이 심하면 腎肝陰血를 耗傷할 수 있어 筋脈失養으로 인해 痙厥, 抽搐, 角弓反張 증상이 생긴다. 그리고 瘀痰內生, 閉阻淸竅로 인해 語澀, 半身不遂 등의 증상이 일어난다.

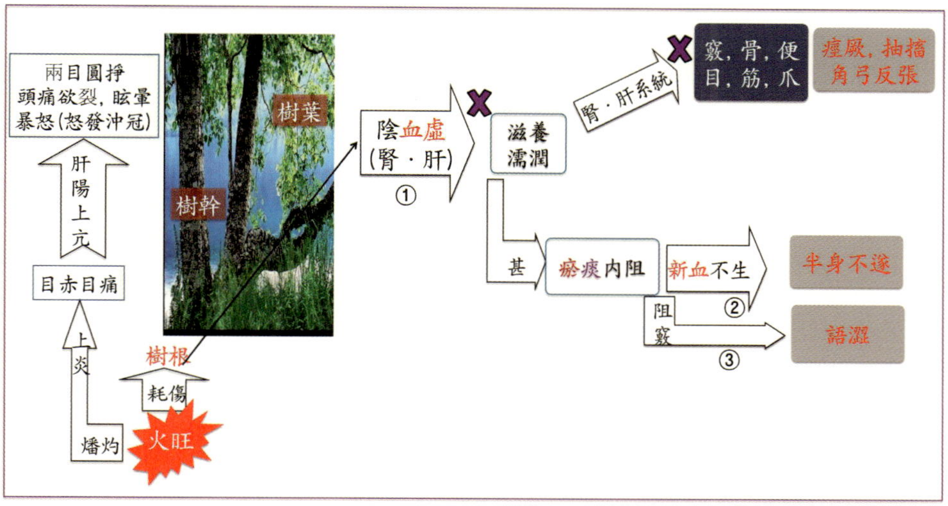

熱極生風 1

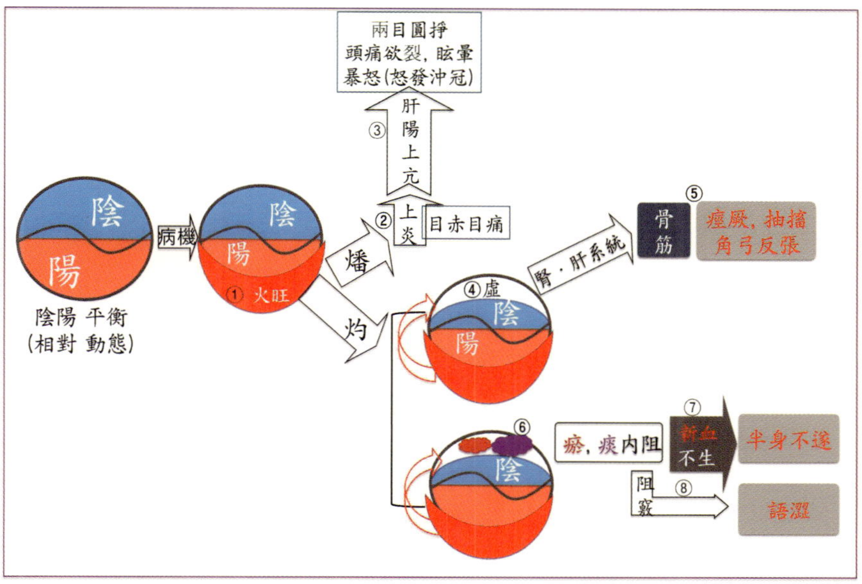

熱極生風 2

5. 腎系辨證

1) 腎의 系統表

自然界					五行	人體界					
五味	五色	五氣	五方	五季		五臟	六腑	五官	形體	情志	五液
酸	青	風	東	春	木	肝	膽	目	筋	怒	淚
苦	赤	暑	南	夏	火	心	小腸	舌	脈	喜	汗
甘	黃	濕	中	長夏	土	脾	胃	口	肉	思	涎
辛	白	燥	西	秋	金	肺	大腸	鼻	皮毛	悲	涕
鹹	黑	寒	北	冬	水	腎	膀胱	耳	骨	恐	唾

2) 腎의 특성

① 主潛蟄 → 封藏
② 腎精(先天之本) : 主生長發育生殖
③ 腎中之陽 溫煦 推動 五臟之陽 ; 陽中之陰 濡養 滋潤 五臟之陰

> "腎中之精 可分陰陽 但不可離" ≪景岳全書≫

3) 腎과 膀胱의 生理

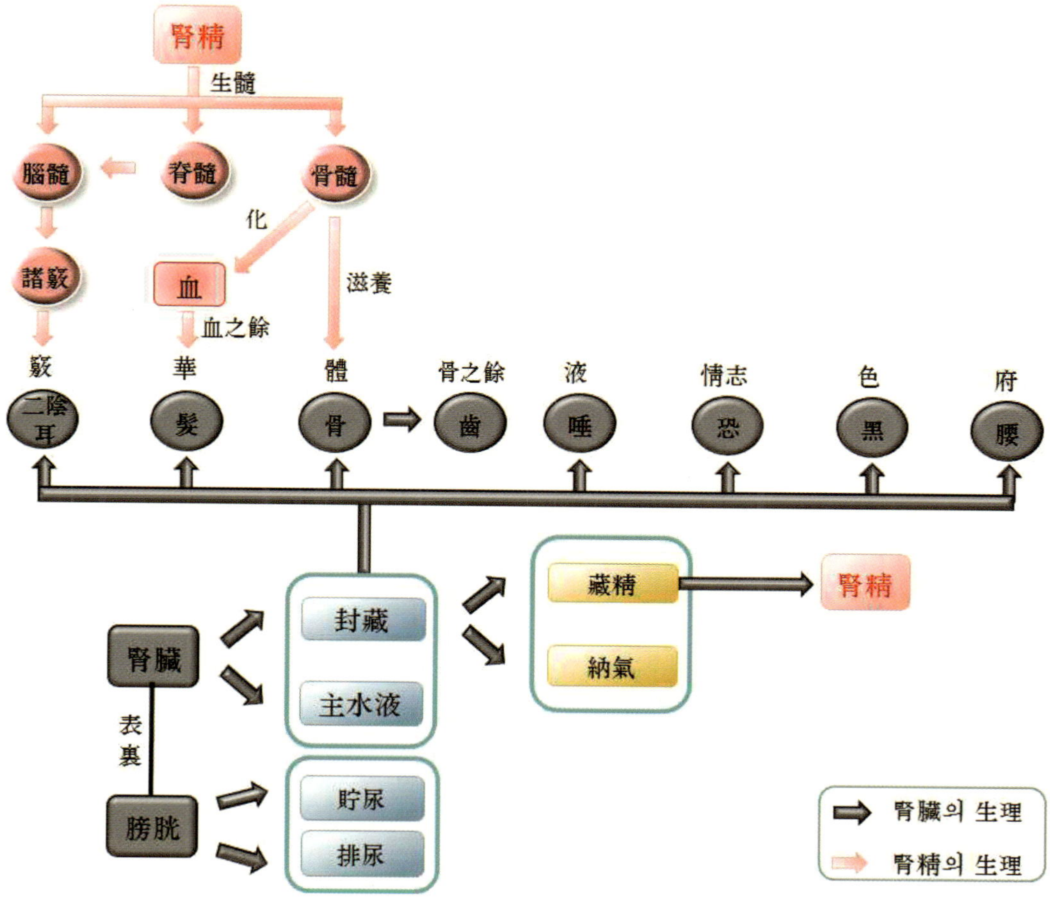

참고 | 腎臟의 藏精과 腎精의 기능

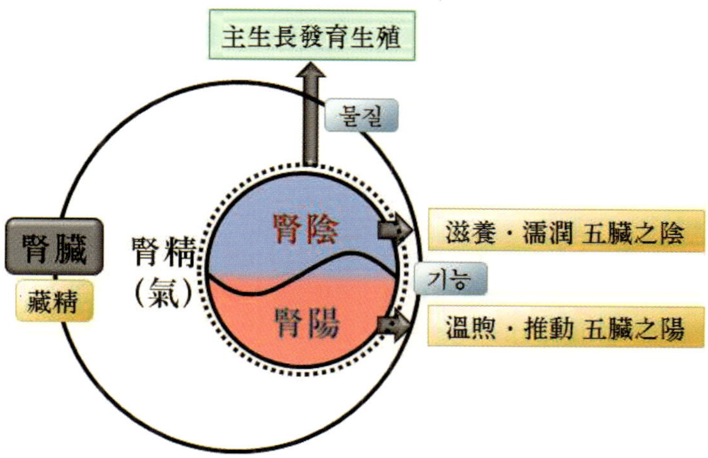

4) 腎(系統)의 病機

腎의 주된 기능은 封藏이므로 "實證이 없고, 虛證만 있다"고 醫書에 기재된 바 있다. 腎虛의 病因은 주로 稟賦不足, 後天失養, 房勞過度, 久病及腎 등으로 귀납할 수 있다. 腎臟의 虛는 腎(臟)氣虛, 腎(臟)陽虛, 腎(臟)陰虛로 분류하며, 腎精의 虛는 腎精不足, 腎(精)氣虛, 腎(精)陽虛, 腎(精)陰虛로 분류한다.

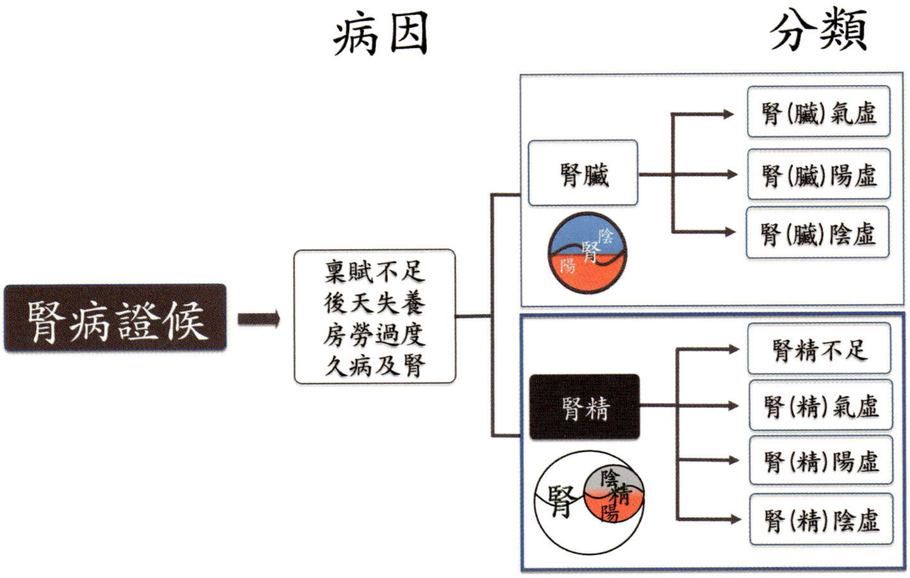

5) 腎病證候

(1) 腎(臟)氣虛

腎은 封藏하고 水液을 주관한다. 腎(臟)의 氣가 虛하면, 腎계통의 溫煦滋養이 부족해지므로 諸竅기능에 대해 병리적 변화를 나타난다.

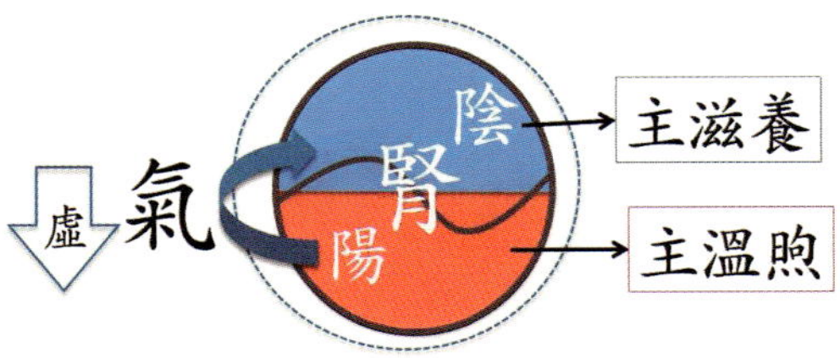

腎(臟)氣虛 1

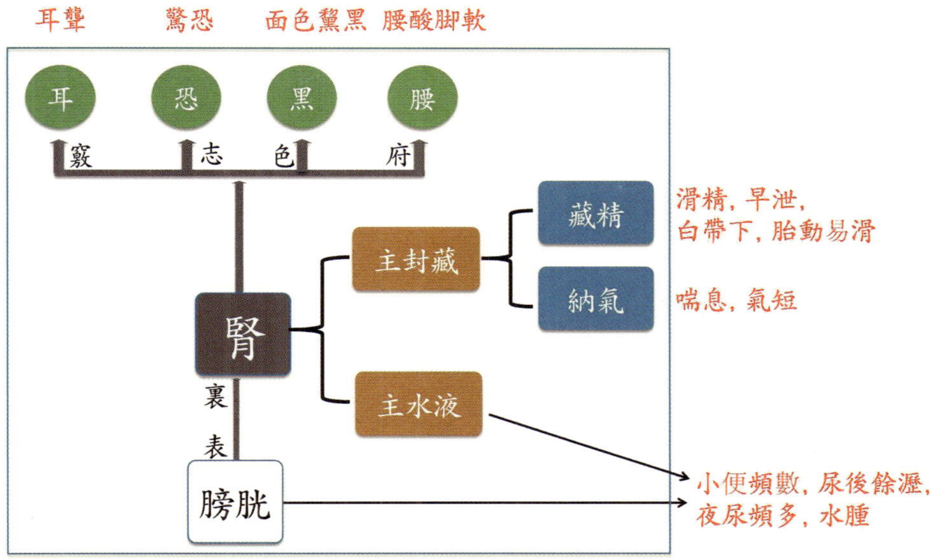

腎(臟)氣虛 2

代表症狀	發病機理	生理
腰酸脚軟	腎氣虛 → 腰, 骨失滋養	腰爲腎之府, 腎主骨
滑精, 早泄, 白帶下, 陽萎	腎氣虛 → 失主封藏	腎主封藏, 腎(精)氣主生殖
水腫, 小便短頻, 尿後餘瀝, 夜尿頻多	腎氣虛 → 失主一身之水液	腎主水, 腎主二便
喘息, 氣短	腎氣虛 → 失主納氣	腎主納氣
耳聾, 警恐, 面色黧黑	腎氣虛 → 腎系統失滋養	耳爲腎之竅, 腎主恐, 主黑色
尺脈無力	尺脈無力 → 主腎虛	尺脈有力

腎(臟)氣虛 3

(2) 腎(臟)陽虛

陽은 全身을 溫煦한다. 陽虛하면 虛寒內生한다. 腎陽이 虛하면 虛寒內生하고 腎의 封藏과 水液을 주관하는 기능이 저하된다.

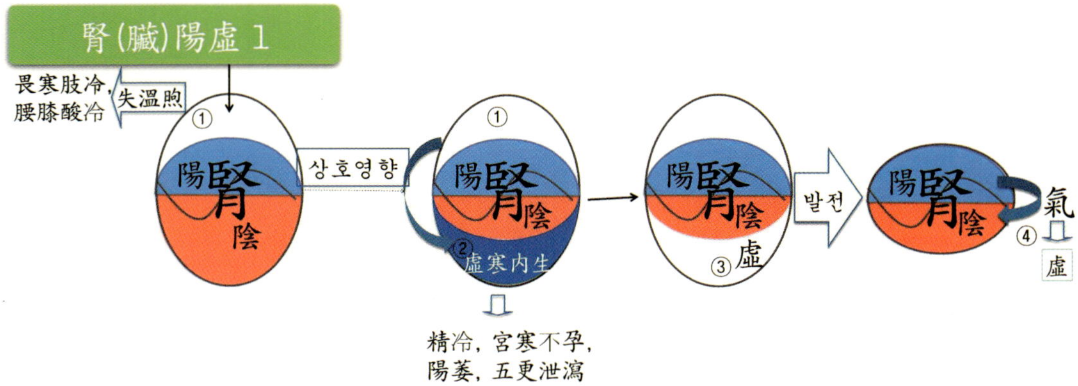

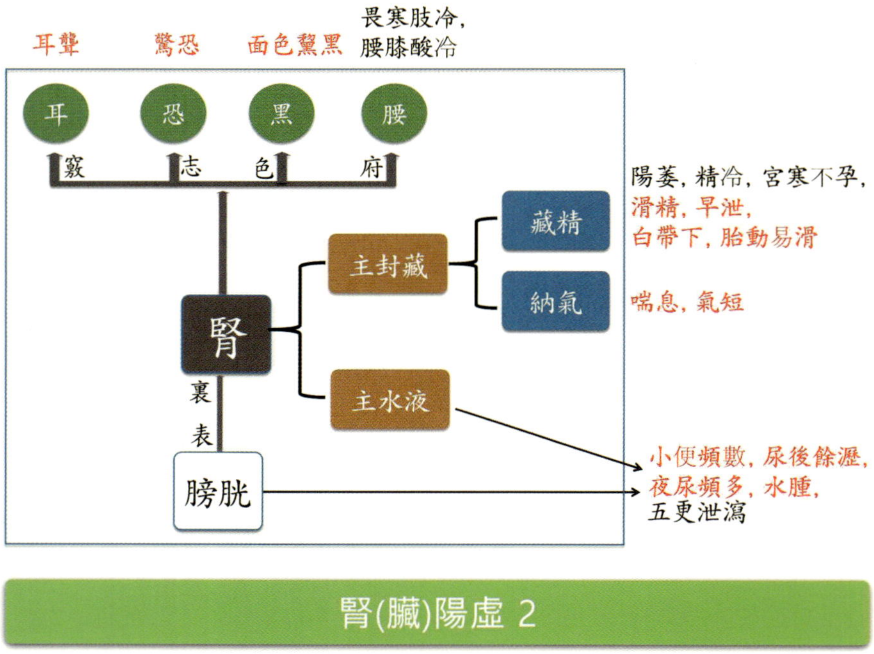

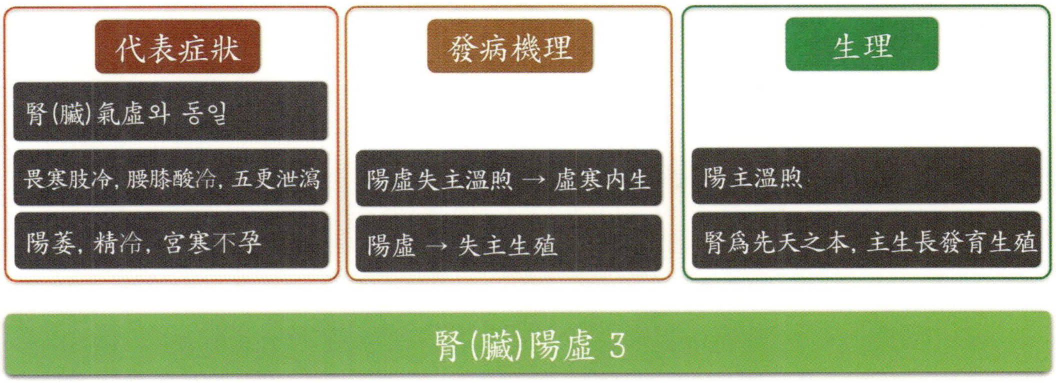
代表症狀
腎(臟)氣虛와 동일
畏寒肢冷, 腰膝酸冷, 五更泄瀉
陽萎, 精冷, 宮寒不孕
發病機理
陽虛失主溫煦 → 虛寒內生
陽虛 → 失主生殖
生理
陽主溫煦
腎爲先天之本, 主生長發育生殖
腎(臟)陽虛 3

(3) 腎(臟)陰虛

陰은 全身을 滋養한다. 陰虛하면 虛熱內生한다. 腎陰이 虛하면 虛熱內生하여 不正之氣에 의해 宗根易擧 擧而不堅, 早泄의 증상이 나타나고, 腎陽虛를 초래하여 결과적으로 腎氣虛가 발생한다.

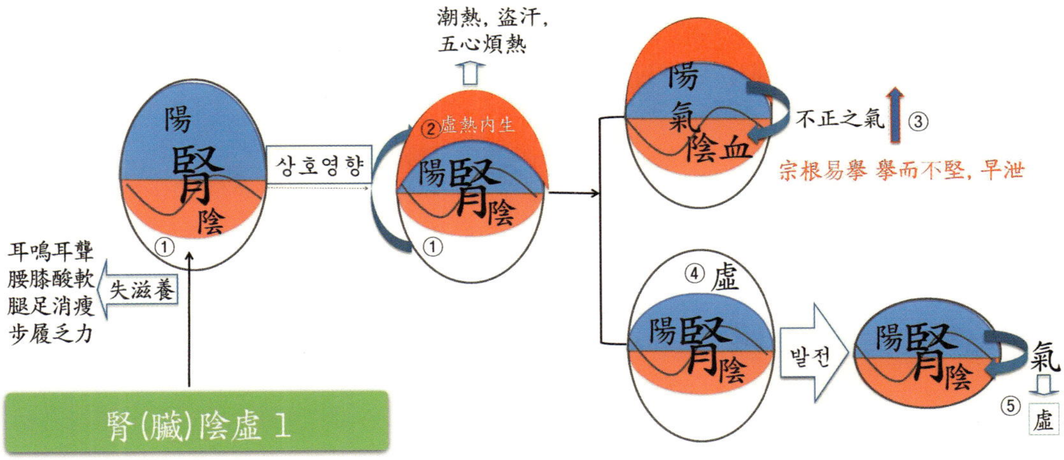

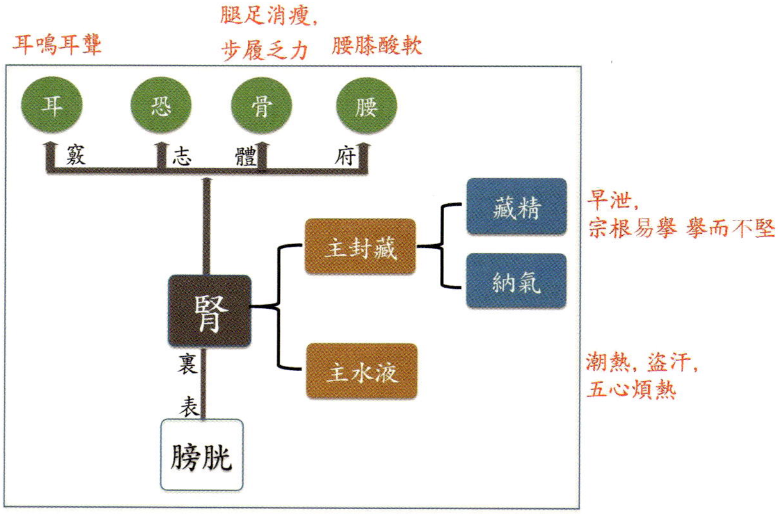

腎(臟)陰虛 2

代表症狀	發病機理	生理
腰酸腿軟	腎陰不足 → 滋養失調	腎主骨 腰爲腎之府
耳鳴, 耳聾	腎陰不足 → 滋養失調	腎生髓通於腦 耳爲腎之竅
腰酸足軟, 步履乏力	腎陰不足 → 滋養失調	腎肝陰血, 滋養筋骨
五心煩熱, 盜汗, 潮熱	陰虛 → 虛熱內生 虛火上炎	陰主滋養
宗根易擧 擧而不堅, 早泄	邪火灼煎陰液邪氣生, 滋養失調	腎主封藏, 主生殖
紅舌少苔, 細脈 或 數脈	紅舌少苔 → 主陰虛 細脈主陰血虛, 數脈主熱	舌淡紅, 苔薄白

腎(臟)陰虛 3

(4) 腎精不足

腎精은 인체를 구성하는 생장, 발육, 생식의 근원이다. 醫書에서는 "腎主骨, 生髓, 通於腦", "腎(精)氣盛, 天癸至...故有子"라 하였다. 腎精이 不足하면, 腎系統에 영향을 줄 수 있으며, 나아가 生長·發育·生殖에도 영향을 줄 수 있다.

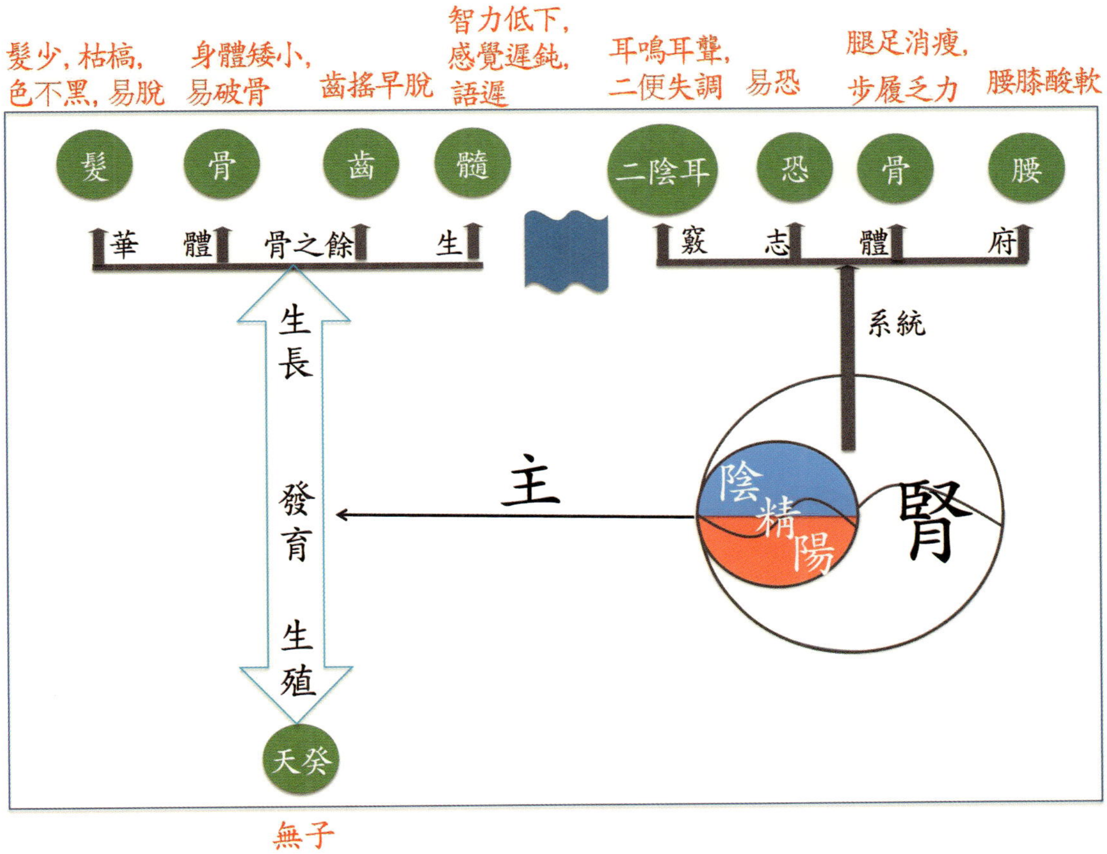

腎精不足 1

代表症狀	發病機理	生理
小兒發育遲緩, 身體矮小, 易破骨, 齒搖早脫, 智力低下, 感覺遲鈍, 語遲	腎精不足, 骨髓失充 → 生長發育失調	腎主骨, 齒爲骨之餘 腎藏精生髓, 主生長發育
無子	腎精不足, 天癸未至 → 影響生殖	腎(精)氣充盛, 天癸至
髮少, 枯槁, 色不黑, 易脫	腎精不足, 腎失封藏 → 華髮失養	髮爲腎之華
耳鳴耳聾, 二便失調	腎精不足, 腎失封藏 → 二陰, 耳失調	二陰, 耳爲腎之竅
易恐	腎虛則五志(恐) 異常	恐爲腎之志
腿足消瘦, 步履乏力, 腰膝酸軟	腎精不足, 腎失封藏 → 骨, 腰失養	腎主骨, 腰爲腎之府
尺脈無力	尺脈無力主腎虛	尺脈沈取有力

腎精不足 2

(5) 腎(精)氣虛

腎(精)氣는 元氣라고도 하며, 이는 생명활동의 원동력이다. 腎(精)氣는 臟腑의 기능을 溫煦推動, 濡養滋潤한다.

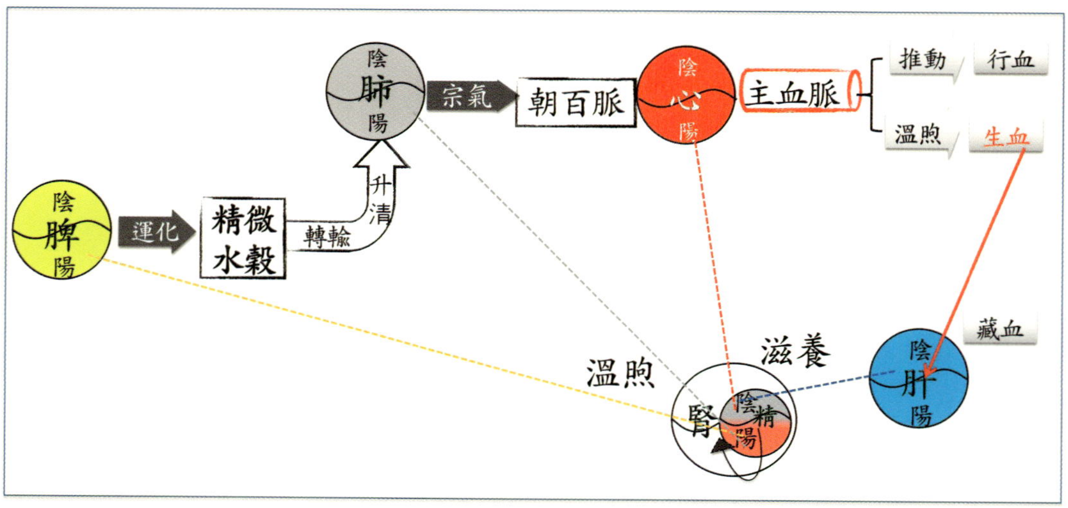

腎(精)氣와 五臟之氣 關係 1

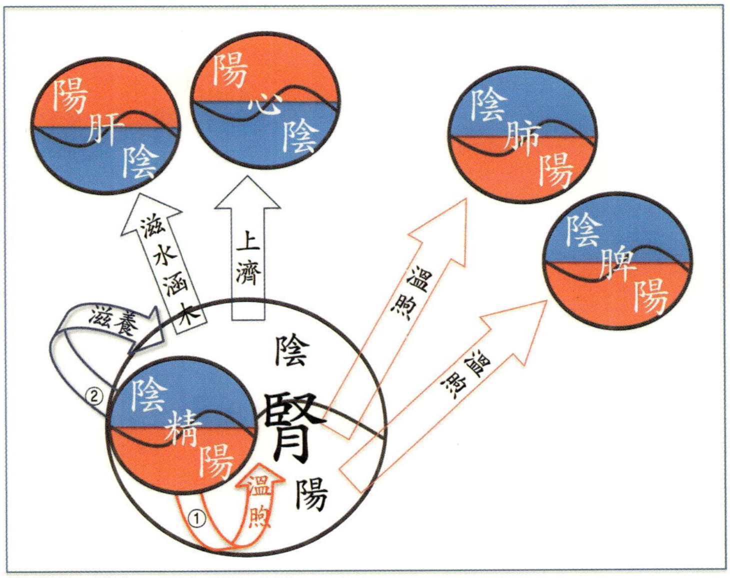

腎(精)氣와 五臟之氣 關係 2

腎(精)氣虛하면 臟腑의 기능이 모두 쇠퇴하게 된다.

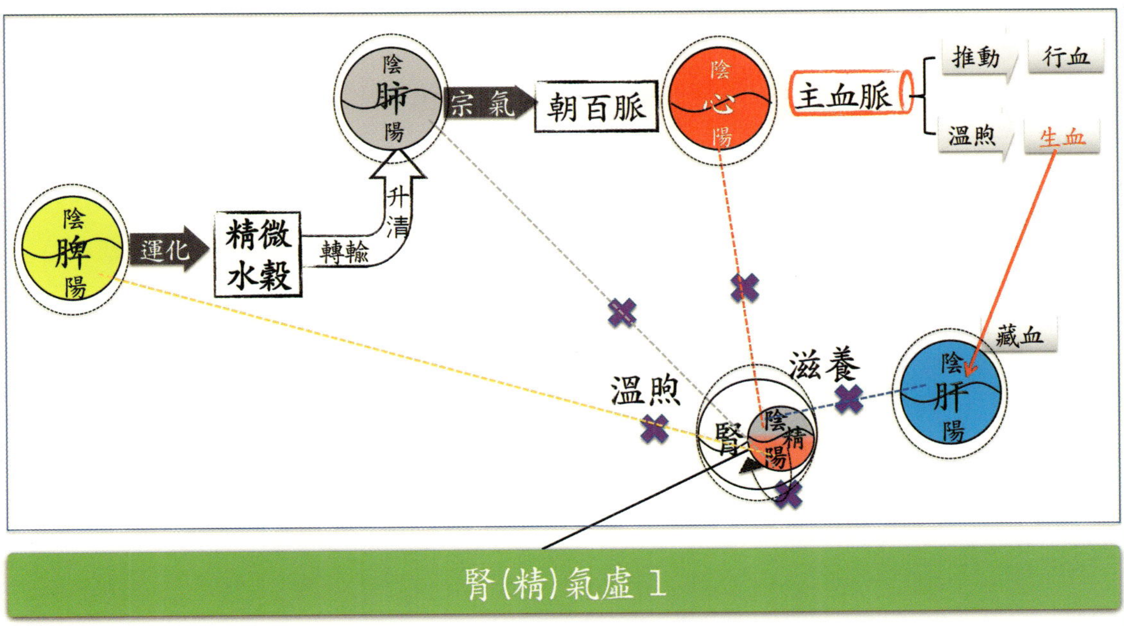

腎(精)氣虛 1

代表症狀	發病機理	生理
脾氣虛證과 동일	腎(精)氣虛, 失溫煦, 推動 → 脾失運化, 昇淸, 統血	脾主運化, 昇淸, 統血
肺氣虛證과 동일	腎(精)氣虛, 失溫煦, 推動 → 肺失宣發肅降, 通調水道	肺主宣發肅降, 通調水道
心氣虛證과 동일	腎(精)氣虛, 失溫煦, 推動 → 心失主血脈, 神誌	心主血脈, 神志
肝氣虛證과 동일	腎(精)氣虛, 失溫煦, 推動 → 肝失疏泄, 藏血	肝主疏泄, 藏血
腎(臟)氣虛證과 동일	腎(精)氣虛, 失溫煦, 推動 → 腎失主封藏, 水液	腎主封藏, 水液

腎(精)氣虛 2

(6) 腎(精)陽虛

陽은 全身을 溫煦한다. 陽虛하면 虛寒內生하며 腎(精)陽은 臟腑의 기능을 溫煦推動한다. 腎(精)陽虛하면 臟腑의 溫煦推動기능이 저하되므로 기능 쇠퇴 및 虛寒內生의 증상을 일으킨다.

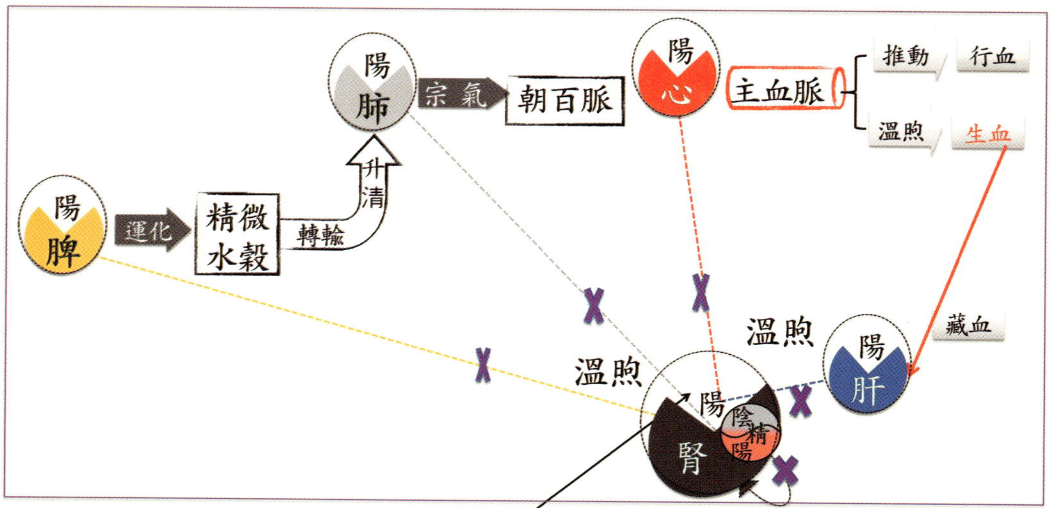

腎(精)陽虛 1

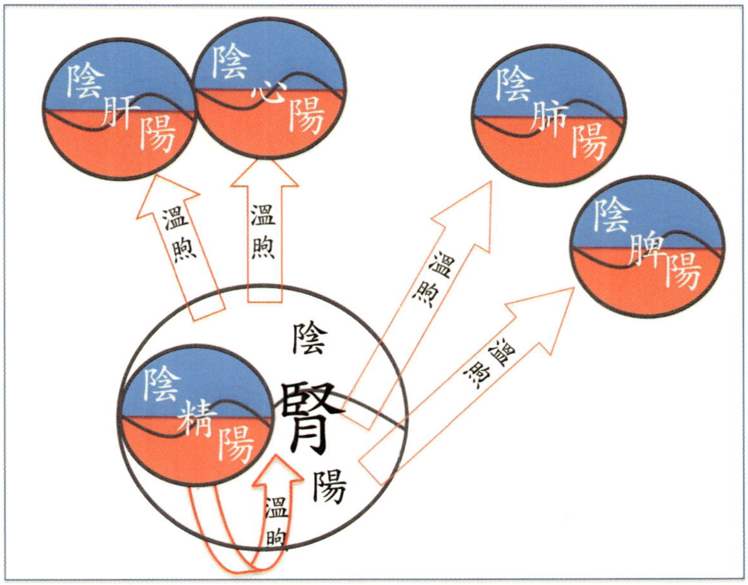

腎(精)陽虛 2

代表症狀	發病機理	生理
畏寒肢冷 喜溫喜暖喜按	陽虛失主溫煦 → 虛寒內生	陽主溫煦
陽萎, 精冷, 宮寒不孕	腎陽虛, 失主封藏(精) → 生殖機能衰退	腎主封藏(精), 精主生殖
心悸, 怔忡	腎陽虛, 水寒內盛, 上凌心陽	心腎上下交通 (腎陰上濟心陰, 心陽下溫腎陽)
喘促	肺腎陽虛, 失主吸氣·納氣 → 氣逆	肺主吸氣, 腎主納氣
大便完谷不化 혹은 五更泄瀉	脾腎陽虛 → 大便失調	脾主運化, 腎主二便
目眩, 面如醉狀	肝腎陽虛 → 虛陽上亢	肝主疏泄, 腎主封藏
少腹隱隱冷痛 疝氣, 睾丸偏墜	肝腎陽虛, 溫煦失調, 虛寒內生 → 寒主凝滯 : 不通則痛	足厥陰肝經下繞陰器(外生殖器)

腎(精)陽虛 3

(7) 腎(精)陰虛

陰은 전신을 滋養하고 陰虛하면 虛熱內生한다. 腎(精)陰하면, 臟腑기능의 濡養滋潤이 감퇴하므로 기능 쇠퇴 및 虛熱內生의 증상을 일으킨다.

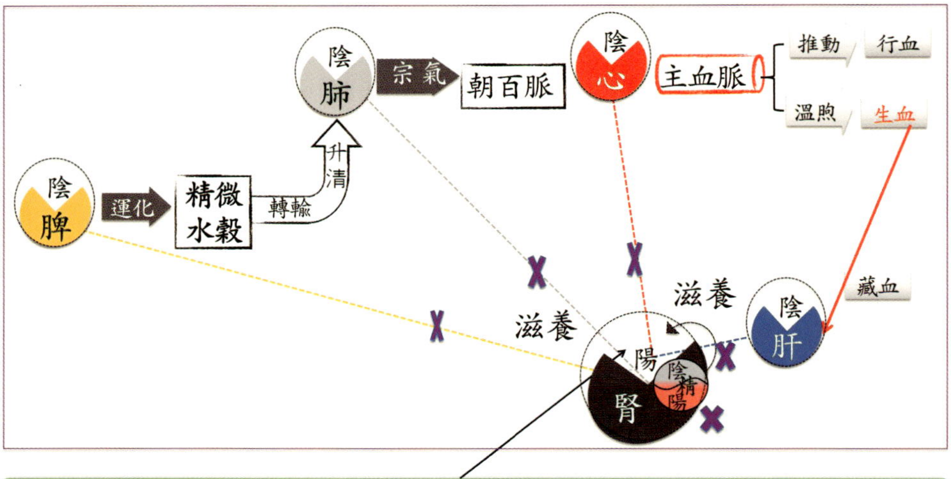

腎(精)陰虛 1

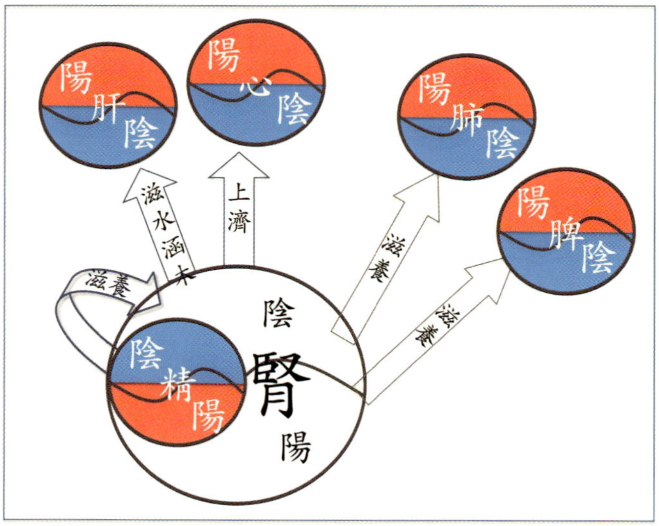

腎(精)陰虛 2

代表症狀	發病機理	生理
腰酸腿軟, 耳鳴耳聾, 腰痠足軟, 步履乏力	陰虛 → 腎系統失主滋養	陰主滋養, 腰者腎之府, 腎主骨生髓通於腦, 耳爲腎竅
潮熱, 盜汗, 五心煩熱	陰虛, 虛熱內生→ 虛火上炎	陰陽互根互用
宗根易擧 擧而不堅, 早泄	陰虛,虛熱內生, 灼煎陰液 →不正之氣內生	腎主封藏(精), 精主生殖
頭暈	陰血虛 → 血不上升 淸竅失養	心主血脈
乾咳無痰, 腰痠足軟	肺腎陰虛, 失滋養 → 肺葉萎, 腰足失充	肺主呼吸, 腰者腎之府
胃灼痛, 乾嘔	胃陰虛 → 失滋養, 胃濁上逆	脾主運化, 胃主降濁
兩目乾澁, 耳鳴(매미소리)	肝腎陰血不足 → 目耳失滋養	肝開竅於目, 腎開竅於耳

腎(精)陰虛

찾아보기

가

나

다

마

파

하